U0232662

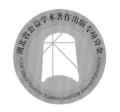
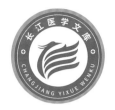

陈惠祯◎名誉主编

妇科肿瘤手术图谱

FUKE ZHONGLIU SHOUSHU TUPU

陈 红　张 帆　邬东平　江大琼　李 蓁　董迪荣 等◎主编

长江出版传媒　湖北科学技术出版社

图书在版编目（ＣＩＰ）数据

妇科肿瘤手术图谱 / 陈红等主编. — 武汉 ： 湖北
科学技术出版社，2022.10
　　ISBN 978-7-5706-2300-6

　　Ⅰ．①妇… Ⅱ．①陈… Ⅲ.①肿瘤－妇科外科手术－
图谱 Ⅳ．①R737.3-64

　　中国版本图书馆 CIP 数据核字(2022)第 231570 号

责任编辑：王小芳　　　　　　　　　　　　　封面设计：曾雅明

出版发行：湖北科学技术出版社　　　　　　　电话：027-87679440

地　　　址：武汉市雄楚大街 268 号　　　　　邮编：430070

　　　　　　（湖北出版文化城 B 座 13-14 层）

网　　　址：http://www.hbstp.com.cn

印　　刷 ：湖北金港彩印有限公司　　　　　　邮编：430040

787×1092　　　　1/16　　　　　　16 印张　　10 插页　　320 千字

2022 年 10 月第 1 版　　　　　　　　2022 年 10 月第 1 次印刷

　　　　　　　　　　　　　　　　　　　　　　　定价：180.00 元

《妇科肿瘤手术图谱》
编委会

名誉主编：陈惠祯

主　　编：陈　红　张　帆　邬东平　江大琼　李　蓁　董迪荣　冯　忻　孙黎黎
　　　　　王细文　陈少娟　周　波

副 主 编：陈慧君　马　玲　段　洁　江敬红　戴梦源　易跃雄　张雅星　陈　宇
　　　　　王　华　蔡　林　张　琳　林丛尧　袁　程　闵晓红

编　　委：（按姓氏笔画排序）
　　　　　丁克家　马　玲　王　景　王细文　王　华　冯绣程　冯　忻　左　驰
　　　　　孙黎黎　李　伟　李　平　李　蓁　李姿英　李太旸　李著艳　邬东平
　　　　　许　艳　江大琼　江敬红　陈　红　陈少娟　陈惠祯　陈　宇　陈慧君
　　　　　陈　润　何　灿　闵晓红　时玉颖　汤春生　杨凌云　杨志伟　杨　玲
　　　　　范晓颖　张志毅　张雅星　张　帆　张　凯　张　琳　林仲秋　林丛尧
　　　　　易跃雄　周　伟　周　波　赵艳青　赵梦娜　段　洁　龚　静　袁　程
　　　　　蔡　林　程　欣　戴梦源　董迪荣　葛彩云　彭亚琴　谢兴奎　常　宏
　　　　　解　晨　漆林涛

绘　　图：龚　勇　汪丹军　安　静　陈莹莹

名誉主编简介

陈惠祯，男，广东肇庆人，武汉大学中南医院主任医师、教授，曾任中国抗癌协会妇科肿瘤专业委员会常务理事兼手术组组长，湖北省医学会理事，湖北省抗癌协会常务理事，湖北省抗癌协会妇科肿瘤专业委员会主任委员，获国务院津贴的省管专家，被中国抗癌协会授予"有贡献的妇科肿瘤专家"称号，获中华妇产科学会中国妇产科医师奖。长期从事妇科肿瘤临床、教学和科研工作，有丰富的临床经验，擅长妇科肿瘤，如宫颈癌、宫体癌、卵巢癌、外阴癌等各种根治性手术，特别是在对宫颈癌的防治、晚期卵巢癌的手术方面有独创之处。创新改进多种手术方法，如盆腔腹膜外逆行性子宫切除术，年轻宫颈癌患者腹膜外卵巢移位术，以及子宫癌Ⅲ类扩大子宫切除范围及技巧的改进等。取得 18 项科研成果，获湖北省科学进步二等奖 7 项、三等奖 5 项。参与湖北省五峰县宫颈癌防治 40 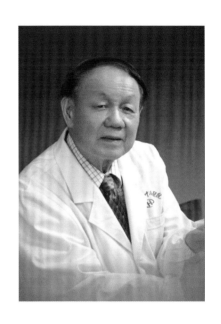 年，取得显著的防治效果。编著医学专著 32 部，主编 28 部，副主编、参编 4 部，其中《现代妇科肿瘤治疗学》、《陈惠祯妇科肿瘤手术精选（DVD）》、《陈惠祯妇科肿瘤手术学》（一、二、三版）、《陈惠祯妇科肿瘤学》（一、二、三版）在国内有较大的影响。发表医学论文 140 余篇，指导培养硕士研究生 60 余人。为我国妇科肿瘤事业做出了突出贡献。

主 编

陈 红

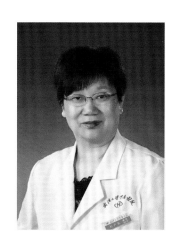

武汉大学中南医院妇产科副主任

医学博士、硕士生导师、主任医师

学术任职：

中国妇幼保健协会妇幼微创专业委员会宫腔镜微创学组常委

中国医师协会妇产科医师分会微创技术专业委员会宫腔镜工作组委员

中国妇幼保健协会妇女病防治委员会常委

中国整形美容协会科技创新与器官整复分会子宫与子宫腔整复手术专业委员会常委

中国整形美容协会女性生殖整复分会第二、三届理事会理事

郎景和院士专家工作站第二届驻站专家

中国医师协会湖北省分会妇科专业委员会常委

湖北省生物医学工程学会盆底重建专业委员会副主任委员

湖北省病理生理学会妇科内分泌专业委员会副主任委员，

湖北省预防医学会妇科疾病防治专业委员会宫腔镜学组组长

湖北省老年协会妇科骨质疏松委员会副主任委员

湖北省微循环学会盆底疾病妇科专委会副主任委员

湖北省预防医学会妇科疾病防治专业委员会常委

湖北省计划生育理事会理事

湖北省性学会理事

获省政府科技进步三等奖一项，有三项科研成果通过省级成果鉴定，分别为国际先进水平和国内领先水平。获得专利一项；《中国微创外科杂志》编委，《肿瘤防治研究杂志》审稿专家，《医学新知杂志》审稿专家。擅长疾病：宫腔镜、腹腔镜和诺舒微创技术诊治妇科疾病，如月经不调（月经过多、月经过少、闭经）、习惯性流产、环嵌顿或残留、子宫畸形、生殖道畸形矫正、子宫瘢痕妊娠、子宫颈妊娠、妇科炎症、妇科性病、围绝经期综合征、异常子宫出血合并内科疾病（血液病、肾功衰、肝硬化、心功能异常）、阴道前后壁脱垂、生殖道恶性肿瘤、滋养细胞肿瘤（葡萄胎、侵蚀性葡萄胎、绒癌）等疾病的诊治。

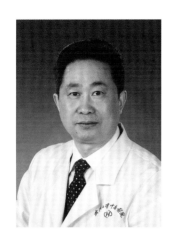

张　帆

　　男，医学博士，主任医师，副教授。在武汉大学中南医院妇瘤科从事妇科肿瘤专业临床、教学及科研工作 30 余年。擅长妇科各种常见良性及恶性肿瘤的诊断及治疗，尤其对宫颈癌、卵巢癌以及子宫内膜癌等妇科恶性肿瘤以手术为主的综合治疗有较丰富的经验。对卵巢癌化疗耐药机制及宫颈癌病毒致病机制有较深入研究。中国抗癌协会会员。湖北省抗癌协会妇科肿瘤专业委员会委员。湖北省及武汉市医疗事故鉴定专家库成员。参与国家自然基金项目 1 项，主持湖北省科技厅面上项目 1 项，参与湖北省科技厅面上项目及重点项目各 1 项。鉴定科研成果三项，获湖北省政府科技进步二等奖 2 项。主编专著 6 部，副主编专著 2 部，参编专著 15 部，发表专业论文 36 篇。

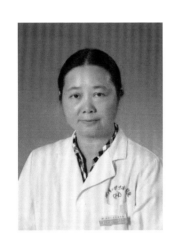

邬东平

　　女，湖北京山人，硕士研究生，武汉大学中南医院妇儿医院妇科副主任医师。任湖北省中西医结合学会妇产科专业委员会第六届，第七届委员，曾任湖北省生物医学工程学会盆底重建专业委员会第三届委员。

　　参加临床工作 28 年。主要研究方向为妇科肿瘤和盆底功能障碍性疾病。对各种妇产科疾病尤其是妇科肿瘤，子宫脱垂和压力性尿失禁，宫颈病变等方面有深入研究。熟练掌握宫、腹腔镜和阴式手术技巧。发表研究论文 10 余篇；担任妇科肿瘤专著副主编 5 部，参编专著 6 部。

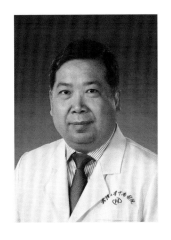

江大琼

男，副教授，硕士研究生导师，武汉大学中南医院妇瘤科副主任。中国抗癌协会湖北省妇科肿瘤专业委员会常委，中华医学会湖北省妇科肿瘤专业委员会委员。在全国率先将盆腔腹膜外逆行性子宫切除术应用于晚期卵巢癌肿瘤细胞减灭术，使晚期卵巢癌患者生存时间及生活质量均有大幅提高。在省内首先开展早期宫颈癌患者保留生育功能的宫颈广泛切除术，在不影响患者生命的前提下保留患者的生育能力，极大提高了患者的生存质量。在国内首先开展卵巢恶性生殖细胞肿瘤大剂量序贯化疗，不仅使过去仅能存活6个月的患者完全治愈，且保留患者生育能力，目前已有多人成功生育。擅长于妇科恶性肿瘤的手术治疗，特别是卵巢恶性肿瘤的诊断与治疗。对宫颈癌、子宫内膜癌等妇科肿瘤的诊治也有非常深厚的造诣。能熟练开展妇科肿瘤各类手术，盆腔脏器扩大清除术，卵巢肿瘤细胞减灭术，宫颈癌根治术，腹膜后（盆腔、腹主动脉）淋巴结清扫术。在妇科肿瘤微创手术方面也有丰富经验，特别强调提高患者生活质量、个体化精准治疗、保留年轻患者生育及内分泌功能。主编参编专著十余部，主编妇科肿瘤手术 VCD，规范妇科肿瘤手术治疗，参加国家、省自然基金 5 项，一项成果教育部鉴定达国际先进水平，二项成果获湖北省科技进步二等奖，一项获武汉市科技成果一等奖。

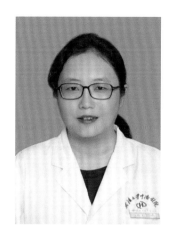

李 蓁

武汉大学中南医院肿瘤妇科副主任医师

中南医院卵巢恶性肿瘤诊疗中心主任

中国抗癌协会妇科肿瘤专委会青年委员

中国妇幼协会妇幼微创分会青年委员会委员

中国研究型医院妇科肿瘤分会青年委员

湖北省抗癌协会妇科肿瘤青委会主任委员

湖北省抗癌协会妇科肿瘤专业委员会秘书

武汉市医师学会妇科专业委员会常委

《医学参考报》妇产科学频道青年编委

长期进行妇科肿瘤的临床和基础研究，在各种疑难妇科肿瘤疾病的临床诊治方面具有丰富经验，特别是对滋养细胞肿瘤、外阴癌、子宫颈癌、子宫体癌、子宫内膜癌和卵巢癌等专科疾病具有较深造诣。除开展各项妇科肿瘤经腹和阴式手术外，亦擅长腹腔镜下妇科良、恶性肿瘤的手术治疗。临床上对妇科恶性肿瘤患者保留生理功能治疗时，强调遵循规范化、人性化和个体化的原则，针对早期宫颈癌、子宫内膜癌及卵巢癌，擅长以保留年轻患者的生育功能，提高肿瘤患者的生存质量为目的综合治疗，尤其对宫腔镜手术联合激素药物治疗早期子宫内膜癌有其独到之处。现主持国家自然科学基金项目 1 项，湖北省自然科学基金 1 项，参与国家、省部级科研项目 6 项。在 SCI 及国内核心期刊发表近 20 篇文章。副主编及参编医学论著 4 部。

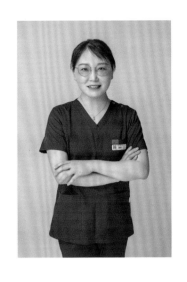

董迪荣

　　博士，毕业于武汉大学医学院，2015年至2017年曾在美国耶鲁大学医学院学习。现任武汉大学中南医院妇产科副主任医师，武汉大学中南医院宫腔镜临床研究与诊疗中心主任。任中国妇幼保健协会妇幼微创专业委员会宫腔镜学组委员，湖北省病理生理学会妇科内分泌专业委员会常委，湖北省预防医学会妇科疾病防治专业委员会宫腔镜学组委员、秘书，湖北省女医师学会妇产科分会委员、秘书，湖北省劳动能力鉴定专家库医疗卫生专家，武汉市病理生理学会妇科内分泌专业委员会委员，湖北省毕业后医学教育专家库成员。

　　2017年获全国第一届宫腔镜知识大赛三等奖，2018年获湖北省妇科医生腔镜手术视频比赛一等奖，2019年获武汉市宫腔镜手术视频比赛一等奖，2019年获全国第二届宫腔镜知识竞赛三等奖，2019年5月在全球宫腔镜大会（西班牙）上作手术视频分享。从事妇产科工作近20年，擅长妇科各种常见疾病和疑难杂症的诊治工作，尤其是腹腔镜（单孔、多孔、机器人）及宫腔镜手术，具有丰富的临床经验。

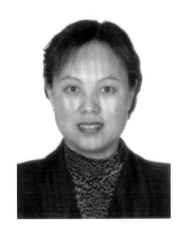

　　冯　忻

广州医科大学附属肿瘤医院 妇瘤科
美国匹兹堡大学 Magee 妇女医院和癌症研究所 10 年访问学者
原南方医科大学中西医结合医院肿瘤中心妇瘤科主任。
现任中华预防医学会生殖分会常委
广东省中西医结合学会妇科肿瘤专业委员会主任委员
广州抗癌协会妇瘤专委会 主任委员，广东省医师协会妇科肿瘤专委会副主任委员，广东省医学会妇瘤专委会常委等多个学术兼职。

　　有40年的临床妇科，妇科肿瘤工作经验。师从我国著名的妇科肿瘤专家陈惠祯教授，钻研了解妇科恶性肿瘤的生物学特性，擅长妇科良恶性肿瘤的规范化治疗，了解国际新进展，特别是对晚期癌症的诊治有独到的见解。

　　熟悉妇科微创，腔镜等手术治疗。强调宫颈癌的三级预防及宫颈病变的早诊早治。曾接受良好的科研训练。主编和参编专业书8本。VCD1套

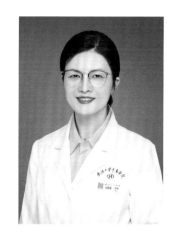

孙黎黎

女，博士，武汉大学中南医院妇产科副主任医师。中国研究型医院学会妇科肿瘤分会青年委员，中国妇幼保健协会妇幼微创分会宫腔镜学组青年委员，中华预防医学会生殖健康分会体重与代谢疾病防治学组成员，全国卫生产业企业管理协会妇科智能诊疗分会委员，湖北省病理生理学会妇科内分泌专业委员会子宫内膜异位症学组副组长，武汉病理生理学会妇科内分泌专业委员会常务委员。从事妇产科临床、教学、科研工作近20年，擅长妇科内分泌疾病及月经病的诊疗，对于妇科良、恶性肿瘤的宫腔镜、腹腔镜及机器人援助腹腔镜的微创诊治具有丰富的临床经验。主持及参与国家自然科学基金项目、十一五国家支撑计划项目，发表论文十余篇，获国家授权专利四项，参编书籍两部。

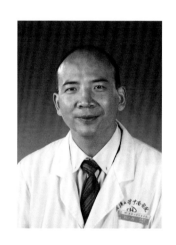

王细文

男，医学博士，武汉大学中南医院妇科副主任医师。中组部第十批援疆专家。《妇产与遗传（电子版）》杂志第三界编委会青年编委。

中国医师协会微无创分会第一届妇科精准诊疗专业委员会委员，中国妇幼保健协会妇科智能医学专业委员会委员，中国优生优育协会妇科肿瘤防治专委会委员，中国医药教育协会妇科专委会委员，首届中国研究型医院协会妇科肿瘤专业委员会青年委员，中国整形美容协会科技创新与器官整复分会经自然腔道器官整复专业委员会委员，中国医疗保健国际交流促进会妇产科分会创新技术与临床转化组委员，湖北省预防医学会妇科疾病防治专业委员会常务委员，武汉病理生理学会妇科内分泌专业委员会第一届委员会常务委员，武汉中西医结合学会第三届妇产科专业委员会委员，湖北省老年学学会骨质疏松专业委员会第四届委员会委员及妇科专业分会委员。

擅长妇科单孔腹腔镜及宫腔镜、子宫内膜异位症、子宫颈癌系统保留神经手术、女性盆底疾病传统手术及新式手术治疗。

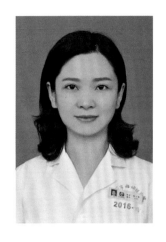

陈少娟

　　副主任医师，湖北省临床种瘤学会（ESCO）宫颈疾病防治专家委员会常务委员、荆门市医学会理事、荆门市妇产科医学会常务委员、荆门市生殖医学会常务委员。曾担任《妇科癌症临床学》、《上皮性卵巢癌基础与临床：含原发性输卵管癌和原发性腹膜癌》、《陈惠祯妇科肿瘤学》等专著副主编。在中山大学附属第一人民医院、湖北省妇幼保健院等地进修学习。擅长妇产科常见病、多发病及各种疑难杂症的诊治。在复杂性节育环嵌顿取出，疤痕妊娠的微创手术治疗方面有丰富的经验，对阴道镜及宫颈病变的诊断有独到见解。尤其擅长宫颈病变、卵巢肿瘤、子宫肿瘤及子宫粘连等宫腹腔镜微创手术治疗。

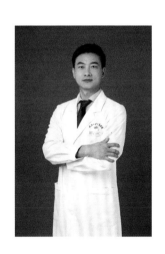

周　波

武汉大学中南医院
医学博士
武汉大学中南医院妇瘤科主治医师
湖北省抗癌协会妇科肿瘤分会青年委员
湖北省临床肿瘤学会妇科肿瘤分会委员
参与科技部"973"计划项目一项
参与国家自然科学基金面上项目 2 项、青年基金项目 2 项
主持武汉大学青年教师基金课题一项
获得武汉大学中南医院优秀青年医学人才提升计划
发表医学论文 20 余篇，其中 SCI 论文 20 篇
第一作者论文 6 篇、中文核心期刊论文 4 篇
撰写医学专著 2 部，其中主编一部，副主编一部
擅长妇科恶性肿瘤的早期诊断、个体化和规范化治疗
以及妇科肿瘤的遗传咨询与生殖健康工作

一版前言

《妇科肿瘤手术图谱》一书共 5 个部分，插图 533 幅。内容除包括外阴、阴道、宫颈、宫体、卵巢及输卵管等良性、恶性肿瘤外科治疗的传统手术方式外，还详细叙述了近年来发展较快的卵巢肿瘤细胞减灭术、二探术，扩大的外阴癌手术，以及减少宫颈癌术后并发症的几项新技术、卵巢移位术和移植术等。本书除第一部分女性生殖器官"实用解剖"因内容与其他章节不同而自成体系外，其余各章均按统一编写规范书写，即手术适应证、术前准备、麻醉和体位、手术步骤和方法、手术中可能发生的问题及术后处理等。

本书从实用的角度出发，密切结合临床实践，以图为主，配合较详细的文字说明，力求图文并茂地阐述本专业范围内各种常用手术的操作及进行手术时必备的相关知识。以手术方法和步骤的图解为主，将经典的、有代表性的、成熟的和在临床上行之有效的手术方法收入书内，同时介绍了近年来国内外能代表当前发展趋势的创新手术和改良手术的好经验。在编写过程中参阅、借鉴了相关的手术学、教科书及手术图解等以尽量达到科学性和实用性之目的。

本书主编、副主编多为国内妇科肿瘤领域里的知名专家教授，也适当吸收了在相关领域里有成就的中青年专家的参与。

由于我们的水平所限，书中缺点及不足之处在所难免，恳请同道批评指正。

湖北医科大学附二院　　陈惠祯　　吴绪峰

1999 年 10 月

二版前言

基于妇科肿瘤生理解剖学和肿瘤病理学特点，对多数妇科恶性肿瘤的治疗仍以手术治疗为主。手术可起到预防、诊断、分期、治疗、姑息治疗和生殖道重建的作用。

我们曾于1999年编著出版了《妇科肿瘤手术图谱》一书，受到同仁的好评。随后继续编写出版多部有关妇科肿瘤手术治疗的专著（含手术DVD），在国内有较大的影响。近代妇科肿瘤手术治疗取得了重大进展，特别是宫颈癌、宫体癌、卵巢癌的分期更严谨、更准确。为此，我们认为第一版《妇科肿瘤手术图谱》手术例数不够全面，手术适应证、手术方法与技巧的叙述也有些不足之处。为此，我们整合了笔者妇科肿瘤手术治疗的相关资料、临床经验，回顾复习了近代妇科肿瘤手术治疗的新进展，编著出版第二版《妇科肿瘤手术图谱》。

本书共11章，重点是女性生殖器官各部位（外阴、阴道、宫颈、宫体、卵巢）肿瘤手术的适应证、手术范围、手术方法与技巧、腹腔镜技术，以及盆腔脏器切除术、泌尿道重建术，外阴和阴道重建术。合计40万字，以插图和图解为主，图文并茂，全面系统，实用性可操作性强，供同仁参考借鉴。本书不足之处请同仁批评指正，共同讨论。衷心感谢本书第一、二版的参编同仁。感谢热心帮助和支持的专家和同仁。

编委会

2022年6月

目　录

1　围手术期管理 ……………………………………………………………………………… 1

　1.1　手术前管理 ………………………………………………………………………… 1

　1.2　手术后管理 ………………………………………………………………………… 5

2　手术基本操作与技巧 ……………………………………………………………………… 9

　2.1　切开 ………………………………………………………………………………… 9

　2.2　止血 ………………………………………………………………………………… 14

　2.3　打结 ………………………………………………………………………………… 15

　2.4　缝合 ………………………………………………………………………………… 19

3　外阴、阴道手术 …………………………………………………………………………… 24

　3.1　外阴单纯切除术 …………………………………………………………………… 24

　3.2　单侧外阴根治性切除术或局部根治性切除术 …………………………………… 27

　3.3　外阴广泛切除术和双侧腹股沟淋巴结切除术，或含下腹斜切口腹膜外盆腔淋巴结切除术 … 28

　3.4　扩大外阴根治术 …………………………………………………………………… 41

　3.5　全阴道切除术、阴道局部切除术和阴道部分切除术 …………………………… 52

　3.6　广泛性阴道切除术 ………………………………………………………………… 55

4　子宫颈手术 ………………………………………………………………………………… 60

　4.1　宫颈冷刀切除术、宫颈环形电切术和宫颈残端切除术（腹式或阴式）………… 60

　4.2　腹式全子宫切除术 ………………………………………………………………… 68

　4.3　阴式子宫切除术 …………………………………………………………………… 71

　4.4　困难子宫切除术 …………………………………………………………………… 76

　4.5　Ⅰ类（Ⅰ型）扩大子宫切除术 …………………………………………………… 79

　4.6　Ⅱ类（Ⅱ型）扩大子宫切除术 …………………………………………………… 83

　4.7　Ⅲ类（Ⅲ型）扩大子宫切除术：腹腔内盆腔淋巴结切除术及子宫广泛切除术 … 88

　4.8　腹膜外盆腔淋巴结切除术及阴式广泛子宫切除术 ……………………………… 100

　4.9　改良 Piver Ⅲ类（型）扩大子宫切除术 ………………………………………… 111

　4.10　Ⅳ类（Ⅳ型）扩大子宫切除术 ………………………………………………… 115

　4.11　Ⅴ类（Ⅴ型）扩大子宫切除术：子宫广泛切除及远端输尿管/和部分膀胱切除术 …… 115

4.12 根治性子宫切除术的内脏神经分离 ……………………………… 120

4.13 子宫颈根治术及功能重建术 ……………………………………… 126

4.14 子宫颈旁组织根治术概要 ………………………………………… 138

5 子宫体肿瘤手术 …………………………………………………… **140**

5.1 手术探查、手术 - 病理分期 ……………………………………… 140

5.2 筋膜外全子宫切除加双附件切除术 ……………………………… 141

5.3 筋膜外全子宫加双附件加选择性盆腔及腹主动脉旁淋巴结切除 … 143

5.4 根治性子宫切除及选择性盆腔和腹主动脉淋巴结切除 ………… 148

5.5 肿瘤细胞减灭术 …………………………………………………… 148

5.6 恶性滋养细胞肿瘤子宫切除术及子宫病灶剜出术 ……………… 149

6 卵巢、输卵管及阔韧带肿瘤手术 ……………………………… **152**

6.1 卵巢楔形切除术、卵巢囊肿剥离术 ……………………………… 152

6.2 阔韧带囊肿切除术 ………………………………………………… 154

6.3 卵巢移位及移植术 ………………………………………………… 157

6.4 早期卵巢癌（Ⅰ、Ⅱ期）手术探查及手术病理分期 ………… 159

6.5 早期卵巢癌保守性手术（单侧附件切除术） …………………… 161

6.6 早期卵巢癌基本式式：全子宫、双附件、大网膜切除及腹膜后淋巴结切除术 … 163

6.7 晚期卵巢癌首次肿瘤细胞减灭术 ………………………………… 164

6.8 卵巢癌二次剖腹探查术 …………………………………………… 173

6.9 卵巢癌二次肿瘤细胞减灭术 ……………………………………… 175

7 盆腔脏器切除术 ………………………………………………… **177**

7.1 概述 ………………………………………………………………… 177

7.2 术前评估及手术禁忌证 …………………………………………… 178

7.3 术前评估手术切除的可能性 ……………………………………… 179

7.4 手术方式、适应证、手术范围及手术方法 ……………………… 181

8 妇科癌症患者的泌尿道重建 …………………………………… **193**

8.1 简介 ………………………………………………………………… 193

8.2 手术的泌尿道损伤及一般处理原则 ……………………………… 193

8.3 泌尿道重建的手术方式 …………………………………………… 194

9 外阴和阴道成形术 ……………………………………………… **206**

9.1 外阴成形术 ………………………………………………………… 206

9.2 阴道成形术 ………………………………………………………… 212

9.3 其他整形术 ………………………………………………………… 220

10 腹腔镜在妇科肿瘤中的应用 ··· **224**

　10.1　概述 ··· 224

　10.2　腹腔镜手术的适应证与禁忌证 ··· 224

　10.3　腹腔镜手术的麻醉 ··· 225

　10.4　腹腔镜手术的基本步骤 ··· 225

　10.5　腹腔镜手术在妇科恶性肿瘤的应用 ··· 227

　10.6　腹腔镜手术并发症 ··· 229

　10.7　结束语 ··· 229

11 腹腔镜子宫切除术 ··· **231**

　11.1　腹腔镜单纯全子宫切除术 ··· 231

　11.2　腹腔镜协助下经阴道切除子宫 ··· 233

　11.3　广泛子宫切除术 ··· 236

　11.4　盆腔淋巴结切除术 ··· 240

　11.5　腹主动脉旁淋巴结切除术 ··· 242

　11.6　并发症 ··· 246

1　围手术期管理

1.1　手术前管理

妇科肿瘤手术给女性带来巨大的生理和心理压力，尤其是恶性肿瘤，不但影响身体健康，而且带来沉重的心理负担。因此，医护人员应采取预防措施，减少患者精神创伤，确保手术顺利。

1.1.1　术前护理的目的

①确保手术程序合理；②确保患者符合手术适应证；③确保采取预防措施，将不良后果的风险降到最低；④确保在术前、术中和术后可能需要的资源可用性；⑤确保患者了解手术风险和好处，并提供必要的咨询。

1.1.2　评估疾病（肿瘤）

特别要注意疾病时间上的连贯性和疾病演变的系统性，以及症状出现的部位和性质。在关注原发肿瘤时，不可忽视转移肿瘤的存在，不可只看到原发肿瘤的表面形态大小，而忽视肿瘤对邻近组织和器官的浸润和转移。全面了解疾病的发展和演变，疾病的严重程度，手术是否为最佳方案等。从影像学、肿瘤标志物、细胞学 / 组织学等方面对其进行全面评估。

1.1.3　评估患者

1. 一般情况

例如年龄、目前疾病的影响。

2. 采集病史及体检

以评估功能状态，然后进行全面的体格检查，以发现并发疾病的任何迹象。妇科肿瘤手术前基本检查见表 1–1。根据美国麻醉医师协会（ASA）进行分类，见表 1–2。

（1）心血管疾病风险。美国心脏学会（ACC）更新了关于非心脏手术围手术期心脏评估的指南。围手术期心脏风险（心肌梗死、心力衰竭和死亡）可通过表 1–3 中列出的临床预测因素来评估。不仅是对危险因素评估，也是对功能状态的评估。例如，运动耐受和手术风险将表明是否需要进一步的心脏检查，如超声心动图。如果这些非侵入性检查显示异常，在手术前有必要做冠状动脉造影，并请心内科专家评估。

（2）高血压病。世卫组织定义高血压为持续收缩压＞ 160mmHg 和 / 或舒张压＞ 95mmHg。高血压未被证实会影响心脏瓣膜病患者的心脏瓣膜功能，术前进行无创检查，如超声心动图是一个很好的选择。严重的疾病可能需要心脏方面的干预，例如在大手术之前需要瓣膜成形术。妇科肿瘤手术需要阴道或肠切口，有导致短暂菌血症的可能性，需要预防性使用抗生素。

（3）呼吸系统疾病风险。肺功能差会增加术后并发症的风险。因此，术前优化肺功能是最佳的选择。术前至少戒烟4周。对于患有轻度慢性阻塞性呼吸道疾病和哮喘的患者，可以使用简单的峰值流量来评估肺部状态。病情较重的患者应进行肺功能检查和血气分析。调整支气管扩张剂和类固醇的使用可以优化控制病情。

（4）糖尿病。由于手术和麻醉的压力，糖尿病患者的血糖控制可能会受到分解代谢激素增加的干扰。这会引起糖原分解和糖异生，导致高血糖。高血糖会损害中性粒细胞功能，增加感染和伤口并发症的风险。因此，使糖尿病患者的血糖控制在正常范围是很重要的。表1-4描述了口服降糖药的糖尿病患者围手术期血糖控制的处理方法。对于使用胰岛素或血糖控制不佳的患者，建议术前咨询内分泌专家。

（5）肝脏疾病。在选择性手术前，凡肝功能异常的患者均应进行系统检查以明确诊断，若患者转氨酶高于正常值2倍，应鉴别是否是肝肿瘤或是肝炎所致，若重复测定转氨酶仍为高值，则需进行病毒性肝炎的血清学检查，还须详细询问有无化学性肝炎、酒精中毒性肝炎的可能。制定手术方案时，应尽量避免使用加重肝功能损害的药物，罹患或怀疑肿瘤患者有可能因肿瘤肝转移出现肝内或肝外梗阻症状，肝脏超声或CT检查可提供较精确的肝脏结构的病变信息，也可作为术前调整治疗计划的重要依据。肝衰竭患者有较高的围手术期并发症发生率和死亡率，临床主要表现包括腹水、黄疸、营养不良、体液失调及凝血功能障碍。Wong和Col leagues报道，77例肝硬化妇女与腹部手术相关的死亡率为18%，而急诊手术死亡率高达32%。对有肝硬化患者的术前治疗包括纠正体液失衡、改善营养，利尿剂消除腹水，矫治凝血障碍及治疗肝性脑病。凝血功能障碍的纠正极为重要，因为肝硬化出血是手术死亡的主要原因。术期还须给予预防性抗生素治疗，必要时须置入肺动脉导管。

（6）肾脏疾病。轻度肾功能损害常见于老年妇女或合并糖尿病、高血压、动脉硬化等内科疾病的患者。患恶性肿瘤接受顺铂等化学药物治疗者会引起某种程度的肾功能损害。以上患者因手术所致的急性肾衰竭的发生率明显增加。慢性肾衰竭患者术前准备较为复杂。对于这类患者，应做好充分准备，经系统透析治疗，进入手术室时要使其体液和电解质成分处于最佳状态。部分患者术前需插入肺动脉导管监测体液变化。对长期使用利尿剂及低盐饮食的患者，应关注有无低钾及低钠血症。术前1周停止对食盐的限制，恢复正常的盐摄取量。血钾低于3.5mmol/L，给予口服10%氯化钾溶液10～20ml，3次/d。

表1-1 妇科肿瘤手术前基本检查

血常规
肝肾功能生化检查（包括血清蛋白）
血型及抗体
心电图（50岁以上妇女）
影像学检查

表 1-2　身体状况分级（ASA）

级别	定义
ASA1	体格健康，发育营养良好，各器官功能正常
ASA2	除外科疾病外，有轻度合并症，功能代偿健全
ASA3	合并症病情严重，体力活动受限，但尚能应付日常活动
ASA4	合并症严重，丧失日常活动能力，经常面临生命威胁
ASA5	无论手术与否，生命难以维持 24 小时的濒死患者

表 1-3　围手术期心脏风险预测因素

主要预测因素

　　不稳定冠状动脉综合征

　　　　急性（＜ 7 天）或近期（7 ～ 30 天）心肌梗死，通过临床特征和无创检查有重要的缺血风险证据

　　　　不稳定或严重心绞痛（Ⅲ 或 Ⅳ 类）

　　失代偿性心力衰竭

　　明显心律失常

　　　　房室传导阻滞和有症状的室性心律失常伴潜在心脏病，室上性心律失常伴心室率未控

　　严重的瓣膜疾病

中间预测因素

　　轻度心绞痛（Ⅰ 或 Ⅱ 类）

　　既往心肌梗死病史或病理 Q 波改变

　　代偿性或早期心衰

　　糖尿病（特别是胰岛素依赖型）

　　肾功能不全

次要预测因素

　　老年人

　　心电图异常（左心室肥大，左束支阻滞，ST-T 异常）

　　非窦性心律（如房颤）

　　功能状态差（如不能带东西爬一层楼梯）

　　卒中史

　　高血压未控

表 1-4　糖尿病患者围手术期处理

1. 该患者作为早上第一例手术

2. 手术当天不服降糖药

3. 术前检查血糖水平

4. 术程大于 1 小时时，开始注射 DKI 液体：500ml 5% 葡萄糖溶液，6 ～ 8U 胰岛素和 10mmol 氯化钾溶液，8 小时以上。补钾量应根据患者术前钾水平调整

5. 术后每 4 小时检测血糖水平

调整比例：

血糖水平（Δ/4h）	皮下注射胰岛素（U/4h）
＜5	考虑调整胰岛素剂量
5～10	0
10.1～15	4
15.1～20	8
＞20	12 并调整 DKI 中胰岛素剂量

6. 当患者进食良好时，恢复口服降糖药

1.1.4 减少并发症的措施

1. 预防性应用抗生素

妇科肿瘤手术有很大的感染风险，预防性抗生素已被证明可以将行子宫切除术患者的感染风险降低 50%。抗生素的选择取决于可能感染的微生物和当地广谱抗生素，如第三代头孢菌素，通常在术前 30 分钟内注射。如果预期肠切除和肠损伤的风险增加，如卵巢肿瘤细胞减灭术中粘连紧密，则应在术后再给予甲硝唑等抗生素。接受较大范围手术者应给予双倍剂量。

2. 肠道准备

对于进入肠道风险小的手术，术前一天的晚上进行结肠快速灌肠可以有效防治结肠阻塞。对于需要切除肠道的手术，应进行合理的肠道准备。表 1-5 显示常用方法。

表 1-5 肠道准备

术前一天
无渣流质饮食
上午：口服 120ml 生理盐水稀释 45ml 磷酸肌醇，再喝 1 杯水
中午：饮用 3 杯水
下午：口服 120ml 生理盐水稀释 45ml 磷酸肌醇，再喝 1 杯水
手术当天
早上检查电解质

3. 血栓形成

接受大型妇科手术的患者发生静脉血栓栓塞的风险较高，发生深静脉血栓形成（DVT）的风险为 40%～80%。术前和术后皮下注射低剂量（5000U）普通肝素（UFH）是妇科手术的常见方案。然而，这种治疗方法在降低妇科肿瘤患者 DVT 发生率上是无效的。将普通肝素剂量增加到每 8 小时 5000U 可以降低 DVT 的发生率，但该类患者输血的频率增加。近年来，低分子量肝素（LMWH）的应用有了新的进展。对于一般外科手术患者，低分子肝素和普通肝素的效果基本相同，但对于术后出血风险的影响尚存在争议。

使用机械装置，如间歇性的气压压缩，也被证明具有保护作用。一项随机对照试验表明，在妇科肿瘤手术中，气压压缩与低分子肝素在预防血栓栓塞方面有相似的结果。

对于进行广泛的肿瘤细胞减灭术患者，美国胸科医师指南建议使用每日 3 次低剂量未分离肝素作为常规预防措施。也可考虑低剂量未分离肝素和机械装置的联合使用或高剂量低分子肝素作为替代。

不同种族的患者术后血栓栓塞的风险可能不同。因此，需要权衡当地人群 DVT 和出血的风险，并据此评估是否需要进行预防。

（左　驰　时玉颖　张　凯）

1.2　手术后管理

良好的术后管理是通过适当的支持措施，尽量减少术后不适和并发症，加快术后恢复。同时，可以及早发现并发症的迹象并进行相应处理。手术医生必须确保手术结束时所制定的管理方案十分周密而有计划性，手术医生应全权负责术后患者管理。深静脉血栓形成引起的肺栓塞是导致患者术后死亡的重要原因，其预防措施已于前一节阐述。

1.2.1　手术后的麻醉管理和镇痛管理

（1）手术结束后数小时内，麻醉作用并未完全消失，麻醉药、肌松弛药和神经阻滞药等的作用仍然残存，保护性反射尚未恢复，常易发生气道阻塞、通气不足、呕吐、呼吸及循环功能不稳。需要医护人员的精心观察，防止患者出现意外。

一般性麻醉恢复患者，可转入麻醉恢复室进行短时间的留治观察，遇到术后生理功能较长时间不稳定或出现严重并发症的患者，应转入 ICU 继续监测和治疗，麻醉清醒期的管理应注意清醒延迟、血流动力学变化、呼吸管理，体液和水电解质平衡及失衡处理，术后残余麻醉药的作用等问题。

（2）镇痛管理：疼痛控制不当除了给患者带来极大的不适外，还会影响呼吸深度、松弛，甚至导致胸部感染，从而延长患者的康复期和住院时间。由于术后患者可能无法直接准确地描述疼痛程度，而病人自控镇痛（PCA）可以解决这个难题。患者可以按下按钮获得固定剂量的阿片药物。通过设定延迟期再给予下次药物，从而保证不会过量。卫生保健专业人员可以通过检测用药总剂量评估疼痛程度。为了确保系统正常运行，每位患者应了解使用方法。PCA 泵一般在术后第二天取下，长效非甾体类药可以控制一般疼痛，而难以耐受的疼痛需要简单的镇痛方法，比如扑热息痛（对乙酰氨基酚）类联合阿片类。非甾体类药不能用于胃溃疡和哮喘患者。阿片类药物容易引起恶心和呕吐，需要准备好止吐剂。良好的疼痛控制可以使患者更早的活动，减少 DVT 的发生。在呼吸练习和胸部理疗的帮助下，可以达到良好的肺通气。

1.2.2　生命体征的监护

生命体征主要包括血压、脉搏、呼吸等，术后须密切观察。中等以上手术，特别是大手术的患者，手术结束后 12 ～ 24 小时内应每 1 ～ 2 小时测量血压、脉搏及呼吸。如病情较稳定，以后改为每 4 小时监测 1 次。随后间隔时间依患者全身状态而定。

1.2.3　液体平衡和饮食

腹部手术后，患者通常第一天不进食，只喝几小口水，第二天进流食，并逐渐增加到正常饮食。进行会阴部手术的患者，如外阴癌，要注意避免便秘。接受小肠切除手术的患者，鼻胃管通常放置 1 ～ 2 天，以减少大量的小肠分泌液经过吻合口。在这些患者中，口服药物的使用通常延后，但在结肠和小肠切除后尽早进食已被证明是安全的。

在患者能完全耐受口服补液之前，需要静脉补液。术后女性平均需要 2 ～ 2.5L 的水。静脉补液较长时间（＞24 小时）时需要补钾。术后前几天应密切监测液体的输入和输出总量，并根据液体平衡调整液体量。在老年患者中，应减少补液量，以避免液体超载和心衰。

行盆腔手术的患者应进行特殊护理。由于术中失血量大，尿路多样性难以监测尿量，以及因腹膜缺损导致第三间隙液移位和血清渗出，如何适当补液是一个挑战。这类患者应在 ICU 进行中心动静脉压力的监护。

1.2.4　手术引流

术后引流是为了防止血液、脓液、淋巴液和小肠分泌液的积累。引流管可以与高压（300～500mmHg）或低压（100～150mmHg）系统连接，或者自然引流。在腹部妇科肿瘤手术中，如果止血彻底，很少预防性地放置引流管，或放置 24～48 小时取出，若渗出液较多时，可适当延长置管时间。在腹股沟淋巴结清扫术后，引流管一般留置 7～10 天，防止腹股沟血肿的形成。

1.2.5　留置尿管（或耻骨上造瘘管）

手术后 12～24 小时应严密观察尿量。放置气囊尿管至少持续 12 小时，至血容量和肾功能恢复正常。平均每小时尿量不少于 0.5ml/kg。记录尿量的同时应密切观察其他生命体征。生命指征和尿量是术后早期监测患者心血管和体液平衡最精确的动态观察方法。

保留尿管的时间应根据手术范围而定，一般在 24～48 小时。子宫次广泛切除一般要置留尿管 2 周，术后 3 周排尿功能可恢复正常。子宫广泛切除术的患者，应常规做耻骨上膀胱造瘘，置引流管 4～6 周测残余尿，当残余尿 2 次少于 80ml 时方可拔管。这样做比经尿道置尿管优越得多。置尿管期间，每周做尿常规和尿培养 1 次，如有尿路感染，口服或静脉注射抗生素。要注意的是，置尿管可能增加泌尿系统感染的危险。因此，不要随意延长置尿管时间，该拔除时要及时拔除。

1.2.6　体温监测

发热是术后常见的症状之一，大多数患者的发热表现是因手术损伤、麻醉、应激反应等共同作用下的一种自我调节性生理反应，这类发热多发生在术后 48 小时以内，一般不超过 38℃，称之为"无菌热"或"吸收热"，无须处理，医生的任务是应将这类发热与感染、药物、腹水等引起的发热加以区别。

从手术至出现发热的间隔时间常会给判断原因提供最重要的线索。若手术 48 小时后体温升高超过 38℃，应注意是否有肺不张、腹水、输液反应及感染的发生。肺不张及药物热多在术后早期发生。肺不张患者在体检时可发现肺膨胀受限及吸气时可闻肺泡爆裂音，故应指导患者做呼吸练习。发现有呼吸困难时，须进行全面体检，包括血气分析胸片及血细胞学检查。

腹部手术后最常见的感染部位是肺、切口和泌尿道。子宫切除后 48～72 小时，发热而无其他感染源时应做阴道检查，如发现阴道残端有脓性分泌物流出，则应开放残端引流，给予广谱抗生素。如不能经阴道切口进行盆腔引流，或抗生素治疗无效，则应在超声或 CT 引导下放置盆腔引流管。肠手术或肠肿瘤广泛浆膜层种植，极易发生吻合口瘘或肠穿孔。这类患者如病情允许，应返回手术室进行剖腹探查术，或先做腹部放射学检查，腹腔或盆腔 CT 扫描对诊断肠瘘或穿孔最有价值。

手术后患者常见的另一并发症是梭状芽孢菌属感染及其毒素所引起的综合征。在正常情况下，肠道内的自然菌群可抑制梭状芽孢菌的繁殖，而手术后患者因灌肠及抗生素肠道准备，造成局部内环境的改变，易使其过度繁殖，其产生的毒素可引起假膜性小肠、结肠炎，表现为腹泻、痉挛性腹痛、低热及腹部压痛，如发生此类情况，可用甲硝唑治疗。其他因脱水、药物及静脉炎所致的发热，应按具体情况做相应的处理。

1.2.7　患者活动的管理

术后 6 小时患者去枕平卧，未清醒患者，应将其头偏向一侧，防止呕吐物误吸入气管。若 6 小时后尚未清醒，应延长去枕时间。根据患者意识及血压情况，术后 12 ～ 14 小时将患者改为半卧位，可使腹壁肌肉松弛，减轻腹痛，并有利于呼吸及盆腔引流。术后 2 ～ 3 天可开始离床活动。盆腔大手术患者禁止置头低脚高位，即使出现低血压及休克时，也不应取头低位，否则腹内渗血及活动性出血向上流于横膈下，而不能经盆腔引流管流出体外，以至延误内出血的及时发现。

一般鼓励较大妇科手术患者早期下床活动，并逐渐增加活动量，以改善呼吸功能，促进肠蠕动，改善下肢血循环以减少栓塞并发症。在较大腹部手术当天夜间，可以坐于床边，术后第一天可帮助患者下床行走。对腹腔镜检查这类创伤较小的手术，在麻醉清醒后即可下床活动。患者术后第一次下床时，应严密观察，防止因步态不稳或直立性低血压而摔倒。在全麻手术后 24 小时内，应将床边扶栏摇上，让患者卧床休息。大多数患者术后逐渐恢复时，应鼓励多下床活动，而个别患者为保植皮瓣的成活，则须长期在床上休息。

术后活动的另一个重要内容是尽快消除全麻对肺功能的不良影响。医护人员应常规指导清醒后的患者每小时进行 1 次肺功能锻炼，让患者做深呼吸和咳嗽，用刺激性肺量计（incentive spirometer）检测。有吸烟史或慢性阻塞性肺疾患的患者更要强化肺功能训练。多数患者的肺功能训练应在医生指导下进行，并按肺敏感度（pulmonary acuity score）加以评分。实践证明改良的肺生理疗法及支气管扩张药物，有利于术后肺功能的恢复。

1.2.8　总结

良好的术前和术后管理不仅减少术后并发症，并且减少手术带来的心理困扰。来自不同学科的专业人士，如不同专业的医生、护士、理疗师、顾问、营养师等，需要共同合作才能提供高质量的管理。

（时玉颖　陈少娟　左　驰）

参考文献

[1] 彭晓庆,袁建寰,王景.手术前检查及患者的准备 [M] // 陈惠祯,蔡红兵,张蔚,等.陈惠祯妇科肿瘤手术学(三版).北京:科学出版社，2014:53-66.

[2] 彭勉，彭晓庆，刘茂春，等.手术后患者的管理 [M] // 陈惠祯，蔡红兵，张帆.陈惠祯妇科肿瘤手术学（三版）.北京:科学出版社，2014:527-542.

[3] 王育华，李继俊.手术前检查和患者的准备 [M] // 汤春生，李继俊.妇科肿瘤手术学.沈阳:辽宁教育出版社，1999:21-34.

[4] 王育华，纪兆建，李继俊．手术后管理 [M] // 汤春生，李继俊．妇科肿瘤手术学．沈阳：辽宁教育出版社，1999：35-50.

[5] 胡小琴．心血管麻醉及体外循环 [M]．北京：人民卫生出版社，1997：70-77.

[6] 金惠铭．病理生理学 [M]．4 版．北京：人民卫生出版社，1998：92.

[7] AGHAJANIAN A. Routine prothrombin time determination before elective gynecologic operations [J]. Obestet Gynecol，1991，78：837.

[8] BECK DE，FAZIO VW. Currnt preoperative bowel cleansing methods [J]. Dis Colon Rectum，1990，33：12.

[9] CHALAS E，WELSHINGER M，ENGLLENER，et al. The clinical significance of thrombocylosis in women with a pelvic mass [J]. Obstet Gynecol，1992，166：974.

[10] CHAN K，TAM K，NGAM H. Preoperative an postoperative management [M] // Editor Devi UK. Atlas of cancer surgery. New Delhi Tallpee Brithers medical pubcis- Heks，2009，11-18.

[11] ELIZABATH AM. Frost：Differential diagnosis of postoperative coma [J]. Anesth Clin，1983，21：13.

[12] GOLD MS. Perioperative fluid management [J]. Crit Care Clin，1992，8：409.

[13] GOLDBERGER AL. Utility of the routine electrocardiogram before surgery and on general hospital admission [J]. Ann Intern Med，1986，105：552.

[14] MEINTOSH DG. patient-controlled analgesia in obstetrics and gynecology [J]. Obstet Gynecol，1991，78：11-29.

[15] MILLER A. Pulmonary function tests in clinical and occupational lung disease [J]. Anesth Analg：Grune Strafton Inc，1986，341-347.

[16] MILLER KA. postoperative tracheal extubation [J]. Anesth Analg，1995，80：149.

[17] SHIKORA SA. Nutritional consequences of major gastrointestinal surgery [J]. Surg Clin North Am，1991，7：509.

[18] SWENY P. Is postoperative oliguria avoidable . Br J Ansth，1991，67：137.

[19] URBACH DR，RIPPE JM. Pulmonary artery catheter placement and care [M] // RIPPE JM ed. Intensive Care Medicine . Boston / To . ronto：Liffle，Brown and Company，1985，43-57.

[20] WEIMAN DS，FERDINAND FD，RAMDOLPH JW，et al. Perioperative respiratory management in cardiac surgery [J]. Clin ChestMed，1993，14（2）：283-293.

2　手术基本操作与技巧

手术者要成功地完成手术，就必须掌握手术的各种基本功，如手术的局部解剖、切开、缝合、打结、止血等基本知识、基本技术、基本技能等。无论手术多么复杂，都是通过各种基本操作完成的。基本操作的优劣及熟练程度，直接影响各种操作的完成和手术效果，关系到手术能否顺利进行及术后并发症和后遗症的发生。

作为一名妇科医师，手术操作要力求做到"稳、准、轻、快"。"稳"是指有条不紊；"准"是指准确无误；"轻"是指轻柔灵活；"快"是指熟能生巧方可快。"稳"字当头，"准"字核心，"轻、快"之下见功夫。

手术的基本操作包括切开、剥离、止血、结扎、缝合、引流、拆线等，这里我们主要介绍切开、止血、结扎、缝合和引流。

2.1　切开

2.1.1　切口的类型

手术切口的选择应根据手术的特殊性以及手术野暴露的需要进行全面分析而定。一般来说切口应在病变的附近，且不损伤重要的解剖结构。

妇科手术一般选择下腹正中纵切口，如须切除达上腹部病变则向左绕脐上 1 ～ 5cm，甚至延至全腹。其次，下腹横切口也较常用（图 2-1）。其他手术切口根据切除病变的部位、范围予以选择，如腹直肌旁切口、侧下腹斜切口、腹股沟直切口或弧形切口、外阴椭圆形切口、外阴侧切口等。

2.1.2　切开方法

以下介绍腹部正中纵切口及下腹横切口切开的方法。

1.腹部正中纵切口

纵切口操作方便，手术野暴露良好，手术时可根据需要延长切口。多数妇科手术可经下腹正中切口完成。主要方法及注意事项如下：

（1）切开皮肤及皮下脂肪。较大的切口由手术者与助手在切口两旁或上下将皮肤固定（小切口由手术者用拇指及示指在切口两旁固定），刀尖先垂直刺入皮肤，然后再转至与皮肤呈45°斜角，用力均匀切开皮肤及皮下脂肪（图2-2），直达预定切口的长度。切开要一次成功，避免多次切割，以免切口边缘参差不齐，影响愈合。切开时应防止刺入过深，以免损伤深部组织。对皮下脂肪较厚者，切开时要注意避免将皮下脂肪向一侧牵拉，以免切线偏斜。

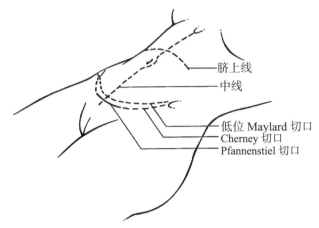

图 2-1　基本腹部切口

中线为剑突至外阴前联合。中线亦由脐及妊娠时色素线做标志，髂前上棘也是重要标志。在此，长正中切口绕过脐左侧。较高的横线连接髂嵴者为低位 Maylard 切口，较低横线的中间实线部分代表典型的 Pfannenstiel 切口。Cherney 切口与上述切口在同一位置，但向两侧延伸如虚线所示。

（2）切开深筋膜及分离腹直肌。先在深筋膜上切一小口，用血管钳深入分离，再行剪开，直达切口全长（图2-3，图2-4）。分离腹直肌时，用血管钳或组织钳提起一侧深筋膜边缘，用刀柄找出腹直肌外侧缘，沿肌纤维方向用刀柄或手指分开（图2-5）或先找出腹直肌内侧游离缘，然后以两手示指垂直深入间隙中，向上下拉开肌腱（图2-6）。

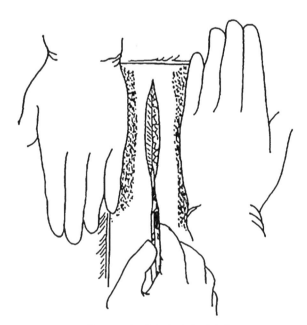

图 2-2　切开皮肤及皮下脂肪

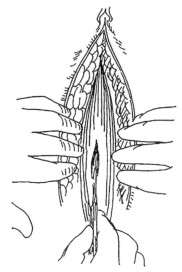

图 2-3　切开腹直肌前鞘

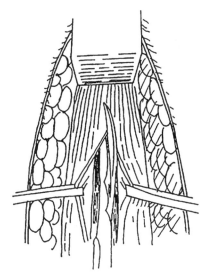

图 2-4　剪开前鞘

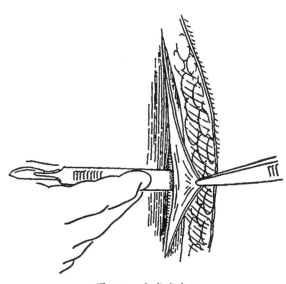

图 2-5　分离腹直肌

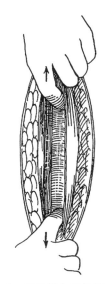

图 2-6　两示指上下拉开肌腱

（3）切开腹膜。用弯血管钳分离腹膜外脂肪见到腹膜。在切口上部用两把弯血管钳或无齿镊提起腹膜，用刀柄挑起腹膜，证实未夹有肠管或网膜组织后切开腹膜（图 2-7）。进入腹腔，扩大腹膜切口达切口全长（图 2-8）。注意勿损伤肠管、膀胱及大网膜。以往做过腹部手术的患者可能存在腹腔脏器与腹膜粘连，可经腹膜切口侧方切开腹膜。

（4）向上腹延长切口（上腹正中切口）。妇科恶性肿瘤行腹主动脉旁淋巴结清扫术或活检，大网膜切除术，膈、脾、横结肠转移灶切除等，良性巨大卵巢肿瘤需完整取出者，下腹切口应延至脐上腹部甚至达剑突下。

切口通过腹壁中央的腹白线。腹白线为腱性组织，切开时不应见到肌肉，否则说明切线有偏斜。白线在近脐部处较宽，近剑突部分较窄，为避免切线偏斜，可先切开下部白线后，再向上切开。

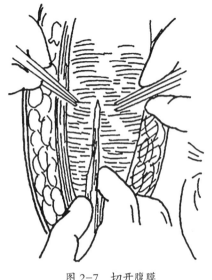

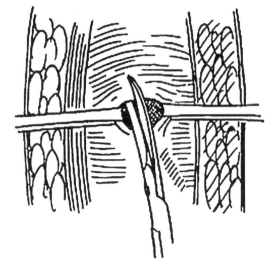

图 2-7　切开腹膜　　　　　　　　　　　　图 2-8　扩大腹膜切口

2. 下腹横（弧形，Pfannenstiel）切口

横切口适用于大多数妇科良性疾病的手术，也适用于盆腔某些恶性病变的手术。有以下优点：①其自然张力高于纵切口；②疼痛轻，对呼吸和行走的影响小；③伤口粘连轻微；④较美观。与正中纵切口相比横切口有以下缺点：①操作较困难；②失血较多；③极易形成血肿；④切口感染率高，尤以肥胖患者如此；⑤不宜于施行中上腹部手术，而该部位手术恰对于盆腹部肿瘤尤其是卵巢癌至关重要。手术步骤如下：

（1）切开皮肤及皮下组织。横切口的位置选在耻骨嵴上 1～2 指处，即位于阴毛线水平或稍下方，或 Langer 线（轻度弯曲皮肤线）。在消毒铺巾前可先用标志笔画出切线以使切口正中而对称（所有切口术后均十分美观）。用手掌将皮肤推向头侧作一直线切口，松开手皮肤恢复原状，切口便呈曲线（图 2-1），或者手反向作切口，随着术者手臂运动便会形成一道弧形切口。切开皮肤及皮下组织（图 2-9）。

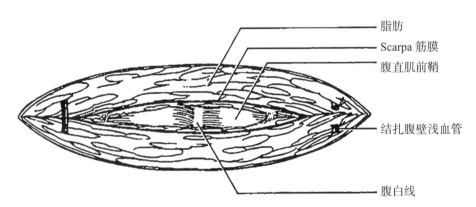

脂肪

Scarpa 筋膜

腹直肌前鞘

结扎腹壁浅血管

腹白线

图 2-9　Pfannenstiel 切口：切开皮肤皮下组织

（2）切开腹直肌前鞘。腹直肌前鞘沿切口弧形切开。首先于腹白线两侧的腹直肌上方切开腹直肌前鞘筋膜（图 2-10），然后沿提起的上方切开腹直肌筋膜纤维，用剪刀将切口向两侧延长至腹直肌边缘或距腹内、外斜肌腱膜 1～2cm 处，术者和助手分别切开对侧筋膜操作则更为方便。

在腹直肌外侧边缘可遇到腹壁下血管，应避免损伤。一些难以觉察的损伤会形成隐形血肿及造成大量出血。不应结扎这些血管，尤其对于恶性肿瘤患者，因为这些血管是供给腹直肌肌皮瓣的终末血管。

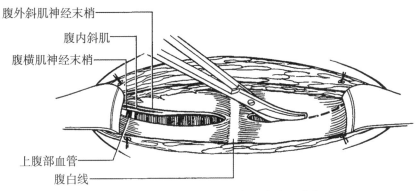

图 2-10　Pfannenstiel 切口：打开腹直肌前鞘

（3）分离腹直肌。用 Kocher 钳夹起中线两边的筋膜的边缘，将腹直肌从筋膜下分离下来（图 2-11），这时，腹直肌中央白线下纵行隔膜显露出来，将隔膜切断至近脐部。注意剪刀行走于腹直肌前鞘与腹膜之间，同时，轻轻地钝性分离腹直肌。可能在肌肉外侧缘常遇到穿入其内的腹壁下动脉分支，遇之可予以电凝或结扎。然后钳夹切口下面的筋膜，纵向切开隔膜至耻骨联合而显露锥状肌，再将肌肉从覆盖其上的筋膜分离（图 2-12）。

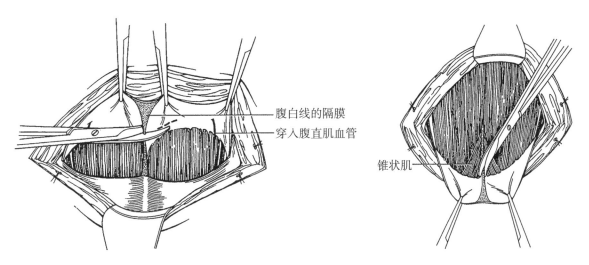

图 2-11　Pfannenstiel 切口：游离上部筋膜瓣　　　图 2-12　Pfannenstiel 切口：游离下部筋膜瓣

（4）切开腹膜。从耻骨联合向上沿腹中线钝性分离腹直肌（图 2-13）。将切口的上部腹膜前脂肪组织推向两侧，夹起腹膜，确认无肠管及网膜组织被夹起，然后打开腹膜，进入腹腔。由于切口上方腹膜有时较难暴露，且易损伤膀胱，故术前排空膀胱十分必要。进入腹腔后，腹膜被垂直剪开等长于切口，如果需要可转向膀胱一侧旁开，如果腹膜层很松弛，可将其间断缝合几针悬吊在皮肤上，切开耻骨嵴处部分腹直肌腱可扩大手术野。

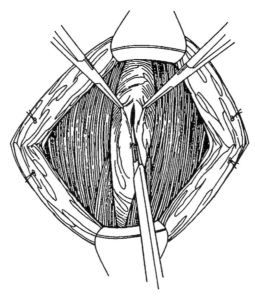

图 2-13 Pfannenstiel 切口：打开腹膜

（张　帆　谢兴奎　李　平）

2.2　止血

止血是整个手术过程中持续使用的基本操作，要求迅速、准确。完整的止血不仅可以节约用血、防止失血，并可保证手术野的清楚暴露，有利于进行解剖，避免重要器官的损伤；此外，还关系到患者术中及术后的安全、切口的愈合及减少并发症的发生等。一般小的渗血点，可先予血管钳尖端准确夹住，然后用结扎法、缝扎法或电凝法止血。止血方法有以下几种。

（1）压迫止血。皮下或腔隙的小渗血点，多为毛细血管渗血，找不到明显出血点，可用干纱布或有尾巾在出血处压迫止血。较大范围的渗血可用热盐水（50～60℃）纱布压迫止血，如全子宫切除术后创面渗血或淋巴结切除后创面渗血等。偶尔通过上述方法止血无效时，可用干绷带紧压创面止血，观察无活动性出血，将绷带一端从腹部切口引出，72小时后分3天（每天1次，共3次）拔出。

（2）结扎止血。用血管钳夹住出血点，并轻轻提起，用另一把血管钳包绕钳夹前一把血管尖端组织，用丝线或可吸收线结扎。结扎时应打方结（图2-14），第一结扎紧后，再打第二结，重要的血管端应打三重结（如子宫动脉、髂内动脉），而且要双重结扎。

（3）电凝法止血。利用高频感应电流，通过对出血点烧灼，使组织蛋白凝固止血，电凝法止血可以节约时间，减少异物存留。止血时先擦干血液，然后将电凝器与血管钳接触，待局部冒烟即可。血管钳钳夹组织不宜过多，电凝时间不宜过长，以免灼伤范围过大而影响愈合。在大血管、输尿管附近及皮肤等处，不宜用电凝止血。对小的出血点也可以直接用电凝器灼烧止血。另外还有其他一些凝固止血方法，如氩气刀凝固止血、红外线凝固止血、激光凝固止血等，因其价格昂贵，临床上未能广泛应用。

（4）缝合止血。多用于钳夹的组织较多、创面出血较广泛、结扎有困难或线结易滑脱时。用血管钳钳夹出血创面的组织，在血管钳尖端邻近组织中穿过缝针，一般采用"8"字缝合，止血效果好。

（5）血管夹止血。用两个血管夹呈"V"形对合止血。

（6）止血剂止血。用于深部渗血而恐怕缝扎止血损伤血管或创面较大的渗血。常用的局部止血剂有凝血酶、止血粉、止血棉、止血纱布、吸收性明胶海绵等。用时先予干纱布吸拭创面使其渗血干净，再敷上止血剂，加压片刻；有时创面盖上止血剂后，外面再用附近组织缝合覆盖，可达到止血效果。近年来，新的止血剂不断问世，更增强了手术的止血效果。此类制剂有 3 种：①纤维蛋白黏合剂，由黏合蛋白及凝血酶两种主要成分组成。②微细纤维胶原，由哺乳动物提取的变形胶原纤维制成的薄膜或绒片。③合成黏合剂，如 α-氰基丙烯酸正辛酯、PW 喷雾胶等。这类制剂主要对渗血或小的血管出血有效，应用时要求创面干净。

（7）介入法止血。经导管栓塞治疗止血效果确切，方法简便，创伤小而安全，可以保留膀胱功能，是目前处理盆腔大出血的重要方法之一。常用栓塞剂为吸收性明胶海绵、高分子聚乙烯醇（VA）、弹簧圈等。吸收性明胶海绵颗粒柔软、摩擦系数小、容易注入，为可溶性短效栓塞剂，在栓塞 2～3 周后即可被血管壁吸收，血管复通，是首选的栓塞剂。用 Seldiner 法经右股动脉穿刺，选用 5F Cobra 导管插管，行双侧髂内动脉和或子宫动脉造影，明确出血的部位后，最好采用出血动脉的超选择插管及栓塞。如有困难，仅栓塞髂内动脉一支即可。

（谢兴奎　陈慧君　漆林涛）

2.3　打结

打结是外科手术操作中十分重要的技术，是外科最基本的操作之一。因为手术中的止血和缝合均需进行结扎，而结扎是否牢固可靠又与打结的方法是否正确有关。牢固可靠的结扎有赖于熟练、正确的打结方法，打结的速度与牢固性又直接影响手术的快慢。若打结不正确，结扎线可滑脱，会造成出血或缝合的组织裂开等并发症。必须正确熟练地掌握打结技术。

2.3.1　结的种类

常用的有方结、外科结和三重结。

方结（图 2-14）：又称平结，为手术的基本结，第一个结和第二个结的方向相反，故不易滑脱，用于较小血管和各种缝合时的结扎。

外科结（图 2-15）：打第一个结时绕 2 次，使摩擦增大，再打第二个结时不易滑脱和松动，比较可靠，多用于大血管或有张力的缝合。

三重结（图 2-16）：又称加强结，是术中常用的线结。是在方结的基础上再加上一个结，共 3 个结，第二个结与第三个结的方向也相反。此法稳固，用于有张力的缝合，但打第二个结时，第一个结必须保持缚紧状态（必要时可由助手拿血管钳稳住线结），以免第一个结松而第二个结、第三个结紧，使所结扎组织松弛，结扎瘤蒂或较多组织时更应注意。缺点为遗留于组织中的结扎线较多。

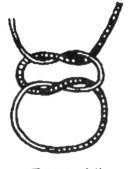

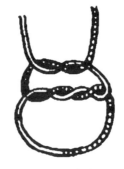

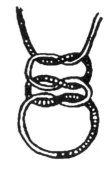

图 2-14　方结　　　　　　　　图 2-15　外科结　　　　　　　图 2-16　三重结

2.3.2　打结的方法

1.单手打结法

本方法常用，且简便迅速。左右手均可做结。

具体打结方法如图 2-17 所示。

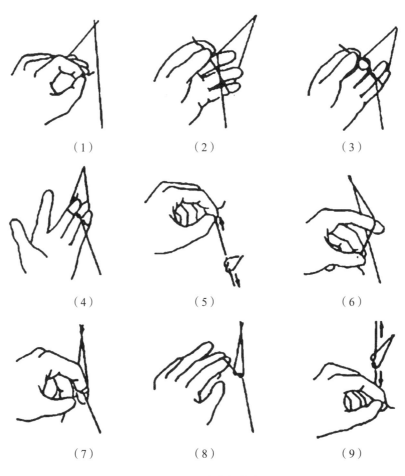

（1）　　　　　　　　　（2）　　　　　　　　　（3）

（4）　　　　　　　　　（5）　　　　　　　　　（6）

（7）　　　　　　　　　（8）　　　　　　　　　（9）

图 2-17　单手打结法

（1）左手拇指及示指捏住丝线尾，中指、无名指、小拇指搭在丝线上，呈掌心向下的水平方向，右手持另一端丝线头。

（2）反转左手使掌心向上，中指、无名指、小拇指插入右手丝线下。

（3）左手中指弯曲自右手丝线上方插入左手丝线下。

（4）中指、无名指、小拇指三指并拢，中指、无名指夹住左手丝线尾。

（5）反转左手使掌心向下，同时用拇指和示指捏住左手丝线尾向上，右手拉住丝线的另一端向下，双手同时均匀用力拉向两侧，两侧丝线保持在同一水平线上。

（6）左手拇指和中指捏住丝线尾，示指挑起左手丝线并搭在右手丝线上。

（7）、（8）左手示指弯曲并钩起右手丝线，同时挑起左手丝线自两丝线空中挑出并用示指和中指夹住丝线尾。

（9）用左手拇指和示指捏住丝线尾拉向下，右手持丝线另一端，双手均匀地将两根丝线向相反方向牵拉，且两丝线保持在同一水平线上。

2. 双手打结法

具体打结方法如图 2-18 所示。

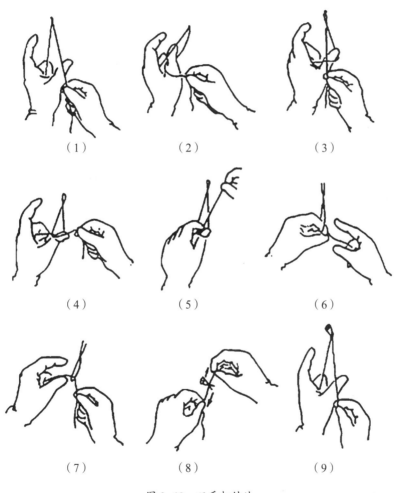

图 2-18　双手打结法

（1）左手的中指、无名指、小拇指握住丝线，拇指和示指呈"八"字形张开，同时将拇指插入右手丝线之下，右手拉起丝线另一端丝线尾。

（2）左手拇指弯曲绕至右手丝线上方并自上而下下压右手丝线。

（3）左手拇指弯曲插入左手丝线下挑起左手丝线并张开拇指。

（4）右手拇指和示指捏住右手丝线并将丝线拉到左手拇指肚上，右手拉住此丝线尾。

（5）左手拇指向示指靠拢，同时左手示指压住拇指肚上丝线。

（6）左手拇指和示指捏住丝线，同时自两丝线结空中由外向内翻出，右手松开。

（7）右手拇指及示指接住左手拇指和示指捏住的丝线，左手拇指和示指捏住左手丝线。

（8）左手拇指和示指拉住左手丝线向下，右手拇指和示指拉住右手丝线向上，双手同时均匀用力拉向相反方向，并将丝线保持在同一水平线上。

（9）同（1）打结法。

3. 器械打结法

用持针器或血管钳打结，此打结法用于深部打结。缺点是缝合有张力时不易扎紧。

具体打结方法如图 2-19 所示。

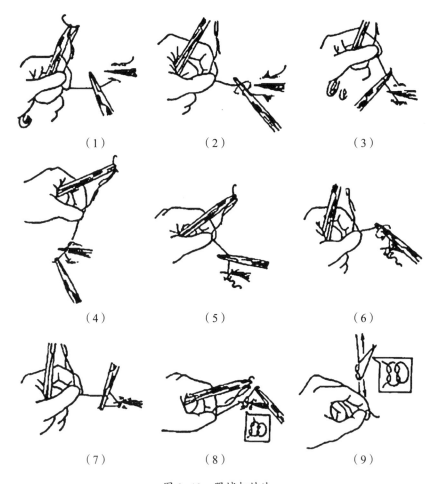

（1）　　　　　　　（2）　　　　　　　（3）

（4）　　　　　　　（5）　　　　　　　（6）

（7）　　　　　　　（8）　　　　　　　（9）

图 2-19　器械打结法

（1）左手握住夹有缝合针的持针器同时用拇指和示指拉住缝合针上的丝线，右手执血管钳，并将血管钳斜搭在此丝线的侧上方。

（2）右手执血管钳顺时针环绕丝线一周，左手拇指和示指拉住丝线。

（3）右手血管钳夹住另一端缝合线之线尾并扣紧血管钳，左手丝线顺着血管钳行走的方向移走。

（4）血管钳拉住丝线向下，左手拉住丝线向上，双侧同时均匀用力并使两丝线保持在同一水平线上。

（5）血管钳松开此线尾并将血管钳放在左手丝线下，左手拇指和示指拉住丝线。

（6）血管钳逆时针环绕丝线一周。

（7）血管钳夹住缝合线尾端。

（8）血管钳拉住丝线向上，左手拇指和示指拉住丝线向下。

（9）双手同时向相反方向均匀用力并使两丝线保持在同一水平线上。

2.3.3　打结时注意事项

（1）打结线扣收紧时要求三点（即双手用力点与结扎点）成一直线，两手的反方向力量相等，不能成角向上提拉，否则易使结扎点撕裂或线结松脱，应双手平压使三点成一直线。

（2）要打成一方结，两道打结方向就必须相反。开始第一结，缝线处于平行状态，结扎后双手交叉相反方向拉紧缝线，第二个结则双手不交叉，拉紧缝线，第二个结结扎后双手再交叉。

（3）打第二个结扣时第一个结扣不能放松，必要时由助手用血管钳轻轻夹持第一个结扣，待第二个结扣收紧时立即移开血管钳，或第一个结扣打完后，双手稍带用力牵引结扎线不松开也可。

（4）结扎次数常与结扎内容及用线材料有关。一般用方结即可。但在结扎组织多，张力大，尤其重要部位，或用肠线、尼龙线结扎，不易拉紧等情况下，应用三重结。

（5）结扎牢固性也与剪线后遗留线头长短有关，并间接与用线型号及用线材料有关。一般来说，线粗剪断线头可留长一些，线细可留短一些，肠线留长一些，丝线留短一些，重要部位留长一些。如粗线、肠线或重要部位的结扎线的线头留 3～4mm，丝线留 1～2mm，皮肤缝合后的结扎线的线头留 1cm，以便拆线。

2.3.4　正确的剪线方法

手术者结扎完毕后，将双线尾并拢提起，助手将剪刀微张，靠于线上顺线尾向下滑至结的上端，剪刀倾斜，将线剪断。剪刀倾斜角度一般为 25°～45°。取决于需要留下线头的长短，剪刀与缝线的倾斜角度越大，留的线头越长。

（程　欣　张　凯　张　帆）

2.4　缝合

组织切开后，如无特殊情况，一般应将切开、切断的组织或器官予以缝合，使组织对合或重建其通道，促进愈合。在愈合能力正常的情况下，愈合是否完善，常取决于缝合的方法和操作技术。近几年来，临床上愈来愈多地接受各种器械缝合以及不用缝合而同样能达到缝合效果使组织连接起来的办法。尽管如此，缝合仍是外科必备的一种基本功。手术缝合方法虽然很多，但主要是间断缝合和连续缝合两大类，每类又分单纯缝合、外翻缝合和内翻缝合三种，可根据手术和缝合材料的不同，灵活选用。

2.4.1　间断缝合法

为最常用的方法，每针单独打结。间断缝合法又分为以下几种：

（1）单纯间断缝合法（图2-20）。用于切口的两边缘对合，如皮肤、筋膜、子宫肌层、阴道壁等。优点是当组织有感染、缝线脱落或须拆除做引流时，邻近缝线常不受影响。对于感染或有可能感染的切口，必须采用间断缝合。

（2）间断外翻缝合法（垂直褥式缝合）（图2-21）。这种缝合法不仅能使切口边缘对合整齐，且有止血作用。常用于腹壁创口、子宫肌瘤挖除术、子宫壁创口及不缝合脂肪层和松弛腹壁的皮肤缝合。

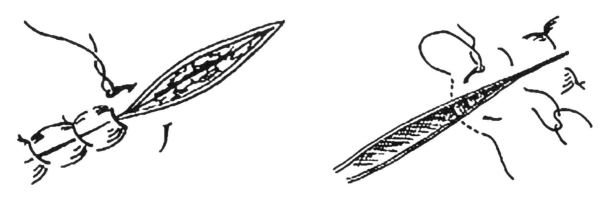

图 2-20　单纯间断缝合法　　　　　　　　　　图 2-21　间断外翻缝合法

（3）"8"字缝合（图2-22）。适用于次全子宫切除的子宫颈间断缝合或缝扎出血区，亦可用于缝合张力过大时的筋膜层。

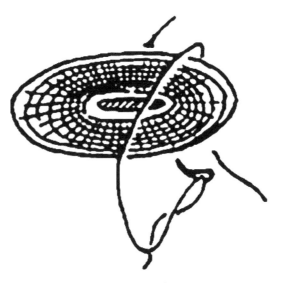

图 2-22　"8"字缝合

2.4.2　连续缝合法

在第一针缝合后打结，绕着用此线缝完整个伤口后打结。优点是节省用线和时间，打结少，减少异物刺激。缺点是一针缝线断开可致全部伤口裂开。连续缝合法又分为以下几种。

（1）单纯连续缝合（图2-23）。常用于腹膜、阴道的缝合，在病情非常危急需迅速结束手术时，也可用于皮肤切口的缝合。

（2）连续锁边缝合（图2-24）。此种缝合创缘对合较好，缝好一针后，必须固定，方可缝合下一针，止血效果好。常用于全子宫切除后阴道断端的缝合。

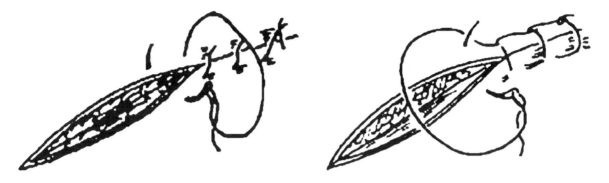

图 2-23 单纯连续缝合　　　　　　　　　图 2-24 连续锁边缝合

（3）连续内翻缝合（图2-25）。常用于膀胱、肠管或阴式子宫切除后阴道残端的缝合，将其下方的缝线包埋好。

（4）皱缩缝合（图2-26）。此种缝合常用于卵巢悬吊术，使卵巢韧带缩短或用于缩短圆韧带以矫正子宫位置。亦可用于阔韧带囊肿摘除后关闭阔韧带开口。

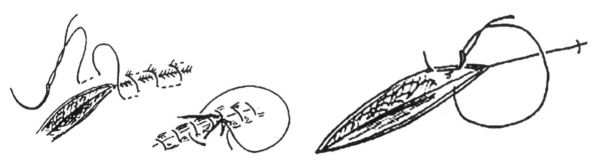

图 2-25 连续内翻缝合　　　　　　　　　图 2-26 皱缩缝合

（5）袋口缝合（图2-27）。适用于断端的包埋，如卵巢囊肿的蒂、阑尾残端等。

（6）皮内缝合（图2-28）。可用于腹部切口和会阴切口的缝合，为一种细致的缝合术，临床上可根据情况选用，多用3-0肠线或可吸收缝线，不需拆线。

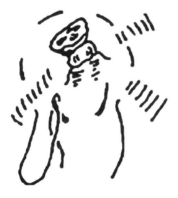

图 2-27 袋口缝合

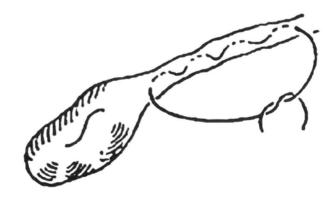

图 2-28 皮内缝合

2.4.3 断端缝合法

（1）在断端中央穿针，结扎断端的一半，然后将线绕至断端的另一侧再行结扎（图2-29）。

（2）在断端的外侧贯穿缝合，然后将整个断端结扎，但缝合时注意不要遗漏血管（图2-30）。

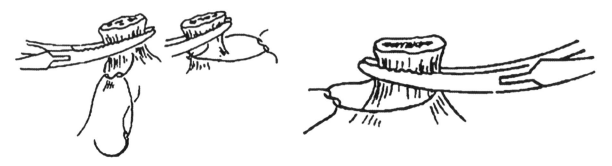

图 2-29　在断端中央贯穿缝合两侧打结　　　　　　图 2-30　在断端一侧贯穿缝合

（3）在断端的两侧近边缘处行贯穿缝合再行结扎，如打结很牢，不易滑脱，同样应注意不要遗漏血管（图2-31）。

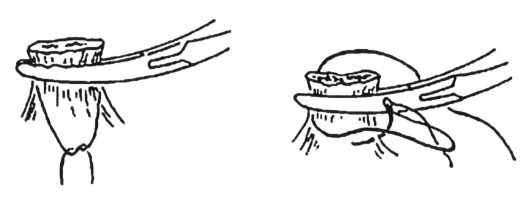

图 2-31　在断端两侧贯穿缝合

（4）在断端很宽时，如卵巢囊肿的蒂，以上方法不易扎牢时，可采用贯穿"8"字缝合结扎法（图2-32），即从蒂的中央进针，绕过蒂的一侧，再从原进针处再缝过一次，两线端于对侧蒂部打结。

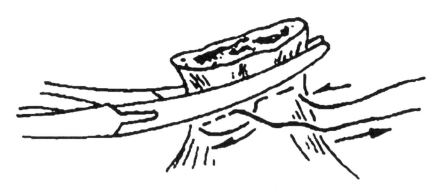

图 2-32　"8"字缝合结扎法

2.4.4　吻合器和缝合器

这类器械有多种不同的类型，都是根据订书机的原理设计的，如管状吻合器、切开缝合器、残端闭合器等，优点是并发症少，节约时间，但价格昂贵，临床上尚未普遍使用。

2.4.5　胶带皮肤拉合法

适于伤口拉合张力不大，皮肤表面适合粘贴着。方法是先用无损伤性圆针的 4-0 号合成可吸收线，细致地连续缝合皮下及皮内层，埋好所有线结，再将切口周围皮肤清洗、擦干，涂纯安息香酊，当安息香酊快干并变得有黏性时将胶带贴上。

（张　凯　杨　玲　张　帆）

参考文献

[1] 刘春玲，朱丽莉，王华，等.手术基本操作 [M] // 陈惠祯，蔡红兵，张帆.陈惠祯妇科肿瘤手术精选.武汉：湖北科学技术出版社，2007：8-24.

[2] 王琳，史常旭.手术基本操作与技巧 [M] // 史常旭.现代妇产科手术与技巧.北京：人民军医出版社，2004：28-39.

[3] 王育华，赵晓东，李继俊.切口与伤口愈合 [M] // 汤春生，李继俊.妇科肿瘤手术学.沈阳：辽宁教育出版社，1999：113-141.

[4] 尹福波，刘新民.妇产科手术切口与缝合 [M] // 刘新民.妇产科手术学.北京：人民卫生出版社，2003：91-114.

[5] TJALMA WAA. Abdominal incisions in gynecological cancer surgery[M] //Lgnace V，Uma KD. Atlas of gynacecological cancer surgery. New Delhi：Jaypee brothers medical publishers，2009：208-219.

3 外阴、阴道手术

3.1 外阴单纯切除术

3.1.1 适应证

外阴单纯切除术的适应证为外阴上皮内瘤变，包括原位癌和佩吉特病（Paget disease）。需注意的是上皮内瘤变的诊断应多点活检以明确除外浸润性病变并存。

3.1.2 手术范围

外阴单纯切除术主要包括切除外阴和修复会阴体两部分，有时须行皮片移植。手术范围应包括全部病变的皮肤及小部分皮下组织。

3.1.3 手术方法及技巧

（1）根据病变范围画出 2 个椭圆形切口线（图 3-1）。切口线应位于病变边缘外 5 ～ 6cm 的正常组织。

（2）沿内椭圆形切口线切开（图 3-2）；沿外椭圆形切口线切开（图 3-3）。

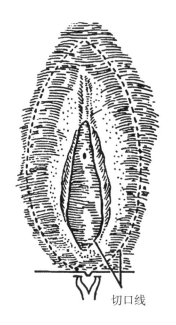

切口线

图 3-1 外阴内外 2 个椭圆形切口线

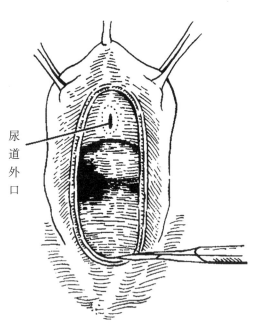

尿道外口

图 3-2 沿内椭圆形切口线切开

（3）从阴蒂上方开始，自上而下切除病变皮肤及小部分皮下组织，同时切断阴蒂悬韧带，直至与内外切口贯通（图3-4）。

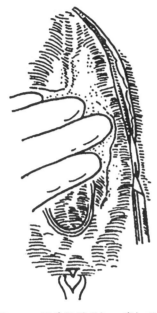

图3-3　沿外椭圆形切口线切开

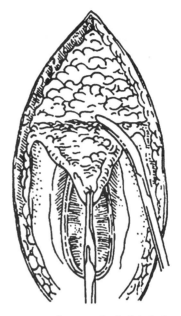

图3-4　自上而下切除病变皮肤

（4）自下而上切除会阴病变皮肤（图3-5）。

（5）切除会阴病变皮肤直至内椭圆形切口（图3-6）。

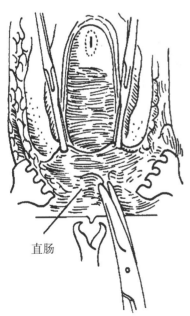

直肠

图3-5　自下而上切除会阴病变皮肤

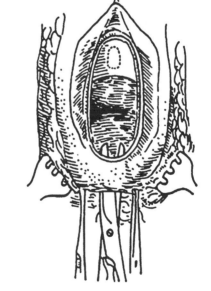

图3-6　切除会阴病变皮肤直至内椭圆形切口

（6）从左向右切除病变皮肤（图3-7）。

（7）从右向左切除病变皮肤（图3-8）。

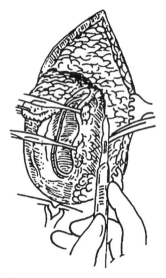

图 3-7　从左向右切除病变皮肤

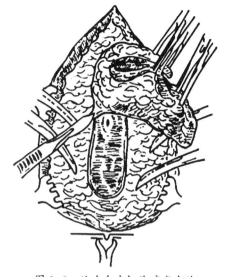

图 3-8　从右向左切除病变皮肤

（8）分离阴道后壁，暴露肛提肌（图 3-9）。

（9）用 7 号丝线间断缝合肛提肌两针，注意不要结扎过紧，以免将肛提肌截断（图 3-10）。

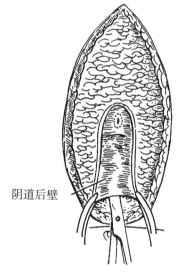

阴道后壁

图 3-9　分离阴道后壁，暴露肛提肌

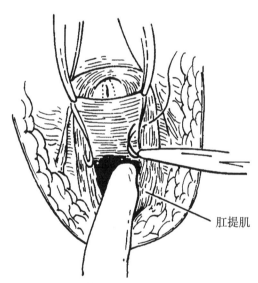

肛提肌

图 3-10　缝合肛提肌

（10）用 1 号丝线间断缝合外阴皮下组织及皮肤（图 3-11）。

（11）外阴皮肤缝合完毕，放置导尿管（图 3-12）。

（12）皮片移植。会阴后部受累时创面直接缝合可致外阴变形。如遇缝合困难，为了整形和美容可采用厚皮片移植修复创面。

皮片可取自臀部、阴阜或大腿内侧皮肤。一般需要 8cm×15cm 的移植皮瓣，厚度 0.4～0.45cm，用温热盐水保持湿润，然后将皮片置于手术创面的中央部，使其边缘超过切口边缘，用 3-0 号无创伤线缝合固定。移植皮片须加压以便使其与外阴创面融合成形。移植皮片内侧缘与前庭部切缘用可吸收线缝合，外侧缘与对应的外阴手术切缘缝合。移植皮片可做细小的切口，或用筛网状移植皮片（适合于有过多的渗液时）。移植于阴蒂处的皮片做小切口以便暴露出阴蒂头。

这样更符合外阴轮廓并减小皮片张力。一般情况下不推荐筛网状植皮，以免残留网状痕迹。

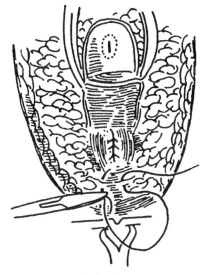

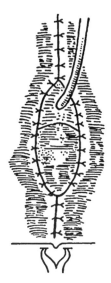

图 3-11　缝合外阴皮下组织及皮肤　　　　　　图 3-12　外阴皮肤缝合完毕，放置导尿管

术后患者卧床休息 5 天，保留尿管 5 天；半月内不宜剧烈运动，以免新生毛细血管断裂和血肿形成；预防性应用抗生素 4 ~ 5 天；每天用 1 : 10 活力碘液擦洗外阴伤口 2 次，保持外阴清洁干燥。如有移植皮瓣脱落或缝合边缘坏死，可修整或清创。切口创面直接缝合者 7 天后拆线，移植皮瓣缝合者 10 ~ 14 天后拆线。

（陈少娟　许　艳　陈惠祯）

3.2　单侧外阴根治性切除术或局部根治性切除术

3.2.1　适应证

外阴局部根治性切除术适应证为ⅠA期外阴癌患者，病灶直径 ≤ 2cm，间质浸润深度 ≤ 1mm，无淋巴结转移，细胞分化好的单侧病变者。如果病变完全位于外阴的一侧，且不伴有弥漫性外阴萎缩可以行局部根治性切除。如伴有严重的外阴萎缩的患者，可行单侧外阴根治性切除术。

3.2.2　手术范围

手术范围视肿瘤部位而定。若肿瘤局限于一侧大小阴唇（外侧病变），切除会阴体大部分，保留阴蒂，不需切除对侧外阴；若病灶局限于外阴后部，切除会阴后部和前庭大腺，不需切除阴蒂、小阴唇及对侧组织；若病灶局限于外阴前部，切除大阴唇前部，包括小阴唇、阴蒂和部分阴阜组织，保留外阴后部。

3.2.3　手术方法及技巧

手术时，首先根据病变部位，画出切口线。图 3-14 虚线表示外阴外侧病变局部根治性切除的切口线；图 3-15 虚线表示外阴后部病变局部根治性切除的切口线；图 3-16 虚线表示外阴前部病变局部根治性切除的切口线；外阴外侧病变或后部病变也可做单侧外阴根治性切除保留阴蒂（图 3-17）。手术至少要切除癌灶外 2cm 正常组织，分离内外侧皮瓣 1 ~ 2cm，深度 2 ~ 3cm。为了外形美观，须做患侧外阴重建。

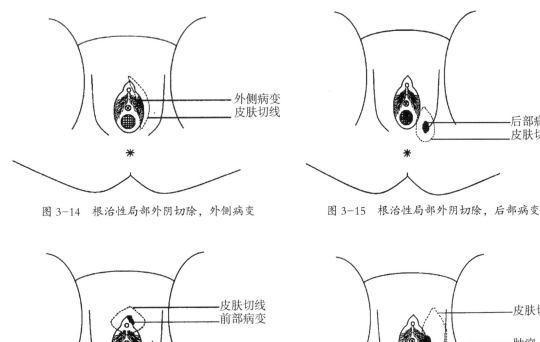

图 3-14　根治性局部外阴切除，外侧病变　　　　图 3-15　根治性局部外阴切除，后部病变

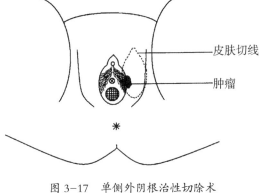

图 3-16　根治性局部外阴切除，前部病变　　　　图 3-17　单侧外阴根治性切除术

（张雅星　陈惠祯　闵晓红）

3.3　外阴广泛切除术和双侧腹股沟淋巴结切除术，或含下腹斜切口腹膜外盆腔淋巴结切除术

3.3.1　适应证

1. 外阴广泛切除术和双侧腹股沟淋巴结切除术

（1）外阴浸润鳞癌及腺癌。

（2）外阴恶性黑色素瘤。

（3）位于阴道下 1/3 的阴道浸润癌及恶性黑色素瘤。

（4）患者：①无严重的器质性病变；②耻骨未受侵犯；③腹股沟淋巴结虽有转移，但未固定；④无远处转移。

2. 下腹斜切口腹膜外盆腔淋巴结切除术

（1）外阴癌患者腹股沟深淋巴结（Cloguet node）阳性者。

（2）阴式广泛子宫切除术采用腹膜外淋巴结切除术的 Ⅱ B 期及 Ⅱ A 期宫颈癌患者。

（3）作为中上段阴道恶性肿瘤根治术的一部分。

3.3.2 手术范围

外阴广泛切除术和双侧腹股沟淋巴结切除术手术范围包括外阴侧方的外阴体、阴蒂上方 3.5cm 处部分阴阜及 2/3 的会阴广泛切除。双侧腹股沟浅层或 / 和深层淋巴结切除。

下腹斜切口腹膜外盆腔淋巴结切除术手术范围包括髂总、髂外、腹股沟深、闭孔及髂内淋巴脂肪组织。

3.3.3 手术方法及技巧

3.3.3.1 双侧腹股沟淋巴结切除术

（1）笔者采用腹股沟弧形切口（图 3-18）或腹股沟直切口（图 3-19），称分离式切口。指外阴切除加分离式切口切除腹股沟淋巴结。与单一切口比较其优点在于能较多的保留会阴体和腹股沟切口间皮肤桥，术后病率低。

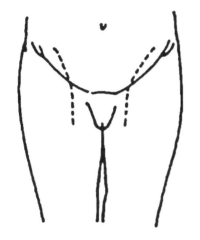

图 3-18 腹股沟淋巴结清除术弧形切口

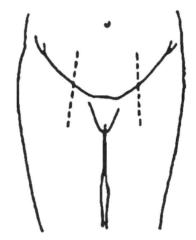

图 3-19 腹股沟淋巴结清除术直切口

（2）切开皮肤及约 3cm 的皮下组织。

（3）潜行分离下腹部切口两侧皮片约 3cm（图 3-20）。

（4）由上而下剥离腹外斜肌腱膜上的淋巴脂肪组织至腹股沟韧带处（图 3-21）。

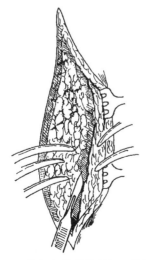

图 3-20 潜行分离下腹部切口两侧皮片

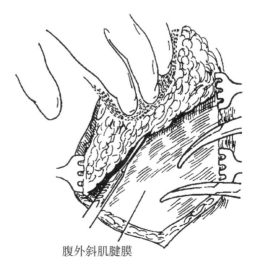

腹外斜肌腱膜

图 3-21 剥离腹外斜肌腱膜上的淋巴脂肪组织

（5）潜行分离大腿切口两侧皮片约 3cm（图 3-22）。

（6）将股外侧皮下组织剥离至股三角外侧，暴露阔筋膜（图 3-23）。

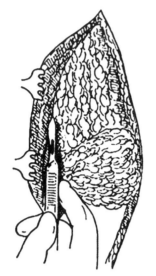

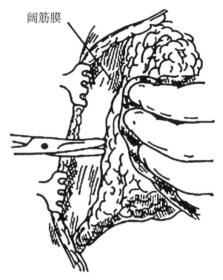

图 3-22　潜行分离大腿切口两侧之皮片

图 3-23　剥离股外侧皮下组织

（7）分离附着于腹股沟韧带上的组织（图 3-24）。注意勿伤及股血管，遇见小血管即钳夹和结扎。

（8）于切口下方，股三角顶端，深筋膜前识别大隐静脉，将其钝性分离（图 3-25），钳夹、切断，用 7 号及 4 号丝线双重结扎。

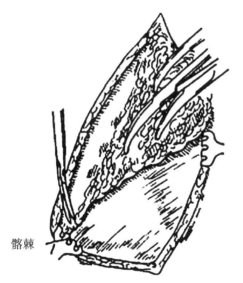

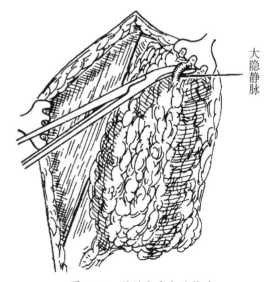

图 3-24　分离附着于腹股沟韧带上的淋巴
脂肪组织

图 3-25　钝性分离大隐静脉

（9）如仅做腹股沟浅淋巴结切除，随即沿腹股沟韧带下方，缝匠肌内侧缘，长收肌外侧缘切除皮下表浅筋膜（Camper 筋膜）至筛筋膜处，取下腹股沟浅层淋巴脂肪组织。

（10）如需同时切除腹股沟深淋巴结，不需独立处理腹股沟浅淋巴结，而跟随第 8 项手术操作后紧靠股动脉外侧切开缝匠肌腱膜（图 3-26），可见缝匠肌纤维。将切口向上、下扩大。随后操作要保证切除股三角内除股动、静脉及股神经内外的所有组织。

（11）将股三角外侧的淋巴脂肪组织向内侧分离，分离至股动脉时切开股鞘（图 3-27）。

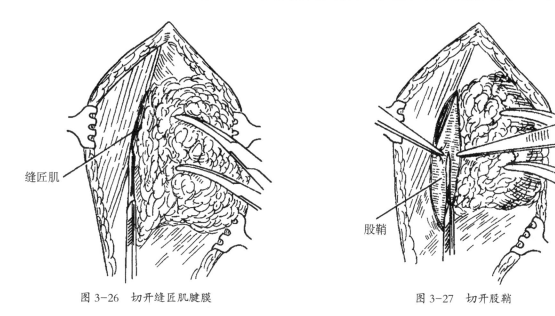

图 3-26 切开缝匠肌腱膜　　　　　　　　　　图 3-27 切开股鞘

（12）提起股鞘边缘，游离股动脉至腹股沟韧带处。分离、钳夹、切断阴部外动脉（图 3-28），用 4 号及 1 号丝线双重结扎。阴部外动脉为股动脉的固定分支，与其相对应的股静脉属支为大隐静脉。

（13）自下而上游离股静脉，在其上段暴露大隐静脉末端，将其稍加分离后，在距股静脉 0.5cm 处钳夹、切断大隐静脉（图 3-29），用 7 号及 4 号丝线双重结扎。结扎线不要离股静脉太近，以免引起狭窄。

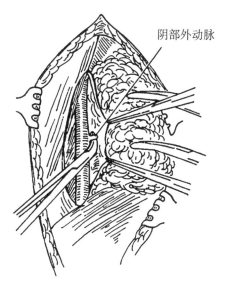

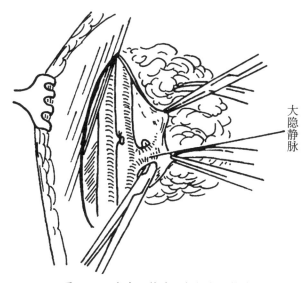

图 3-28 游离股动脉至腹股沟韧带处，断
　　　　 扎阴部外动脉

图 3-29 分离股静脉，断扎大隐静脉

（14）沿股静脉内侧剪断股鞘达腹股沟韧带处（图3-30）。此时，手术标本已从其血管附着面完全游离。

（15）仔细分离位于腹股沟韧带下方，股静脉内侧的淋巴脂肪组织（图3-31）。此处为淋巴管的汇合点，也是腹股沟深淋巴结的主要所在处，其位于股管内的一个淋巴结称为股管淋巴结（Cloguet node），受纳腹股沟浅淋巴结和深部来的淋巴管，其输出管沿髂血管分布，流入髂淋巴结，必须清除干净，同时切除股管淋巴结并送冰冻病理检查，以决定是否做盆腔淋巴结清除术。

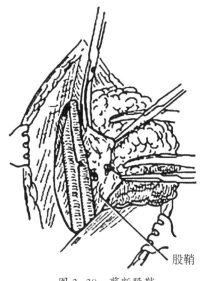

图 3-30　剪断股鞘

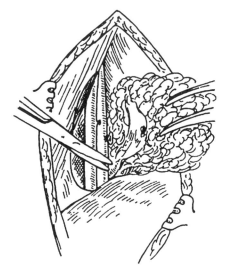

图 3-31　分离腹股沟韧带下方及股静脉
内侧的淋巴脂肪组织

（16）沿耻骨肌筋膜自下而上将其上的淋巴组织整块游离至阴阜外下方（图3-32）。

（17）分离腹股沟外环周围的脂肪组织，暴露圆韧带，并将其游离（图3-33）、钳夹、切断，用4号丝线结扎。

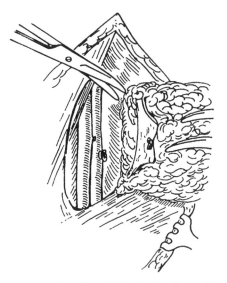

图 3-32　分离耻骨肌筋膜上的淋巴结脂肪组织

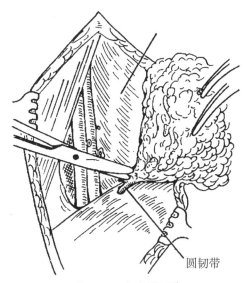

图 3-33　分离圆韧带

（18）继续沿腹外斜肌腱膜及耻骨肌筋膜剥离其上的淋巴脂肪组织至阴阜外侧（图3-34）。此时可将手术标本切除或留待外阴广泛切除时整块切除。

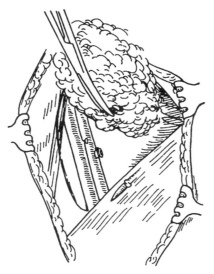

图3-34 继续沿腹外斜肌腱膜及耻骨筋膜分离其上的淋巴结脂肪组织

（19）如不需行盆腔淋巴结清除术，即可缝合圆韧带表面筋膜的缺损（图3-35）。将阔筋膜与耻骨肌筋膜缝合，以覆盖股动脉、静脉。筋膜无法缝合时，将缝匠肌上段游离，在距离髂前上棘2cm处将其切断，断端缝合于腹股沟韧带上（图3-36）。创面置入橡皮引流管，从大腿内侧（创面最低处）引出，做负压引流用。

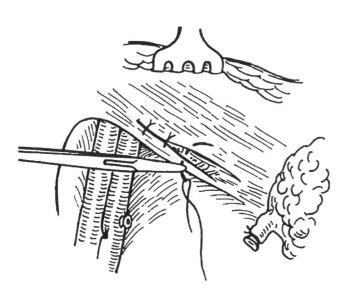

图3-35 缝合圆韧带表面筋膜的缺损 　　图3-36 将缝匠肌断端缝合于腹股沟韧带上

（20）间断缝合皮肤。

同法处理对侧。

（陈　宇　冯绣程　陈惠祯）

3.3.3.2 外阴广泛切除术

（1）笔者采用外阴广泛切除术切口，始于阴蒂上方 3cm，沿大阴唇外侧缘汇合于会阴部中线，如病变位于外阴道前部，同时纵向切开阴阜皮肤 2～3cm，切除部分阴阜组织（图 3-37）。

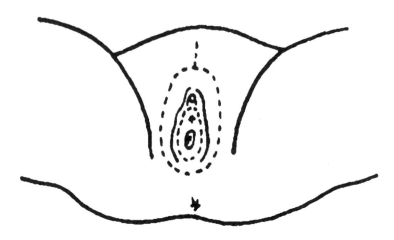

图 3-37　外阴广泛切除术切口

（2）切开皮肤及 3mm 之皮下组织（图 3-38），切缘与肿瘤之距离需达 2cm。

（3）用组织钳拉开阴唇，于尿道口上方切开阴道黏膜，沿阴道侧壁（处女膜痕内侧）延伸切口达会阴部侧方（图 3-39），称内切口。

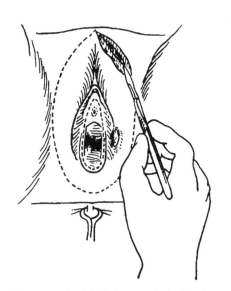

图 3-38　切开皮肤及 3mm 之皮下组织

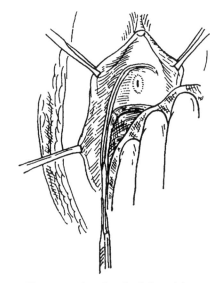

图 3-39　外阴广泛切除术之内切口

（4）潜行分离切口外侧皮片约 3cm。

（5）在皮下贯通阴阜切口与腹股沟切口，将两侧腹股沟已游离之组织块拉至外阴部。沿耻骨筋膜剥离阴阜处皮下组织（图 3-40）。

（6）加深外阴两侧切口，暴露其下的肌肉筋膜（图 3-41）。

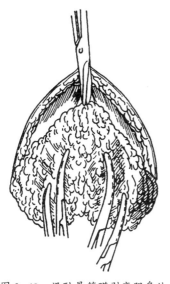

图 3-40 沿耻骨筋膜剥离阴阜处
皮下组织

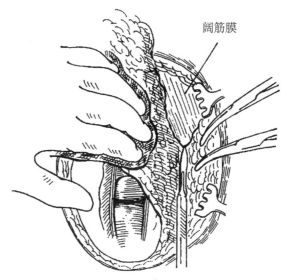

阔筋膜

图 3-41 加深外阴侧方切口

（7）继续剥离阴阜组织，再自上而下沿深筋膜表面剥离至阴蒂悬韧带，予以切断、缝扎（图3-42），使组织块下移。

（8）剥离耻骨弓前方及下方之组织（图3-43），使组织块完全与耻骨联合分离。此处需小心操作，以免损伤血管丛。

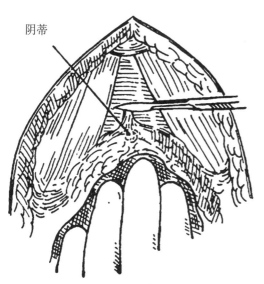

阴蒂

图 3-42 切除阴蒂悬韧带

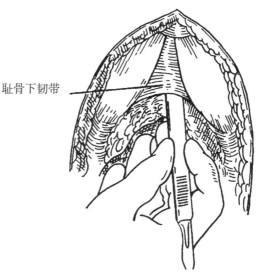

耻骨下韧带

图 3-43 剥离耻骨弓前方及下方之组织

（9）将组织块拉向中央，于会阴体中点稍下方暴露阴部内血管，并将其分离、钳夹、切断，用4号丝线双重结扎（图3-44）。同法处理对侧。

（10）继续沿深筋膜向中线分离外阴侧方组织至阴道侧壁，游离阴道壁约2cm。此时，外阴侧方和阴道上方组织已完全分开。

（11）于会阴系带及肛门之间的中线向上潜行分离会阴上方皮片及阴道后壁2cm（图3-45，侧方接近肛提肌）。

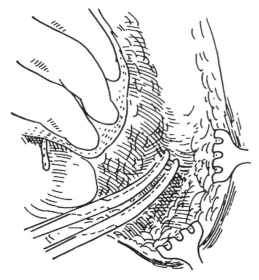

图 3-44　分离、钳夹、切断阴部内血管

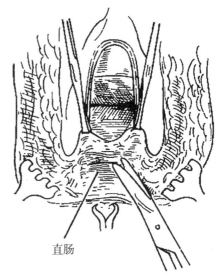

直肠

图 3-45　分离阴道后壁

（12）用组织钳夹住外阴切缘之皮肤并向外侧拉紧。用示指由外侧切口贯穿至内切口（图 3-46）。

（13）用组织钳向上提起尿道口上方的内切口边缘，用刀柄分离尿道上方组织（图 3-47），贯通内外切口（图 3-48），这时可用示指加以证实之。如癌瘤累及尿道，需同时切除部分尿道。

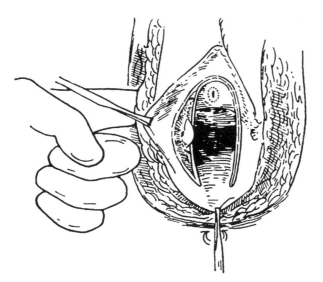

图 3-46　用示指贯穿内外切口

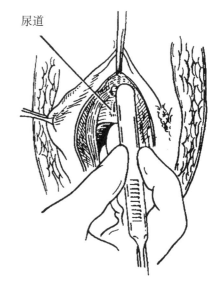

尿道

图 3-47　分离尿道上方的组织

（14）于外阴上部暴露坐骨海绵体肌，并将其分离、钳夹、切断，用 4 号丝线缝扎（图 3-49）。同法处理对侧。

（15）沿阴道侧壁自上而下切除手术标本（图 3-50）。

（16）用组织钳夹住阴道后壁两侧角，并向下方拉紧，进一步分离阴道后壁，暴露肛提肌（图 3-51）。

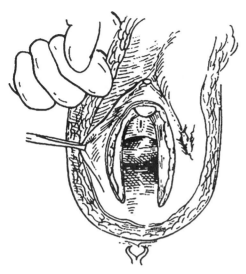

图 3-48　从尿道上方贯通内外切口

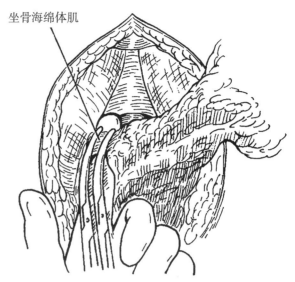

坐骨海绵体肌

图 3-49　钳夹、切断坐骨海绵体肌

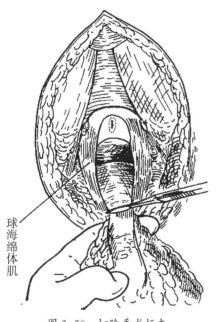

球海绵体肌

图 3-50　切除手术标本

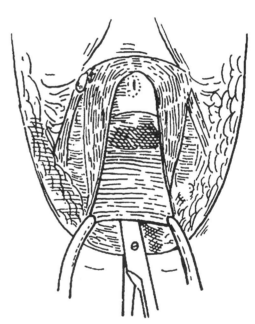

图 3-51　进一步分离阴道后壁，暴露肛提肌

（17）压低直肠，用 7 号丝线褥式间断缝合肛提肌（图 3-52）。

（18）外阴两侧创面置入橡皮引流管（或橡皮片），经会阴外侧皮肤引出，用 1 号丝线间断缝合切口上段之皮肤。同法缝合阴道口处的皮肤与黏膜（图 3-53）。术毕，膀胱插入导尿管。

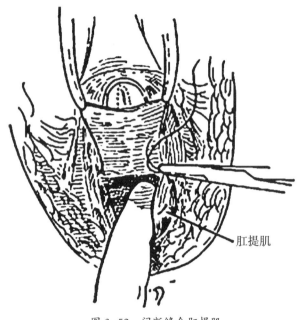

图 3-52　间断缝合肛提肌

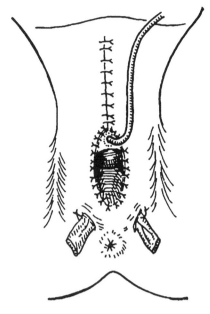

图 3-53　创面两侧置入橡皮引流管
缝合切口皮肤及黏膜

（陈惠祯　王　华　马　玲）

3.3.3.3 下腹斜切口腹膜外盆腔淋巴结切除术

（1）切开皮肤及皮下组织。从腹股沟管外环起，切开腹外斜肌腱膜至髂前上棘内侧（图 3-54）。

（2）分离腹外斜肌腱膜，暴露腹内斜肌。于腹股沟韧带上 2.5cm 处，与该韧带平行方向切开腹内斜肌及腹横肌（图 3-55）。

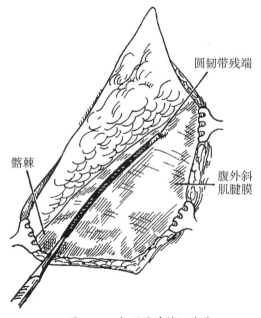

图 3-54　切开腹外斜肌腱膜

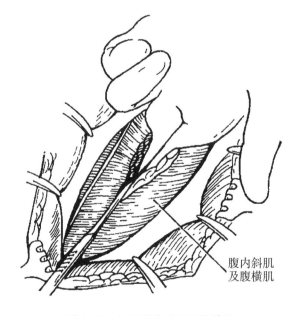

图 3-55　切开腹内斜肌及腹横肌

（3）分离腹横筋膜及腹膜，于圆韧带残端处游离腹壁下动脉（图3-56），并将其钳夹、切断，用4号丝线双重结扎。同法处理腹壁下静脉。

（4）用手指向内、向上扒开腹横筋膜及腹膜（图3-57），这样可避免出血。

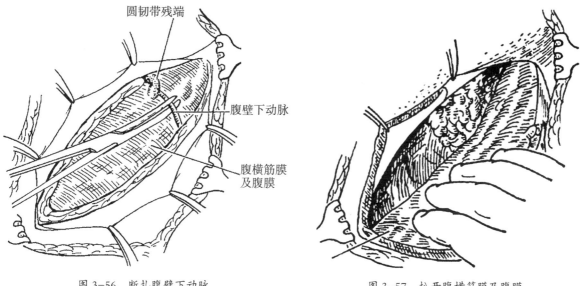

图3-56　断扎腹壁下动脉　　　　　　　　　　　图3-57　扒开腹横筋膜及腹膜

（5）用拉钩拉开膀胱及腹膜，暴露手术野。从髂总血管中段开始，自上而下，从外往内清除髂总血管及髂外动脉上的淋巴脂肪组织，达腹股沟处（图3-58）。

（6）清除髂外静脉上方及内侧方的淋巴脂肪组织（图3-59）。

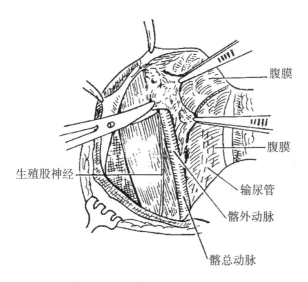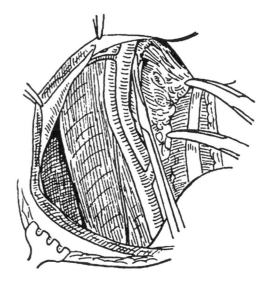

图3-58　清除髂总血管及髂外动脉上的淋巴脂肪组织　　　图3-59　清除髂外静脉上方及内侧方的淋巴脂肪组织

（7）从髂内外动脉分叉处起，清除髂内动脉上的淋巴脂肪组织（图3-60）。此时可将已游离之淋巴脂肪组织切除。

（8）沿闭孔神经由外向内清除闭孔区之淋巴脂肪组织（图3-61）。在具体操作中亦可先清除闭孔区的淋巴脂肪组织，再清除髂内血管周围之淋巴脂肪组织，整块切取手术标本。

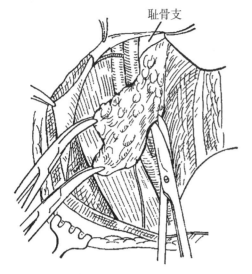

图 3-60　清除髂内动脉上的淋巴脂肪组织

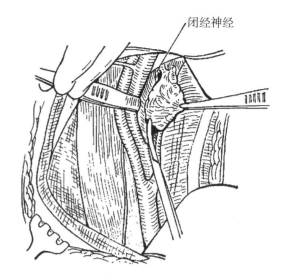

图 3-61　清除闭孔区的淋巴脂肪组织

（9）松开所有器械，还原腹膜。用 7 号丝线间断缝合腹内斜肌及腹横肌（图 3-62）。缝合腹外斜肌腱膜。

（10）图 3-63 显示腹外斜肌腱膜缝合后及腹股沟淋巴结清除后（同时切除腹股沟淋巴结者）的情况。创面内放置橡皮引流管做负压引流。有学者不主张放引流管，而用绷带人字形加压包扎，但包扎时要保持压力一致，以减少积液。

（11）间断缝合皮下组织及皮肤。

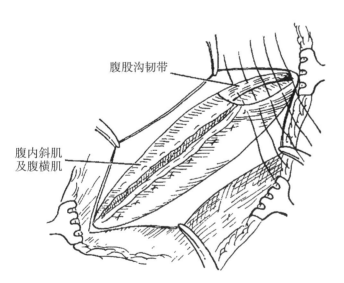

图 3-62　缝合腹内斜肌及腹横肌

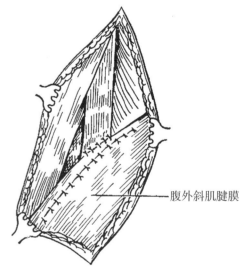

图 3-63　缝合腹外斜肌腱膜后

（冯　忻　陈惠祯　闵晓红）

3.4 扩大外阴根治术

3.4.1 适应证

（1）阴阜、阴蒂包皮受累者。

（2）膀胱已受累者。

（3）会阴部癌瘤侵犯肛门黏膜或阴道后壁达 1/2 者。

3.4.2 手术范围

（1）外阴广泛切除及阴道部分切除。

（2）外阴广泛切除及全尿道切除。

（3）外阴广泛切除及全尿道及部分膀胱切除。

（4）外阴广泛切除及前盆腔脏器切除。

（5）外阴广泛切除及后盆腔脏器切除。

3.4.3 手术方法与技巧

3.4.3.1 术式之一：尿道部分切除术

外阴癌灶位于前庭区域，如浸润尿道外口，应做部分尿道切除，手术易行，病灶整块切除以达到根治目的。反之，欲保留尿道，切缘势必贴近病灶，往往导致术后局部复发。具体手术步骤如下。

（1）分离尿道（图 3-64）。外阴广泛切除标本从耻骨联合、耻骨弓向下脱开，处理阴蒂脚，尿道脱开耻骨弓的解剖位置，即尿道已被游离 2cm，用小 kelly 钳做钝性分离尿道，该处血管丰富，分离时易渗血，因此须用电刀缓慢切开、止血，使尿道暴露清晰。

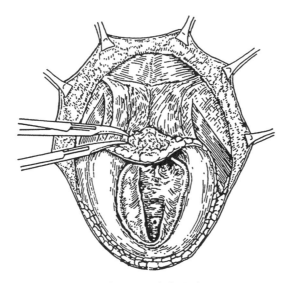

图 3-64 分离尿道

（2）测定尿道长度（图 3-65）。为准确测定尿道的圈长度，用气囊导尿管插入膀胱，然后测定膀胱内口至尿道外口的尿道长度，以掌握被切除尿道的所需长度，避免切除尿道过长，致术后排尿失控。

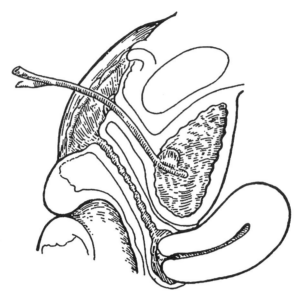

图 3-65　测定尿道长度

（3）暴露尿道（图 3-66）。在耻骨弓下缘分离尿道，术者必须耐心做钝性分离，尿道周围组织比较致密，血供丰富、极易引起渗血，影响手术进行。

（4）部分尿道切除（图 3-67）。用金属导尿管插入尿道，放出尿液，金属导尿管保留尿道内，术者左手示指插入阴道，并向前顶住金属导尿管和尿道外口水平，以估计尿道外口至被切尿道长度。

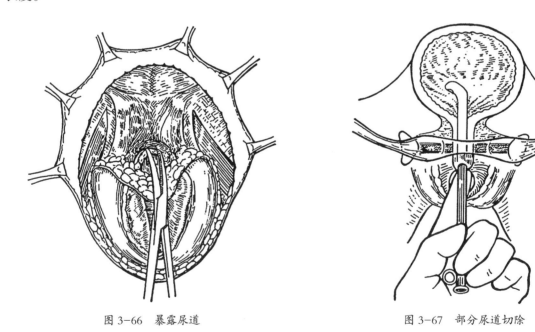

图 3-66　暴露尿道　　　　　　　　　　图 3-67　部分尿道切除

（5）切断尿道（图 3-68）。术者用右手示、拇指扣及金属导尿管，并与左手示指所指示的尿道外口水平，相应测定被切除尿道长度。反复揣测被切尿道长度无误后，用刀垂直切断所需被切尿道长度。

（6）全断尿道（图3-69）。切断尿道1/3时即暴露金属导尿管，随即拔除金属导尿管，并继续切断全尿道。尿道残端出血较多，但切忌电刀止血，因高温电刀止血尿道残端，可立即引起尿道海绵体肌的严重水肿，继后坏死，造成残留尿道过短，影响排尿功能。

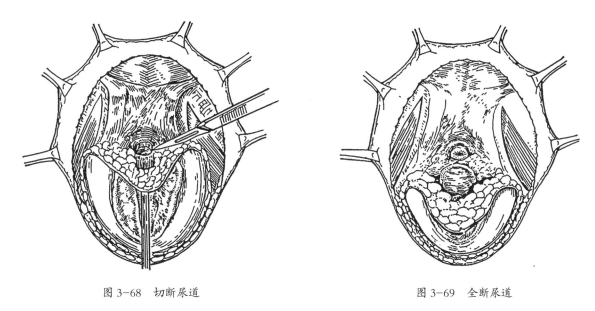

图 3-68　切断尿道　　　　　　　　　　　　　　　　图 3-69　全断尿道

（7）缝合尿道残端（图3-70）。尿道残端用4-0号羊肠线全层间断缝合4～6针，其目的一为止血，二为暴露固定尿道残端黏膜和肌层，不使尿道黏膜内缩，预防黏膜坏死，残端缩短。

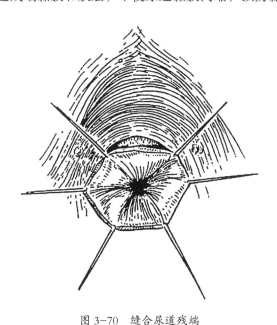

图 3-70　缝合尿道残端

（8）缝合尿道（图3-71）。尿道残端固定后，残端下缘与阴道前壁用2-0号羊肠线间断缝合，残端上缘与皮肤直接用2-0号羊肠线缝合。一般位于前庭部的肿瘤，均因外阴切除范围过广，尿道残端与外阴皮肤切缘难以缝合，尿道残端的上缘往往暴露在耻骨下缘。

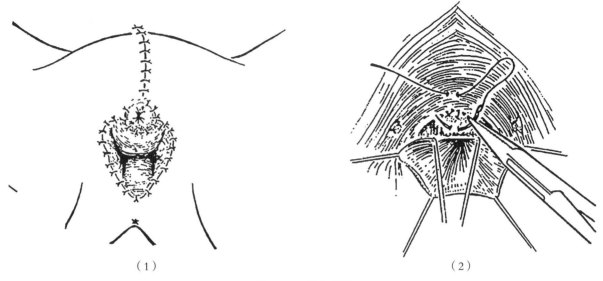

（1）　　　　　　　　　　　　　　　　　（2）

图 3-71　缝合尿道

（9）固定导尿管（图 3-72）。保留导尿管必须在尿道两侧各固定一针，使导尿管位于正中。切忌只固定一侧，因术后导尿管较长时期偏向一侧，压迫一侧尿道残端，导致局部坏死缩短，影响排尿功能。

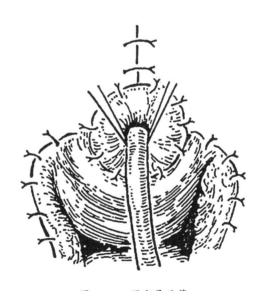

图 3-72　固定导尿管

3.4.3.2 术式之二：全尿道切除、膀胱肌瓣尿道成形术

晚期外阴癌已侵犯尿道 3cm 以内，须做全尿道切除。此术必须切开膀胱，探查膀胱三角区有否受癌浸润，探查结果如证实癌灶尚局限于尿道者做全尿道切除，并保留膀胱内括约肌。

1. 采取膀胱肌瓣和探查膀胱三角区（图 3-73）

（1）采取膀胱肌瓣。充盈膀胱的方法和容量同腹壁代尿道术。术时取膀胱前壁肌瓣 7cm×4cm，膀胱底部 4cm 肌瓣必须近膀胱颈部，不宜太狭，以防人工尿道口缺血坏死。肌瓣顶部和中部用 2-0 号肠线全层缝合，做好牵引、止血和防止膀胱内膜内缩。

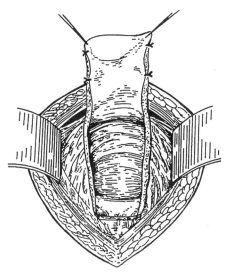

图 3-73　采取膀胱肌瓣和探查膀胱三角区

（2）探查膀胱三角区。助手用 2 把狭形 S 拉钩，深入膀胱底部，探查膀胱三角区有否受癌浸润，并窥视两侧输尿管开口处，看到清晰喷尿情况，确定膀胱三角区和尿道内口均无癌浸润后，继续进行手术。

2. 缝合游离膀胱肌瓣（图 3-74）

膀胱肌瓣游离后，在膀胱颈部上缘横行切开膀胱壁全层约 4cm 直径，呈半锥形向上切开膀胱壁全层肌瓣 7cm×4cm。7cm 肌瓣基底适在膀胱顶部，游离肌瓣向上翻起，随即用 2-0 号肠线间断缝合游离肌瓣，使成管状，用丝线做褥式间断加固缝合。

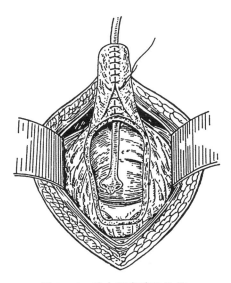

图 3-74　缝合游离膀胱肌瓣

3. 安置蕈状导尿管（图 3-75）

游离肌瓣已缝合成管道后，用 F18 号蕈状导管一根，通过已缝合的人工的尿道安置于膀胱内，同时在人工尿道左侧的膀胱顶部，开一小口，安置另一根 F18 蕈状导尿管，作为膀胱引流。

4. 人工尿道传出尿道残端（3-76）

膀胱造瘘口用肠线和细丝线缝合后，把游离的膀胱肌瓣已缝合或人工尿道，并连同人工尿道内的蕈状导尿管一起，由膀胱内口向下传出于原尿道的残端。

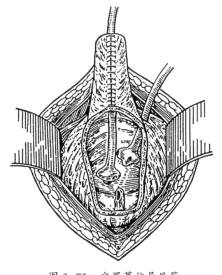

图 3-75　安置蕈状导尿管

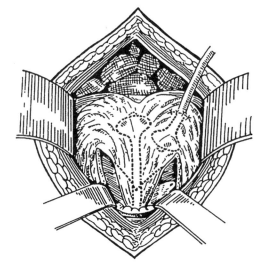

图 3-76　人工尿道传出尿道残端

5. 缝合人工尿道与膀胱断端（图 3-77）

人工尿道自穿出尿道残端后，其张力较大，须由助手用手指加压人工尿道的基底部，使人工尿道的基底固定于原膀胱颈上部。术者用 2-0 号肠线间断全层缝合人工尿道两侧角的膀胱断端，使人工尿道内口位于膀胱颈部并近于原尿道内口的水平，使人工尿道固定于膀胱颈部，并用 4 号丝线将肌层加固间断缝合。然后用 4 号丝线间断缝合人工尿道和膀胱颈上部的膀胱断端。

6. 缝合腹部创面（图 3-78）

腹部创面常规分层缝合。膀胱前窝置烟卷引流一条，膀胱造瘘 F18 号导尿管一根，分别置于两侧下腹部。

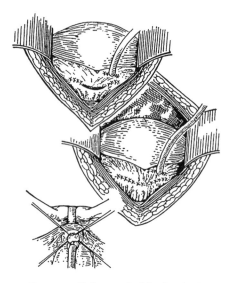

图 3-77　缝合人工尿道与膀胱断端

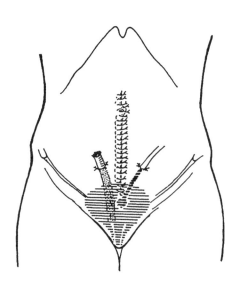

图 3-78　缝合腹部创面

7. 切除整块外阴和全尿道，人工尿道再生（图 3-79）

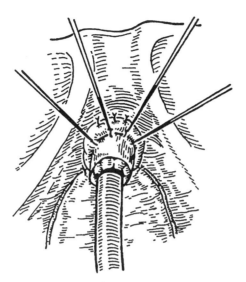

图 3-79　切除整块外阴和全尿道，人工尿道再生

（1）全尿道和外阴广泛切除。外阴广泛切除范围和手术步骤同外阴广泛切除术，在切断两侧阴蒂脚后，整块外阴自耻骨弓下缘脱开，分离尿道，测定尿道长度后，在膀胱颈下缘切断阴道，移除整块外阴、全尿道和肿瘤组织。

（2）人工尿道再植。术者把人工尿道连同导尿管从膀胱内口传出尿道残端，并稍使劲牵拉，使人工尿道基部紧贴膀胱内口，并使其充分伸展长度，然后用 2-0 号羊肠线间断缝合人工尿道和尿道残端的间隙，缝合尿道残端全层和人工尿道壁浆肌层。

8. 固定人工尿道的位置（图 3-80）

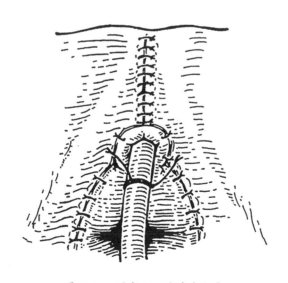

图 3-80　固定人工尿道的位置

人工尿道因外阴广泛切除术后皮肤缝合的可能性极小，一般人工尿道前壁浆肌层与耻骨弓筋膜下缘用丝线间断缝合固定 2 针，位置必须正中，以免术后排尿偏向。新尿道外口须外翻

1～1.5cm，全层用2-0号肠线缝合于皮肤和阴道前壁，并用缝线在人工尿道两侧固定导尿管。

3.4.3.3 术式之三：全尿道切除腹壁代尿道术

晚期外阴癌已侵犯尿道达3cm以上，经术时探查膀胱三角区，两侧输尿管开口处清晰，喷尿正常，尚未受癌浸润，但无法保留膀胱内括约肌者，做全尿道包括膀胱内括约肌或部分膀胱切除术。全尿道切除病例，须探查腹主动脉旁淋巴结和切开膀胱三角区有否侵犯，均须做全盆腔淋巴切除术。

（1）充盈膀胱（图3-81）。由导尿管内滴入生理盐水200～250ml，使膀胱充盈如球形。膀胱在此容量时，切除膀胱肌瓣，制成人工尿道。用已消毒的尺在膀胱前壁处测量5cm×4cm大小的肌瓣范围，在以上范围的四角，用细丝线做膀胱浆肌层各缝一针，作为切取标记。

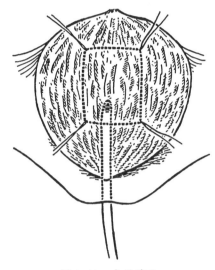

图3-81　充盈膀胱

（2）探查膀胱三角区（图3-82）。切开膀胱之前，见到膀胱壁比较明显的血管，先用细丝线间断缝合、切断，减少术时出血过多。然后在膀胱壁一侧做垂直切开膀胱壁全层，随即吸尽膀胱内所灌液体。助手用2把狭形S拉钩深入膀胱底部，探查膀胱三角区。

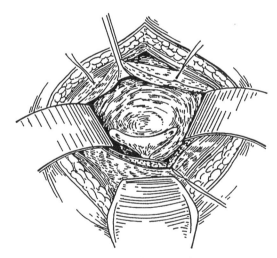

图3-82　探查膀胱三角区

（3）采取膀胱肌瓣（图3-83）。证实膀胱三角区无癌侵犯后，横行切开膀胱肌瓣下段和对侧肌瓣，使膀胱前壁肌瓣5cm×4cm完全游离，肌瓣基底部在膀胱顶部，用4-0号羊肠线间断全层缝合膀胱切缘，以达止血和防止内膜内缩。

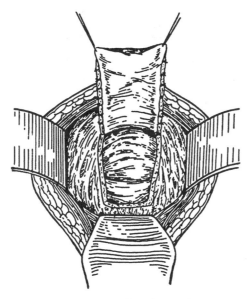

图3-83　采取膀胱肌瓣

（4）缝合膀胱切缘（图3-84）。膀胱切缘用2-0号羊肠线做全层间断缝合，切缘下段做半荷包缝合，如做全尿道和膀胱部分切除术者，膀胱切缘下段近三角区缝合时，注意三角区输尿管开口，避免太近引起输尿管开口处狭窄。

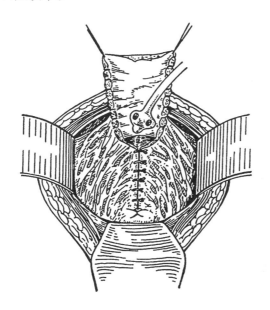

图3-84　缝合膀胱切缘

（5）缝合人工尿道（图3-85）。膀胱前壁缝合后，膀胱内放置F18号蕈状导尿管，其上端以膀胱瓣包裹成管状，继续用2-0号羊肠线向上间断缝合膀胱肌瓣，形成人工尿道。

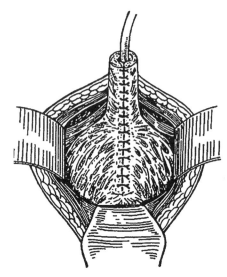

图 3-85　缝合人工尿道

（6）加固缝合（图 3-86）。用 4 号丝线褥式间断缝合膀胱前壁和人工尿道，缝合深度以膀胱浆肌层为限，膀胱下段仍用半荷包缝合，使底部下侧角埋入，防止术后尿漏。人工尿道褥式缝合不宜过紧、张力过大，以防管壁缺血坏死。

（7）腹壁人工代尿道（图 3-87）。取右下腹壁小块皮肤，十字剪开腹外斜肌筋膜，管状膀胱肌瓣形成的人工尿道和蕈状导尿管由该处穿出，人工尿道浆肌层与腹膜和腹外斜肌筋膜用 4 号丝线各间断缝合共 4 针，以便固定。

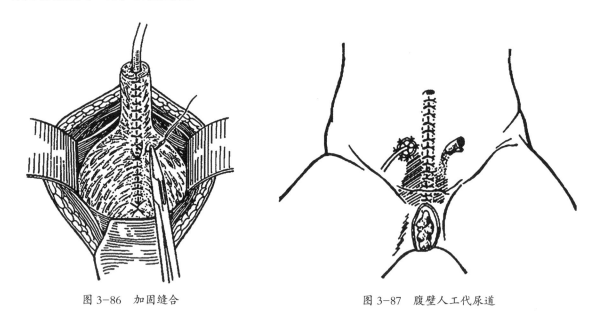

图 3-86　加固缝合　　　　　　　　　　　图 3-87　腹壁人工代尿道

（8）人工尿道外翻与腹壁缝合（图 3-88）。人工尿道开口处全层与腹壁皮肤用 4 号丝线间断缝合，缝合方法如图 3-87 所示，使人工尿道口外翻似乳头状，防止术后狭窄内缩。缝合后，人工尿道周围裹以碘仿纱条，再予结扎，固定于伤口周围，使紧贴人工尿道创口，用以消炎，保护创面。人工尿道周围覆盖凡士林纱布，最后缝合线固定导尿管，以两侧缝线固定为好，避免导尿管倒向一侧，压迫人工尿道导致局部坏死，影响排尿功能。

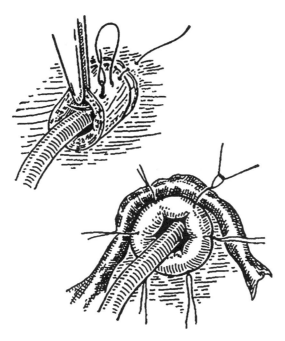

图 3-88　人工尿道外翻与腹壁缝合

3.4.3.4　术式之四：后盆脏器切除联合外阴根治术

外阴癌侵犯肛管或直肠或阴道直肠隔等脏器者，为达到手术根治目的，必须同时施行后盆脏器切除联合外阴根治术。手术患者体位应平仰卧位，臀部填高和下移至手术台沿缘，类似直肠癌根治手术。患者两下肢平躺分别外展 45°，以利两侧腹股沟淋巴结切除术的施行。后盆脏器切除一般分两期进行，Ⅰ期为乙状结肠造瘘术；Ⅱ期为会阴直肠联合外阴根治术。一般在Ⅰ期手术后 1 周，乙状结肠造瘘口的远端每日做清洁灌肠 1 次，共 1 周；Ⅱ期手术前 2 天，做肠道准备，由乙状结肠造瘘口的远端灌入卡那霉素 2g，每日 2 次。Ⅰ期手术的同时做剖腹探查，以排除盆腔、腹腔脏器和腹主动脉旁淋巴结转移，同时做盆腔淋巴结切除术。该术式亦可Ⅰ期完成。

手术步骤见本书"6.2 阔韧带囊肿切除术"。

3.4.3.5　术式之五：前盆腔脏器切除回肠代膀胱术

晚期外阴癌侵犯全尿道，膀胱三角区亦受癌肿侵犯，已无法保存膀胱功能者；探查盆腔、腹腔各主要脏器和腹主动脉旁淋巴结均无远处转移，全膀胱切除术尚能达到手术根治目的者。

上述病例，除同时施行盆腔淋巴清除外，绝大多数病例须做全子宫及阴道前、侧壁全切除术。因膀胱三角区受癌肿浸润者，宫颈及前穹隆均接近癌灶，如欲保留全子宫则很可能切缘已近或切入癌灶，导致手术失败。

近年来由于乙状结肠代膀胱合并症较多，如重吸收致氮质血症、上行性感染和肠粘液分泌过多堵塞输尿管开口等并发症，故已被废弃，而采用回肠代膀胱术。

手术步骤见本书"6.1 卵巢楔形切除术"。

（张志毅　马　玲　李姿英）

3.5 全阴道切除术、阴道局部切除术和阴道部分切除术

手术可获得切除的组织送病检，以排除可能存在的浸润癌，进一步明确诊断。手术既要考虑病灶切除的彻底性，又要重视阴道结构及功能的恢复，特别对于年轻妇女更应谨慎。手术方式有局部切除、部分阴道切除及全阴道切除。

3.5.1 全阴道切除术

3.5.1.1 适应证

Ⅱ级、Ⅲ级阴道上皮内瘤广泛累及阴道。

3.5.1.2 手术范围

外阴口至全程阴道。

3.5.1.3 手术方法与技巧

（1）切口。为减少术时局部出血，阴道四壁四周组织注射 0.5% ～ 1% 利多卡因加 1∶250 肾上腺素。沿阴道外口黏膜做一圆形切口。边缘用 4 把鼠齿钳向外夹起（图 3-89）。

（2）分离阴道后壁（图 3-90）。用鼠齿钳提起后壁，锐性分离阴道后壁的结缔组织及纤维组织，进入阴道直肠间隙至后穹隆。注意要避免损伤直肠。

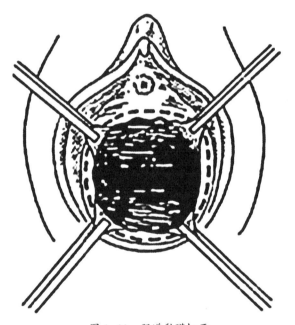

图 3-89 阴道黏膜切开

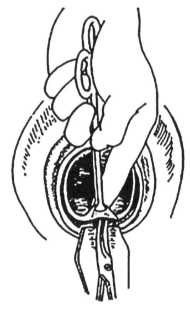

图 3-90 分离阴道后壁

（3）分离阴道前壁（图 3-91）。锐性分离阴道前壁，剪断结缔组织及肌纤维，进入膀胱阴道间隙，切断宫颈膀胱韧带，缝扎。注意要避免损伤输尿管及膀胱。

（4）关闭阴道袖套。用纱布填塞阴道，7 号丝线间断缝合，使其形成阴道袖套（图 3-92）。

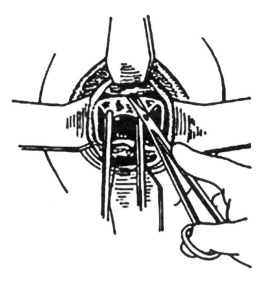

图 3-91　分离阴道前壁

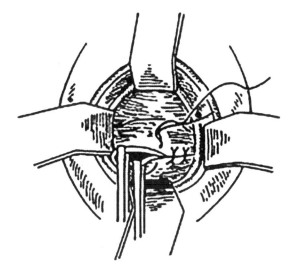

图 3-92　间断缝合阴道袖套

（5）阴道下段左右侧是尿生殖膈后部，组织较薄，须切断并缝扎（图 3-93）。

（6）阴道中部左右外侧有耻骨直肠肌附着在阴道筋膜的肌纤维，切断、缝扎之（图 3-94）。

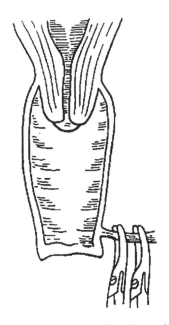

图 3-93　切断缝扎尿生殖膈后部

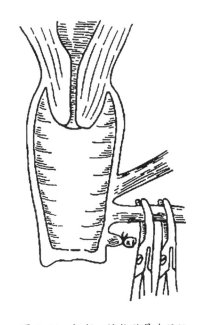

图 3-94　切断、缝扎耻骨直肠肌

（7）阴道上 1/3 侧有主韧带，给予钳夹、切断、缝扎（图 3-95）。

（8）于主韧带内侧断扎宫骶韧带（图 3-96）。

（9）同法处理对侧。

（10）根据具体病情，切除相应阴道壁（图 3-97）。必要时切除宫颈阴道部。

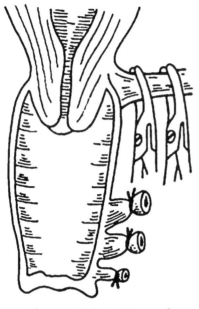

图 3-95　切断、缝扎主韧带

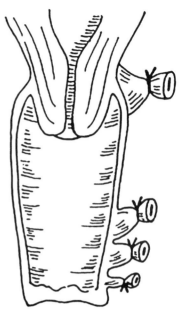

图 3-96　切断、缝扎宫骶韧带

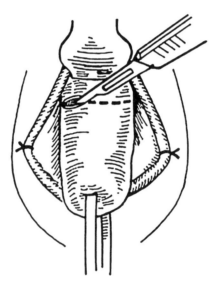

图 3-97　切除相应阴道壁

3.5.2　阴道局部切除术

局部切除适合于阴道单个、局限的病灶，疗效好，并发症少。其方法是沿病灶四周局部麻醉，用鼠齿钳夹住离病灶外 2cm 的阴道黏膜。沿病灶边缘外约 0.5cm 处切除阴道黏膜，用 3-0 号合成线缝合 1～2 针。用凡士林纱布填塞止血。

3.5.3　部分阴道切除

适用于多个病灶的患者。根据病变部位的不同，分上段阴道或下段阴道切除，其手术操作及注意事项同全阴道切除。如切除部分只占阴道的 1/3，可行阴道端端吻合，如切除部分占阴道的 1/2 以上，须行阴道植皮。

（戴梦源　陈惠祯　张雅星）

3.6 广泛性阴道切除术

3.6.1 适应证

此类手术常与阴式子宫广泛切除术或阴式子宫切除术一起进行。

（1）ⅠA期阴道癌病灶于阴道中上 1/3。

（2）选择性应用于ⅠB、ⅠC期阴道癌，Ⅱ期阴道癌。

（3）早期宫颈癌。

（4）阴道中上 1/3 浸润癌放疗未控或复发者。

（5）阴道恶性黑色素瘤。

3.6.2 手术范围

向上达阴道穹隆部，向下向外至阴道口外缘，深度达肛提肌最上部分和坐骨直肠窝脂肪结缔组织。

3.6.3 手术方法与技巧

（1）Schuchardt 切口左手示指压向阴道后壁下 1/3，将直肠推向会阴中部，左手拇指抵住患者左坐骨结节（图 3-98），助手用右示指将阴道左侧壁推向耻骨联合，使阴道左侧壁向前拉紧（图 3-99）。在阴道口内 2cm 处做一切口切开阴道侧壁，即为 Schuchardt 切口（图 3-100）。

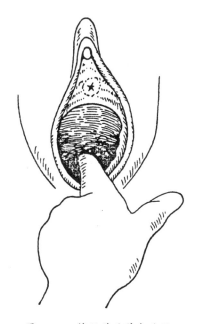

图 3-98　将阴道后壁向后压

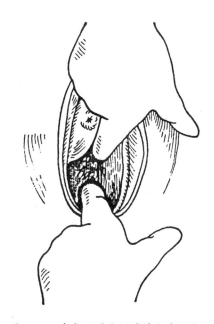

图 3-99　勾起阴道左侧壁并向前拉紧之

（2）向后向外延长至阴道口外缘，再向下呈弧形延伸至肛门口外侧 2cm 处。会阴部各层组织被切开（图 3-101），暴露肛提肌最上部分和坐骨直肠窝脂肪组织。

（3）分离阴道后壁，根据病情切除不同平面阴道壁，并形成阴道袖套（图 3-102）。

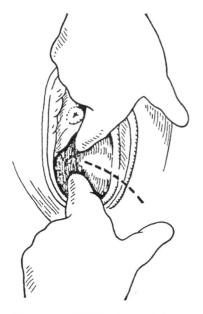
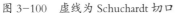

图 3-100　虚线为 Schuchardt 切口

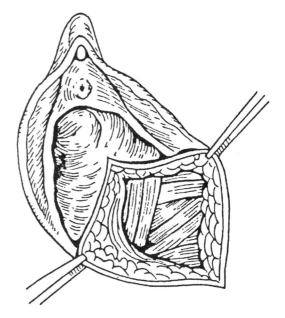

图 3-101　会阴部各层组织被切开

（4）估计好需切除阴道壁的长度后，用鼠齿钳钳夹阴道壁四周，左下鼠齿钳应钳夹与 Schuchardt 切口相连之黏膜（图 3-103）。

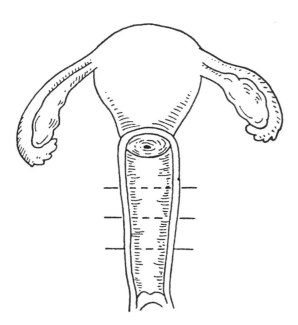

图 3-102　形成阴道袖套之平面

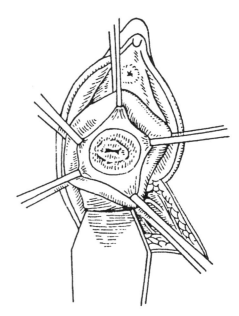

图 3-103　钳夹待切除阴道壁

（5）分离阴道前壁。将阴道拉钩向上拉，阴道前壁上鼠齿钳向下拉，使阴道前壁张力增高，沿虚线部位切开阴道前壁及其筋膜层（图 3-104）。

（6）用钝性或锐性方法交替分离膀胱宫颈筋膜至子宫膀胱腹膜反折处（图 3-105）。

（7）暴露右侧穹隆，切开并推离该处阴道壁及其筋膜，同法处理对侧（图 3-106）。

（8）游离宫颈端阴道后壁并钳夹之（图 3-107）。暴露子宫直肠反折腹膜。

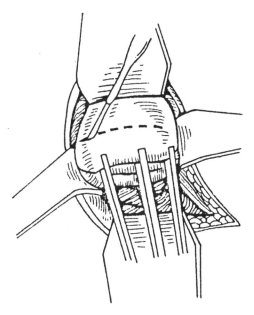

图 3-104 切开阴道前壁及其筋膜层

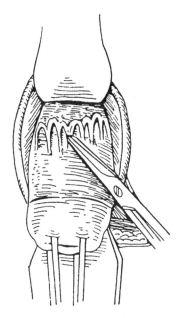

图 3-105 分离膀胱宫颈筋膜

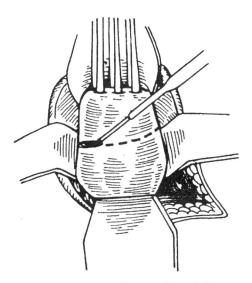

图 3-106 切开左、右两侧阴道壁

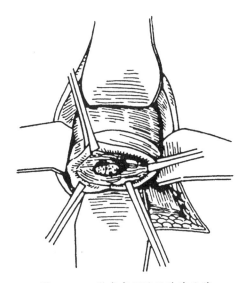

图 3-107 游离宫颈端阴道前后壁

（9）根据病情继续行子宫切除术或广泛性子宫切除术，方法见"阴式子宫切除术"和"术式之四阴式广泛子宫切除及盆腔淋巴结切除术"。

（10）暴露阴道切口右侧角，用肠线连续缝合阴道前壁、前后腹膜层及阴道后壁（图3-108），置放皮片引流。

（11）暴露阴道后壁，从 Schuchardt 切口顶端开始，间断缝合肛提肌（图3-109）。

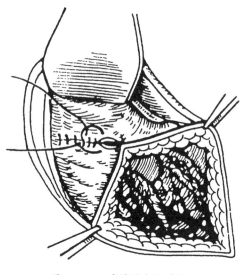

图 3-108　连续缝合阴道切口

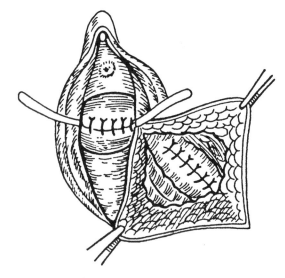

图 3-109　间断缝合肛提肌

（12）间断缝合会阴部各层（图 3-110），并缝合外阴皮肤。

（13）术毕。纱布条塞阴道压迫并留置导尿管（图 3-111）。

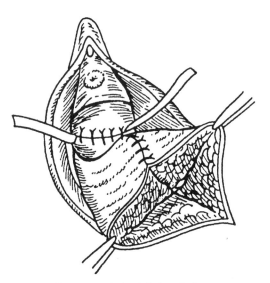

图 3-110　间断缝合会阴部各层

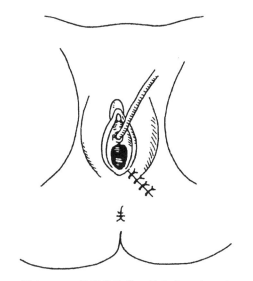

图 3-111　留置导尿管，纱布条压迫阴道

（袁　程　陈惠祯　许　艳）

参考文献

[1] 李小平，刘龙阳，陈惠祯 . 外阴鳞状上皮内瘤变 [M] // 陈惠祯，蔡红兵，张蔚 . 陈惠祯妇科肿瘤手术学 .3 版 . 北京：科学出版社，2014：67-76.

[2] 周友珍，欧阳艳琼，陈惠祯 . 外阴浅表性浸润癌 [M]// 陈惠祯，蔡红兵，毛永荣，等 . 陈惠祯妇科肿瘤手术学 . 2 版 . 北京：科学出版社，2014：127-129.

[3] 陈惠祯，蔡红兵，王浩 . 常见妇科恶性肿瘤手术方法与技巧 [M]// 陈惠祯，蔡红兵，毛永荣，等 . 陈惠祯妇科肿瘤学 . 2 版 . 武汉：湖北科学技术出版社，2011：1028-1044.

[4] 张志毅. 扩大外阴广泛切除术 [M] // 陈惠祯，李诚信，吴绪峰. 妇科肿瘤手术图谱. 武汉：湖北科学技术出版社，2000：45-53.

[5] 王浩，王凌，刘植华. 外阴部及阴道部肿瘤手术 [M] // 陈惠祯，李诚信，吴绪峰. 妇科肿瘤手术图谱. 武汉：湖北科学技术出版社，2000：33-58.

[6] 蔡红兵，陈惠祯，欧阳艳琼. 外阴鳞状细胞癌手术治疗 [M] // 陈惠祯，蔡红兵，毛永荣，等. 陈惠祯妇科肿瘤学. 2 版. 武汉：湖北科学技术出版社，2011：410-416.

[7] ANSINK A，VANDER VELDEN J. Surgical interventions for early squamous cell carcinoma of the vulva [J]. Cochrane Database Syst Rev，2000（2）：CD002036.

[8] BELL JG，LEA JS，REID GC. Complete groin lymphadenectomy with preservation of the fascialata in the treatment of vulvar carcinoma [J]. Gynecol Oncol，2000，77（2）：314-318.

[9] Collins JH，et al. Operative management of early invasive epidermoid squamous cell carcinoma of the vulva [J]. Am J Obstet Gynecol，1975，123：349.

[10] DISAIA PJ. Management of superficially invasive vulvar carcinoma [J]. Clin Obstet Gynecol，1985，28：196.

[11] KNEALE BL. Microinvasive cancer of the vulva：report of the Intemational Society for Study of Vulva Disease Task Force，7th congress [J]. J Reprod Med，1984，29：454.

[12] LUPI G，RASPAGLIESE F，ZUCALI R，et al. Combined preoperative chemoradiotherapy followed by radical surgery in locally advanced vulvar carcinoma：a pilot study [J]. Cancer，1999，77（8）：1472-1478.

[13] PARKER RT. Operative management of early invasive epidermoid carcinoma of the vulva [J]. Am J Obstet Gynecol，1975，123：349.

[14] Tjalma WAA，Monaghan JM，Frese MB，et al. The role of the surgery invasive squamoas carcinoma of the vagina [J]. Gynecol Oncol，2001，82：360-390.

[15] WINTER R，TJALMA WAA，JAMASSINOK，et al. Vulvar and inguinal surgery[M] // Lgnace V，Uma KD. Atlas of gynacecological cancer surgery. New Delhi：Jaypee brothers medical publishers，2009：208-219.

4 子宫颈手术

4.1 宫颈冷刀切除术、宫颈环形电切术和宫颈残端切除术（腹式或阴式）

4.1.1 冷刀宫颈锥切术

4.1.1.1 适应证

（1）宫颈上皮内瘤变Ⅱ、Ⅲ级患者。

（2）选择性应用于宫颈早期浸润癌患者。

（3）选择性应用于慢性宫颈炎伴宫颈肥大者。

4.1.1.2 手术范围

为了避免病变残留，应根据病变的大小及累及的部位，选择适当大小的锥切尺寸，锥切的范围还应综合考虑患者年龄、阴道镜检查宫颈鳞柱交界的情况、组织学类型以及术前碘试验，依年龄、生育要求、病变范围、级别及随诊条件等，做到个体化。由于鳞柱交界的柱状上皮细胞化生为鳞状上皮细胞时需从未成熟化生转为成熟化生，易受致癌因素的影响而发生癌变。所以，宫颈锥切术时要切除整个转化区、全部鳞柱交界及颈管下段，切除范围必须包括病变周围一定范围的正常组织（图4-1）。如患者病变部在宫颈外口以下，锥切形状宽而浅（图4-1A、B）；如病变部位向颈管内延伸超过阴道镜观察的限度，应行全部宫颈管切除（图4-1C）；偶有个别细胞学检查结果阳性的患者，阴道镜检查又没有发现宫颈或下段颈管病变，且异常细胞源于鳞状上皮，此时也行颈管切除（图4-1D）；有些病变累及阴道上段，此时应行宫颈锥切加穹隆和部分阴道切除（图4-1E）。

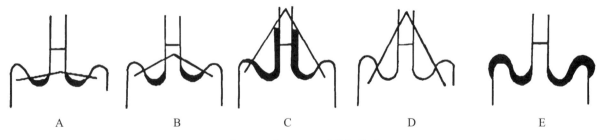

A　　　　　B　　　　　C　　　　　D　　　　　E

图 4-1 宫颈 CIN 的锥切范围

4.1.1.3 手术方法与技巧

（1）宫颈锥行切除前首先充分暴露宫颈，在阴道镜下确定病变部位和范围，然后以 Schiller 碘试验的不着色区作为切除的病变区。根据宫颈病变范围、宫颈外形设计锥切大小和形态（图 4-2）。再用宫颈钳夹持宫颈组织作牵拉，在宫颈 12 点处用 7 号丝线缝 1 针，以备术后病检时定位之用。然后于宫颈局部注射 1：250 的肾上腺素盐水（心血管疾病患者忌用）至整个宫颈呈白色。此时应注意观察患者的心率、脉搏和血压。

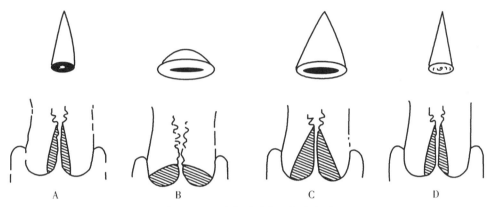

图 4-2　不同类型的宫颈切除标本

A. 罹患宫颈外口和颈管内病变的妇女，当阴道镜和宫颈活检排除宫颈外口浸润癌后，宫颈锥切设计应为长纺锤状切除大部宫颈管以排除浸润，锥切后残留的颈管常规予以诊刮；B. 仅存在宫颈外口病变的妇女，适合 LEEP，即诊断和治疗一步完成；C. 病变累及宫颈外口和颈管而希望保留子宫的妇女，可行宫颈切除，即切除宫颈外口病灶、鳞柱状细胞转化带和大部颈管组织，也可予以 LEEP，如病变累及颈管深部则宜行手术锥切；D. 仅存在宫颈管病变的绝经后妇女，宜行手术锥切。

（2）用 15 号或 11 号手术刀在碘不着色区或病变区外 0.3-0.5cm 处做一环形切口，向宫颈管的方向倾斜，倾斜角度应根据欲切除颈管的长度确定。沿颈管的方向逐渐加深至欲切深度，使切除标本呈圆锥体状（图 4-3）并迅速切除标本，以免过多出血。然后立即用热盐水纱布压迫止血数分钟，如仍有出血或渗血时，可用电凝止血，或用 0 号羊肠线缝扎止血。

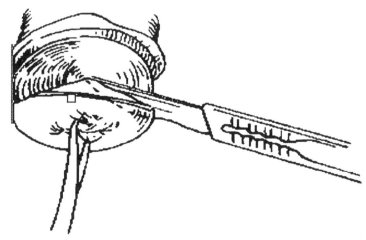

图 4-3　宫颈做圆锥形切除

（3）充分止血后行残余颈管诊刮，诊刮组织送病检，以确定病变组织切除是否彻底。缝合重建宫颈，可用 Sturmdorf 缝合法或改良式 Sturmdorf 缝合法或陈氏改良缝合法。

Sturmdorf 缝合法是以有齿镊夹住宫颈切缘，先从远离切缘的宫颈 11 点处进针，贯穿宫颈全层，再从 11 点近切缘处缝入创面，然后经创面从 1 点近切缘处缝出，回转时经宫颈全层从远离切缘的宫颈 1 点处缝出，结扎后形成了重建的宫颈前唇（图 4-4A）。重建宫颈后唇的方法同前唇，然后在两侧各缝一针关闭无效腔（图 4-4B、C）。

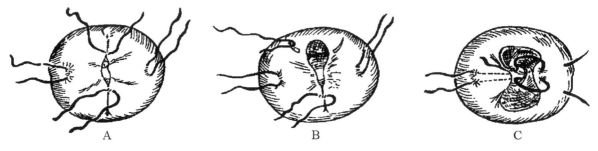

图 4-4　Sturmdorf 缝合法

改良式 Sturmdorf 缝合法是以有齿镊夹住宫颈切缘，先从 10 点处离切缘稍远的地方进针，贯穿宫颈全层，回转时经创面从 11 点近切缘处缝扎，再从 1 点近切缘处缝入创面，回转时贯穿宫颈全层从 2 点处离切缘稍远的地方缝出，暂不结扎。后唇缝合的方法同前唇。即从宫颈 8 点处进针，7 点处出针，再于 5 点处进针，4 点处出针。然后 8 点与 10 点缝线，2 点与 4 点缝线，分别结扎（图 4-5A、B）。这种缝合法使两侧不需再缝一针关闭无效腔。缝合完毕后填塞清洁大纱布 1 ~ 2 块，压迫止血，第二天取出。

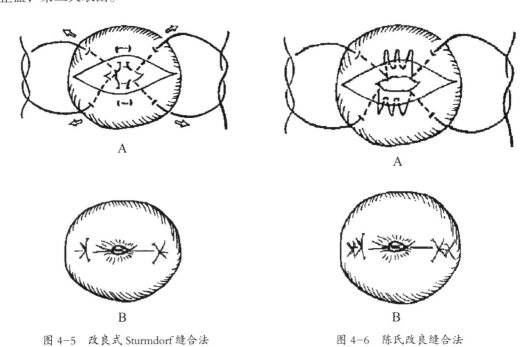

图 4-5　改良式 Sturmdorf 缝合法　　　　图 4-6　陈氏改良缝合法

陈氏缝合法与改良式 Sturmdorf 缝合法相似，其不同点是于 2 点全层缝入，经 1 点黏膜缝入创面，同法重复 3 ~ 4 次，再从 10 点全层缝出，暂不结扎。后唇缝合同前层，即从 4 点全层缝入，再经 5 点黏膜缝入创面，同法重复 3 ~ 4 次，再从 8 点全层缝出，然后 2 点、4 点和 8 点、10 点的缝线分别结扎（图 4-6A）。一般需在 9 点及 3 点处各加缝一针，而且在其外侧方再各加缝一针，可防止术后出血（图 4-6B）。

冷刀宫颈锥形切除术操作较为复杂，并发症较多，文献报道累计发生率达 15% ～ 30%。术中并发症主要是出血和邻近脏器的损伤，术中仔细操作可避免并发症的发生。一旦发生，应立即修补或采取其他相应措施处理。术后并发症主要是出血（也是最严重的并发症之一），如不及时发现和处理，可引起大出血和出血性休克。因此，除要求手术中仔细缝合创面外，术后要用纱布或纱条填塞阴道，压迫宫颈残端，并注意观察，一旦发现出血，要及时更换阴道纱布或纱条，塞紧各穹窿及阴道上段多能止血。此外术后宫颈管狭窄发生率为 3% ～ 31%。可采用子宫颈扩张器扩张宫颈。症状严重或经扩管后宫颈管狭窄仍不能解除者，可用激光切除狭窄部位或者全宫切除。

（董迪荣　江敬红　杨凌云）

4.1.2　宫颈环状电切术

4.1.2.1 适应证

（1）CIN Ⅱ、Ⅲ。

（2）持续 CIN Ⅰ 或随访不便的 CIN Ⅰ。

（3）细胞学 ASC-H。

（4）对 CIN Ⅲ 中的宫颈原位癌是否适宜尚有争议。

4.1.2.2 手术范围

根据锥切的形状和病变的部位的不同，锥形切除可深可浅。要求切除整个转化区，包括病变外 5 ～ 6mm 正常上皮和足够间质，颈管下段 1.5 ～ 2.0cm。

4.1.2.3 手术方法与技巧

（1）放置阴道激光窥器，在阴道镜下找到病变部位，选择大小适当的电切环和排烟机，打开电切仪，将电切环插到宫颈间质，从一侧向另一侧逐步移动以切除病变（图 4-7A）。图 4-7B 示宫颈标本切除后形成的典型的缺损。

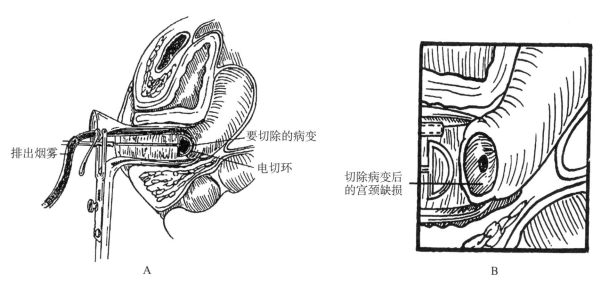

排出烟雾 —　　要切除的病变　　电切环

切除病变后的宫颈缺损

A　　　　　　　　B

图 4-7　逐步切除病变（A）；切除后形成的缺损（B）

（2）若病变蔓延至宫颈管则用小的电切环切除宫颈管内部组织（图4-8A），这时可用阴道镜确定整个病变区已切除，若病变未全部切除，则须切除宫颈管内剩余的病变。图（4-8B）示切除宫颈标本后典型的"礼帽"状缺损。

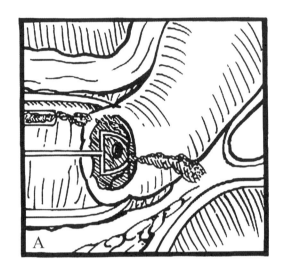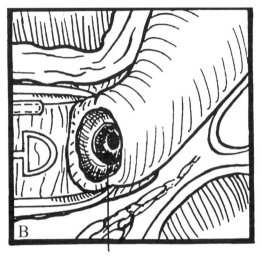

切除的第二部分组织

图4-8　切除宫颈管内组织（A）；切除后"礼帽状"缺损（B）

LEEP的常见并发症有出血、感染、宫颈管狭窄。术中出血可行电凝止血，局部填塞纱布压迫。术后出血仍可用纱布填塞止血。晚期并发症主要为宫颈口狭窄、闭锁。扩张宫颈管可防止宫颈口粘连和狭窄。一旦发生，应尽早多次扩宫，必要时可用 CO_2 激光切除狭窄环。

（马　玲　李著艳　董迪荣）

4.1.3　宫颈残端切除术（腹式或阴式）

4.1.3.1 适应证

主要应用于子宫次全切除术后 CIN Ⅱ、Ⅲ级或伴宫颈脱垂者。

4.1.3.2 手术范围

全宫颈切除，相当于标准全宫切除的宫颈切除的范围。如为 CIN Ⅲ级者需切除 1～2cm 阴道。

4.1.3.3 手术方法与技巧

1. 腹式宫颈残端切除术

（1）进腹后探查盆腔，了解盆腔脏器与周围器官的关系，并了解脏器粘连情况。如有粘连应予以分离。

（2）识别盆腔脏器：由于做过子宫次全切除，加或不加附件切除。有时脏器解剖关系有些变异。如膀胱和直肠非常接近，腹膜与膀胱浆膜难以区分。可用手触知宫颈，确定宫颈残端的位置，确认膀胱浆膜与直肠黏膜交界处。其次要在盆底外侧识别输尿管，并明确其走向。圆韧带、漏斗韧带残端也可作为标志物，应予确认。

（3）暴露残留的宫颈，用组织钳钳夹起宫颈残端外腹膜，横向切开，向前垂直分离，确定为白色的宫颈筋膜。从宫颈前方推开膀胱至阴道前穹隆处，暴露宫颈前壁（图4-9）。分离切缘后方腹膜（浆膜），暴露宫颈后壁。

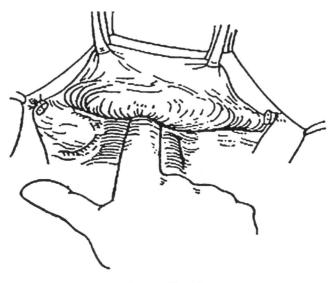

图 4-9　推开膀胱

（4）处理宫旁组织：锐性分离宫旁疏松组织，再次确定输尿管走向。紧贴宫颈钳夹、切断主韧带（图4-10）。用7号丝线缝扎。暴露宫骶韧带，钳夹、切断并用7号丝线缝扎（图4-11）。宫骶韧带亦可与主韧带一并切断缝扎。

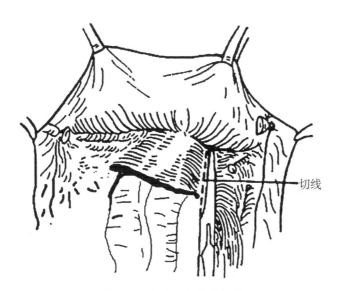

切线

图 4-10　钳夹、切断主韧带

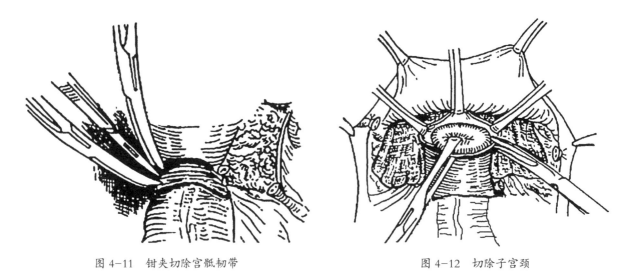

图 4-11　钳夹切除宫骶韧带　　　　　　　　　　图 4-12　切除子宫颈

（5）自穹隆顶部环形切除子宫颈（图 4-12）。用 2-0 号可吸收线缝合阴道（图 4-13）。用 4 号丝线缝合盆腔腹膜。

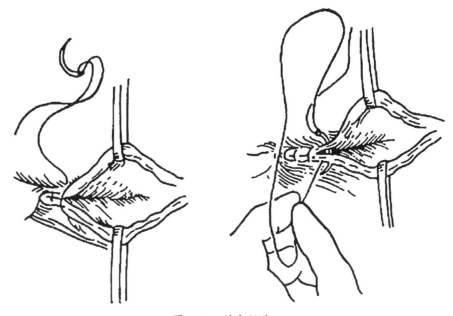

图 4-13　缝合阴道

2. 阴式宫颈残端切除术

（1）将两侧小阴唇分别固定在同侧的大阴唇上，沿宫颈近穹隆处黏膜做环形切口，如图 4-14 所示。

（2）将宫颈与阴道黏膜分开，前方直至膀胱颈与子宫颈安全分离，如图 4-15 所示。后方分离至宫颈 / 直肠反折腹膜，可以不切开腹膜。

（3）紧贴宫颈钳夹子宫骶韧带及主韧带的残留部分，切断并用 7 号丝线缝扎，如图 4-16 所示。

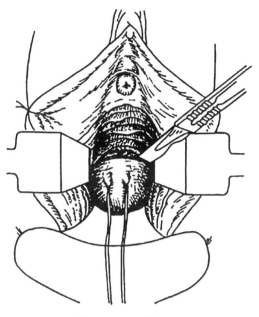

图 4-14　环形切口

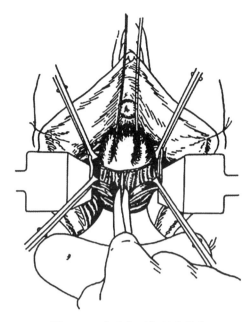

图 4-15　分离宫颈与阴道黏膜

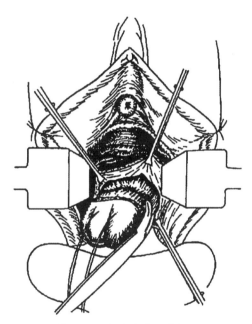

图 4-16　分离子宫颈旁组织

（4）进一步分离宫颈，于腹膜外摘除子宫颈残端，如图 4-17 所示。在曾做过子宫次全切除术并将圆韧带系于子宫颈残端的患者中，则可钳夹住圆韧带并予以结扎，如图 4-18 所示。

（5）将各韧带的结扎线相互连接置于中线，然后如阴式全子宫切除术所述做阴道前后成形。

宫颈残端切除术比全子宫切除术困难些，偶有损伤膀胱或直肠。可用生理盐水和美蓝（亚甲蓝）于手术结束前灌注膀胱，如发现膀胱有破损，或膀胱黏膜显示蓝色，及时修补缝合。同时指检直肠，如发现破损，及时修补缝合。

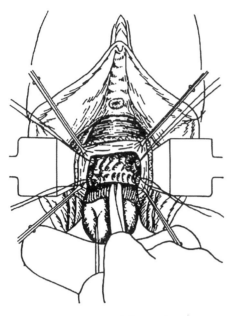

图 4-17　与腹膜外摘除子宫颈残端

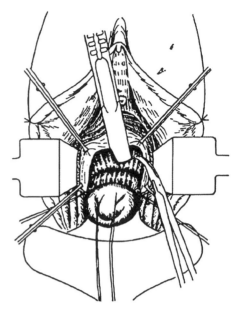

图 4-18　分离左侧圆韧带（只有在圆韧带
已粘连于宫颈时可做此步）

（周　波　陈惠祯　王　华）

4.2　腹式全子宫切除术

4.2.1　适应证

（1）子宫内膜增生经药物治疗无效者，特别是老年患者。

（2）宫颈高级别上皮内瘤变（CIN Ⅱ、Ⅲ）者。

（3）卵巢恶性肿瘤手术，在切除肿瘤时一并切除子宫。

（4）两侧附件病变需全宫切除者。

4.2.2　手术范围

不暴露宫旁段输尿管，而是沿子宫颈侧壁钳夹、切断宫颈旁组织及阴道旁组织，包括主韧带、骶韧带、宫颈膀胱韧带等。

4.2.3　手术方法与技巧

（1）做下腹正中切口，逐层进腹。

（2）探查盆腹腔后，用 2 把弯血管钳住子宫角部提起子宫（图 4-19）。

（3）如要切除一侧附件，则提起切除侧输卵管，打开阔韧带前后叶，暴露卵巢动静脉，用 3 把血管钳依次钳夹，保留端双重结扎。继续向前暴露圆韧带，于中段切断，残端用 7 号丝线结扎。向前打开膀胱反折腹膜，向后打开直肠反折腹膜。如需切除一侧输卵管而保留该侧卵巢者，则需分次处理系膜，处理卵巢固有韧带。如保留附件，用 2 把弯血管钳靠近子宫角部平行夹住输卵管峡部及卵巢固有韧带，切断，用 7 号线缝扎 2 次（图 4-20，图 4-21，图 4-22）。

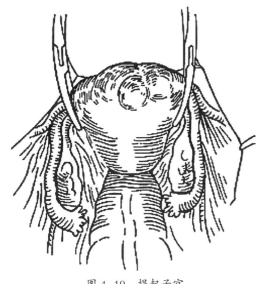

图 4-19　提起子宫

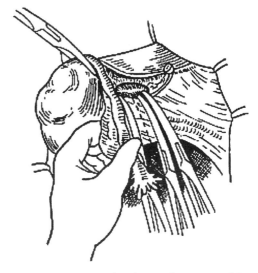

图 4-20　切除附件（钳夹切断骨盆漏斗韧带）

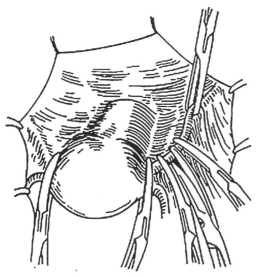

图 4-21　钳夹剪断圆韧带

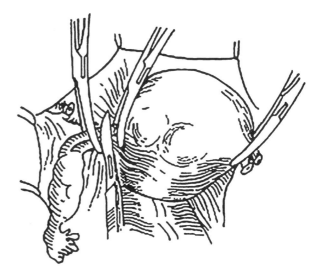

图 4-22　保留附件（钳夹、切断输卵管峡部
及卵巢固有韧带）

（4）分离膀胱。将反折腹膜提起，下推膀胱至相当于宫颈前穹隆处，如图 4-23 所示。

（5）处理子宫骶骨韧带。用 2 把长弯血管钳自宫颈后壁子宫骶骨韧带附着处钳夹、切断并用 7 号丝线缝扎，如图 4-24 所示。

（6）处理子宫血管及主韧带。缩减宫旁结缔组织，暴露子宫血管，紧贴宫颈将其钳夹、切断并用 7 号丝线双重缝扎。按同样的方法，处理其下的主韧带及部分阴道旁组织，达侧穹隆部，如图 4-25、图 4-26 所示。

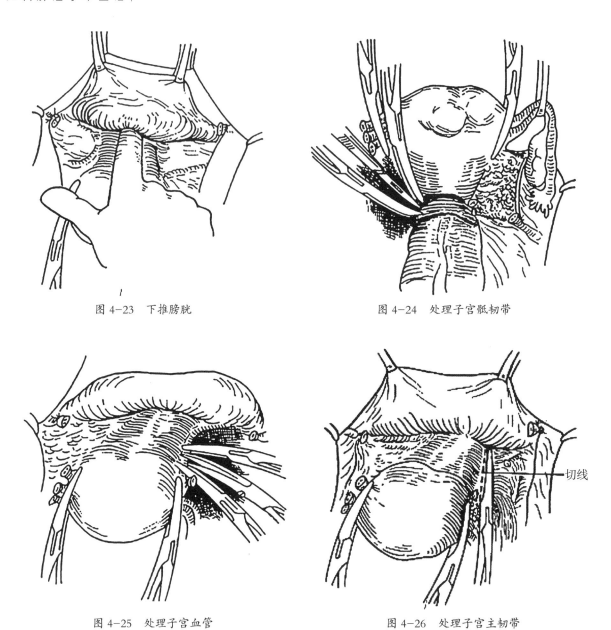

图 4-23　下推膀胱　　　　　　　　　图 4-24　处理子宫骶韧带

图 4-25　处理子宫血管　　　　　　　　图 4-26　处理子宫主韧带

（7）切除子宫。用干纱布环绕子宫颈周围，自穹隆部环形切下子宫体，切缘用 4 把组织钳提起，如图 4-27、图 4-28 所示。

（8）缝合阴道残端。用碘酒、酒精、干纱布依次处理阴道切缘后，用 0 号合成线自一侧角部起做连续或间断缝合，如图 4-29 所示。

（9）缝合盆腔腹膜。检查创面无渗血后，用 4 号丝线连续缝合后腹膜，将各韧带残端包埋在腹膜外，如图 4-30 所示。

（10）缝合腹壁各层。

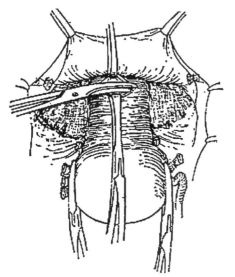

图 4-27　阴道前穹隆处作一横行切口

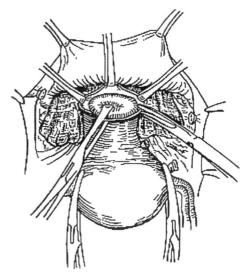

图 4-28　沿宫颈环形剪开阴道穹

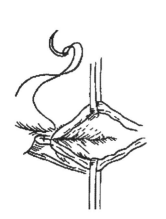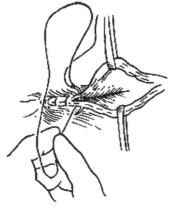

图 4-29　缝合阴道断端

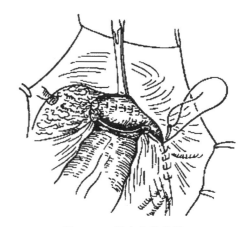

图 4-30　缝合盆腔腹膜

（孙黎黎　范晓颖　李　伟）

4.3　阴式子宫切除术

4.3.1　适应证

（1）可参照腹式子宫切除术适应证。

（2）耻骨弓应有正常宽度，阴道较宽松，下肢关节及血管无病变不妨碍较长时间双腿挂起位。

4.3.2　手术范围

全子宫及一侧或双侧附件。

4.3.3　手术方法与技巧

（1）固定小阴唇。用丝线将两侧小阴唇分别固定在大阴唇外侧皮肤上。

（2）导尿。用金属导尿管导尿，了解膀胱在宫颈的附着部位。

（3）注射药物。可注射无菌生理盐水，或内加适量肾上腺素（100ml 盐水内加 5 ～ 6 滴）注入阴道前后壁黏膜下，以减少出血，便于分离。无膀胱、直肠膨出者，阴道黏膜下不必注入药液。

（4）切除阴道前壁黏膜。在阴道前壁作一三角形切口，深达阴道黏膜下，自三角尖端开始将阴道黏膜剥下，暴露耻骨膀胱宫颈筋膜，如图 4-31 所示。无膀胱膨出者免去此步操作。

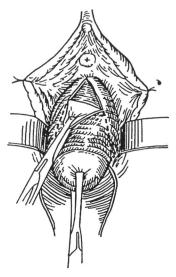

图 4-31　三角形切开阴道前壁黏膜

（5）游离膀胱。自膀胱颈间隙开始，用剪刀分离膀胱附着宫颈的组织，用手指向上推移膀胱直到膀胱子宫腹膜反折处，如图 4-32、图 4-33 所示。

（6）环切和分离宫颈侧壁及后壁黏膜。将宫颈向前牵引，沿宫颈两侧切开，向后壁延长，至整个宫颈环形切开，并用刀柄或手指分离阴道侧、后壁黏膜，暴露子宫骶骨韧带，如图 4-34、图4-35、图 4-36 所示。

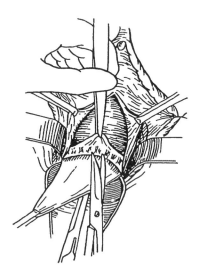

图 4-32　游离膀胱（一）

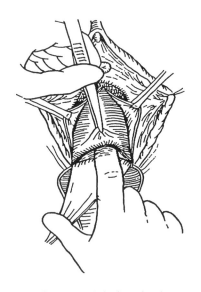

图 4-33　游离膀胱（二）

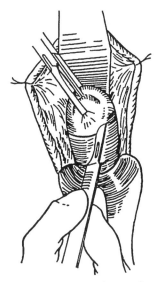

图 4-34　环切子宫颈侧壁、后壁黏膜

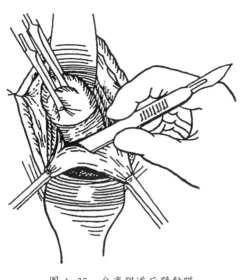

图 4-35　分离阴道后壁黏膜

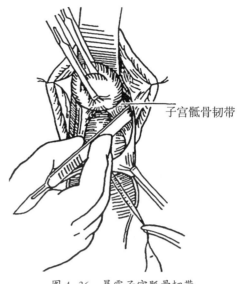

子宫骶骨韧带

图 4-36　暴露子宫骶骨韧带

（7）切断及缝扎子宫骶骨韧带。用血管钳钳夹、切断，7 号丝线缝扎，保留丝线以作标志，如图 4-37 所示。

（8）切断及缝扎主韧带。将宫颈向下及对侧牵引，用血管钳紧贴子宫颈钳夹、切断并用 7 号丝线缝扎主韧带，如子宫颈管较长可分次处理，如图 4-38 所示。

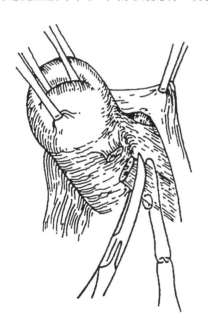

图 4-37　切断缝扎子宫骶骨韧带

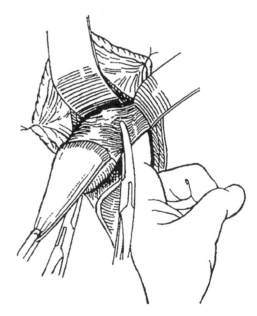

图 4-38　钳夹主韧带

（9）处理子宫血管。将宫颈向下及对侧牵引，用血管钳紧贴宫颈钳夹、切断、7 号丝线缝扎子宫血管，如图 4-39 所示。同法处理对侧主韧带及子宫血管。

（10）切开膀胱子宫反折腹膜（图 4-40）。将膀胱反折腹膜提起，证实无误后剪开一小口，然后向两侧扩大切口，于腹膜中点处可缝以丝线做牵引，以做标志。

（11）切开子宫直肠反折腹膜。将膀胱直肠反折腹膜提起，证实无误后剪开一小口，然后扩大切口，同样也可用丝线做牵引和标志，如图4-41所示。

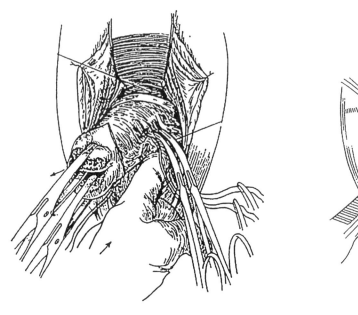

图4-39 钳夹子宫血管

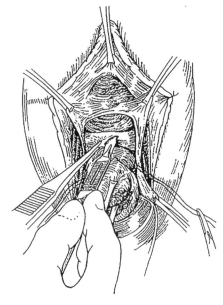

图4-40 切开膀胱子宫反折腹膜

（12）处理附件。将子宫体自子宫直肠陷凹切口向外牵出（若为前位子宫也可自膀胱子宫反折腹膜切口处牵出）。如保留附件，则在子宫角部用2把血管钳夹住输卵管峡部、卵巢固有韧带及圆韧带（图4-42），切断并用7号丝线缝扎2次，近端留线做标志。同法处理对侧。取出子宫及附件。

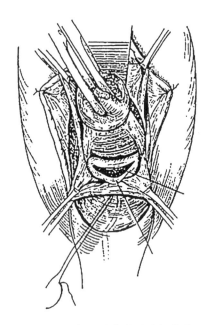

图4-41 切开子宫直肠反折腹膜

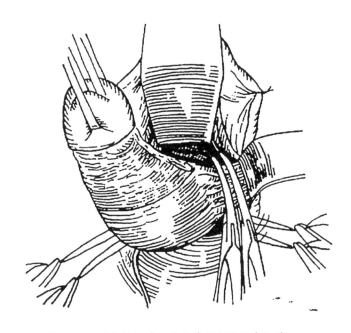

图4-42 钳夹圆韧带、输卵管及卵巢固有韧带

如需切除附件，则应将子宫体较多牵出，暴露骨盆漏斗韧带，钳夹、切断、双重缝扎骨盆漏斗韧带，如图4-43所示。取出子宫。

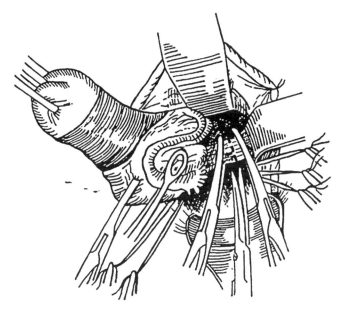

图 4-43　钳夹切断骨盆漏斗韧带

（13）缝合腹膜。将腹膜前后切缘提起，检查创面无渗血后，用4号丝线从一侧前腹膜缘开始，经圆韧带和附件缝线内侧的腹膜，然后又后腹膜穿出，打结。同法处理对侧角，然后连续缝合腹膜，关闭盆腔。这样便将子宫附件及各韧带断端置于腹膜外，如图4-44所示。

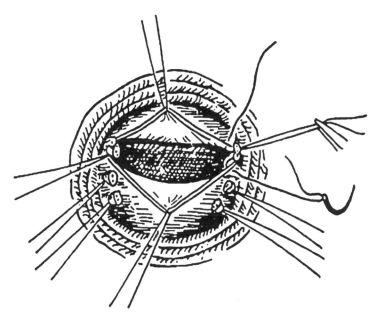

图 4-44　缝闭一侧腹膜角

（14）对应缝合各韧带（图4-45）。将各韧带的保留线分别与对侧同名韧带结扎，剪除结扎线。用0号合成线自阴道后壁黏膜传入，绕缝各韧带断端，仍从阴道后壁黏膜穿出，结扎，用以重建盆底支柱，加强盆底托力，悬吊阴道残端。如两侧距离较远，可不必缝合。

（15）缝合阴道黏膜。自尿道口开始用0号合成线间断缝合阴道黏膜，至接近边缘时，改为前后缝合。

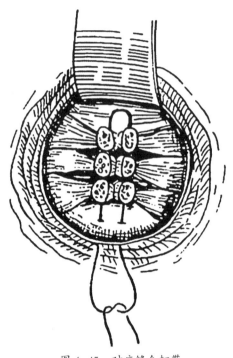

图 4-45 对应缝合韧带

阴式子宫切除术与腹式子宫切除术比较，手术野暴露较差，游离膀胱及分离阴道后壁黏膜困难些，偶有损伤膀胱或直肠，需准确解剖，避免其损伤。手术结束时检查膀胱和直肠是必要的。

（王细文　陈惠祯　李　波）

4.4　困难子宫切除术

4.4.1　适应证
（1）肥胖及并发其他器质性疾病（高血压、心血管疾病或糖尿病等）伴妇科肿瘤患者。
（2）盆腔生殖器官及邻近器官的疾病所造成的解剖上的变化。

4.4.2　手术范围
手术范围同保守性子宫切除术，即不暴露宫旁段输尿管，而是沿子宫颈侧壁钳夹、切断宫颈旁组织及阴道旁组织，包括主韧带、骶韧带、宫颈膀胱韧带等。若有肥胖、并发其他器质性疾病（高血压、心血管疾病或糖尿病等）、盆腔生殖器官及邻近器官的疾病所造成的解剖上的变化等以上情况，应根据具体肿瘤确定手术范围。

4.4.3　手术方法与技巧
1. 切口
为避免损伤盆腔脏器，选择合适的切口是非常重要，应根据手术的特殊性以及手术野暴露的需要进行全面的分析而定。妇科肿瘤手术一般选择下腹正中纵切口，如需要达上腹部病变，可延至脐上 1～5cm，甚至延至全腹，便于手术，如果以前手术曾选用中线或中线旁切口的患者，如果再按原路进入腹腔，势必由于可能的肠管粘连而给手术带来困难，并造成肠管损伤和增加手术时间。此时，明智的选择是选用不同部位或不同方向的手术切口，如横切口。这种切口的优点在于它不仅能避开粘连的区域顺利进入腹腔，而且由于视野清楚，使得松解粘连变得比较容易。切口示意图见图4-46。

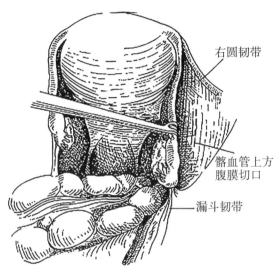

右圆韧带

髂血管上方
腹膜切口

漏斗韧带

图 4-46 腹部横切口

2. 探查盆腔

选择腹膜合适的部位切开腹膜，进入腹腔，了解腹盆腔脏器与周围器官的关系，并了解脏器粘连情况。

3. 识别盆腔标志物

在分离网膜和肠管粘连之后，盆腔脏器的识别是不困难的，问题在于如果这些部位出现病理上的变异，将会使这一步骤变得不那么容易。此时，凭借腹膜与脏器的比邻关系将会使问题简单化。比如，在子宫肌瘤、卵巢肿瘤及腹膜后肿块的患者，如选择腹膜后作为手术进路，则可以容易识别腹膜后血管及输尿管，使手术顺利向下进行。

4. 腹膜后进路

后腹膜进路通常有 3 条。

（1）在骨盆入口稍下方识别骨盆漏斗韧带，在其中间及输尿管侧方，做后腹膜切口，进一步扩大切口，直至侧腹膜完全暴露，如图4-47 所示。此切口适用于欲切除双侧附件者。

（2）圆韧带腹膜切口。如果保留附件，则选用圆韧带腹膜切口作为进路，方法如图 4-48 所示。

（3）腹膜外进路。方法是经腹膜侧方进入腹膜后间隙，再做进一步的分离，如图 4-49 所示。

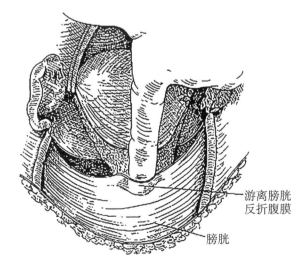

游离膀胱
反折腹膜

膀胱

图 4-47 后腹膜切口示意图

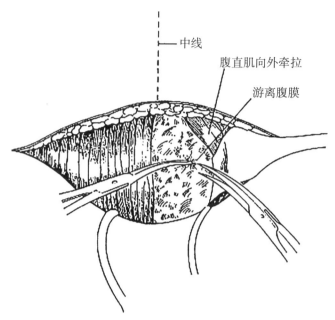

图 4-48　圆韧带腹膜切口示意图

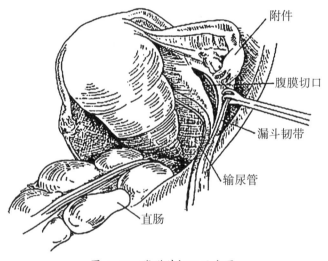

图 4-49　腹膜外切口示意图

5.输尿管的处理

妇科手术中输尿管的识别和处理是非常重要的,它直接关系到手术的成功与失败。在困难的子宫切除术中,要注意以下几点。

(1)首先识别输尿管,并将输尿管时刻置于视野之内。

(2)在识别、分离输尿管时,不要游离太多,尽量让其依附在后腹膜上。

(3)术中尽量不要牵拉输尿管,需要暴露时可用静脉拉钩稍加牵引。

(4)识别输尿管的方法是一看颜色,二看蠕动,三用手摸。

6."冰冻"陶氏腔的处理

这种情况常见于广泛的炎性疾病、附件肿瘤、广泛的盆腔子宫内膜异位症及盆腔脓肿等,也可见于巨大的子宫肌瘤。此时,应根据情况,从不同的方向,如前、后及侧腹膜,进入腹膜后,再做进一步的处理。有时直肠小的损伤难以避免，此时可做修补手术，同时做腹腔引流。很少出现广泛的肠损伤而需要做肠切除术。

正如本节所述的子宫切除术是困难的，甚至是很困难的，需选择合适的切口，避开粘连进入腹腔十分重要，准确识别腹盆腔脏器，充分分离粘连，恢复组织器官的解剖关系是关键。

（陈　红　陈惠祯　李　伟）

4.5　Ⅰ类（Ⅰ型）扩大子宫切除术

4.5.1　适应证

Ⅰ类扩大子宫切除术又称为筋膜外子宫切除术，主要适应证为如下。

（1）宫颈上皮内瘤变Ⅲ级。

（2）宫颈癌ⅠA1期患者无脉管侵犯者。

（3）子宫内膜癌Ⅰ期患者。

（4）恶性葡萄胎患者。

（5）子宫肉瘤患者。

4.5.2　手术范围

术式由Telinde改良，手术范围超过了保守的或标准的全子宫切除范围，术时须暴露宫旁段部分输尿管，但不分离输尿管床，将输尿管偏向侧方，让术者钳夹宫旁组织而不切及宫颈组织，目的在于保证切除全部宫颈，同时切除阴道1～2cm。

4.5.3　手术方法与技巧

（1）分层切开腹壁达腹腔，探查上腹部及盆腔。

（2）于骨盆入口处，漏斗韧带外侧切开阔韧带前叶，经圆韧带延长至膀胱反折处腹膜（图4-50）。

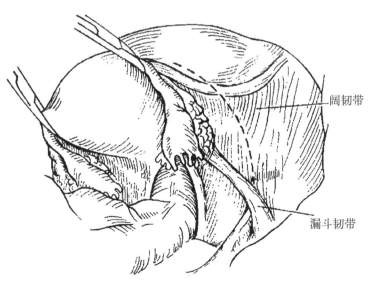

图4-50　后腹膜切口

（3）于圆韧带中段钳夹、切断圆韧带，用 7 号丝线结扎（图 4-51）。

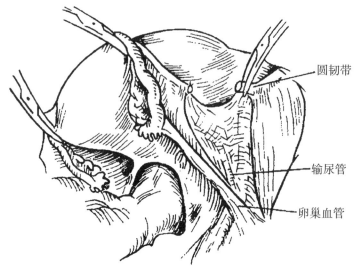

图 4-51 断扎圆韧带

（4）沿漏斗韧带内侧剪开阔韧带后叶至子宫骶骨韧带处。

（5）识别输尿管后，分离、钳夹、切断卵巢血管，分别用 7 号、4 号丝线双重结扎（图 4-52）。

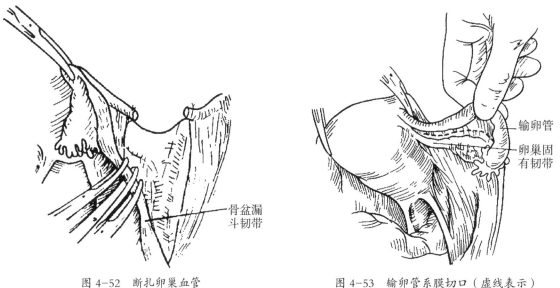

图 4-52 断扎卵巢血管   图 4-53 输卵管系膜切口（虚线表示）

（6）如要保留一侧卵巢，则从输卵管伞端起剪开输卵管系膜至卵巢固有韧带上方（图 4-53），分离、钳夹、切断卵巢固有韧带，用 4 号丝线缝扎。如保留一侧附件，在子宫角部钳夹、切断输卵管及卵巢固有制带（图 4-54），用 7 号丝线缝扎。

（7）同上方法处理对侧。

（8）提起子宫膀胱反折处腹膜，用手压低子宫下段，使子宫膀胱间结缔组织伸张，用剪刀剪开膀胱筋膜与子宫筋膜间疏松组织至阴道前壁约 2cm 处（图 4-55）。或用方头拉钩向前向下钝性分离宫颈膀胱间隙。充分展开膀胱柱。

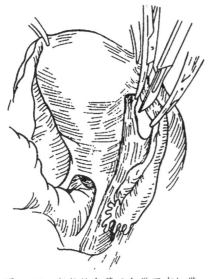

图 4-54　断扎输卵管及卵巢固有韧带

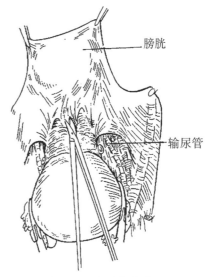

膀胱

输尿管

图 4-55　锐性分离膀胱

（9）锐性分离宫旁疏松结缔组织，暴露子宫动脉。

（10）将子宫提向耻骨联合处，剪开直肠反折腹膜，用手压低直肠，用示指或中指分离直肠前壁与阴道后壁间结缔组织约 2cm（图 4-56）。

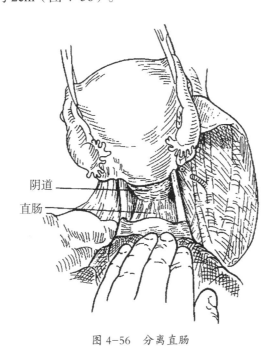

阴道

直肠

图 4-56　分离直肠

（11）从子宫骶骨韧带外上方分离附着于后腹膜的输尿管，向前稍加分离至子宫动脉处，但不游离输尿管床（图 4-57）。

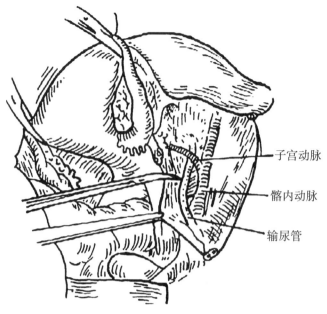

子宫动脉

髂内动脉

输尿管

图 4-57 分离暴露输尿管

（12）于筋膜外钳夹、切断子宫骶骨韧带（图 4-58），用 7 号丝线缝扎。笔者用电刀切断，电凝止血，不需缝扎。

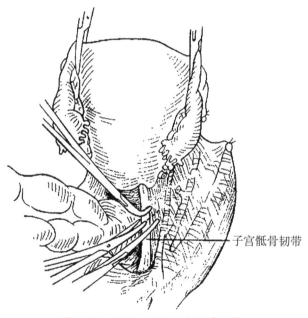

子宫骶骨韧带

图 4-58 断扎、缝扎子宫骶骨韧带

（13）用长弯血管钳与输尿管隧道入口处插入输尿管隧道内，稍经分离，明确输尿管走向。用 2 把中弯血管钳与子宫体成 30°钳夹宫旁组织（含子宫动静脉及宫颈膀胱韧带）达子宫峡部，切断，用 4 号线缝扎（图 4-59A）。子宫动脉加扎一次。另一种方法是用长弯血管钳于输尿管内上方（输尿管隧道内）分离、贯穿、钳夹、切断子宫动静脉及宫颈膀胱韧带，用 4 号丝线双重结扎（图 4-59B）。

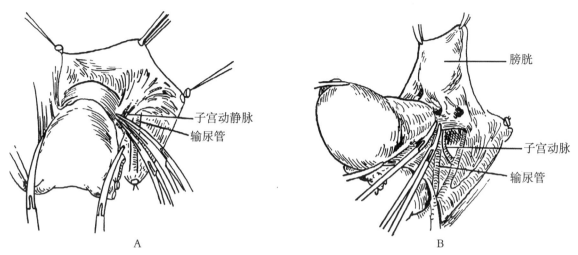

A   B

子宫动静脉
输尿管

膀胱
子宫动脉
输尿管

图 4-59　断扎、结扎子宫动静脉及宫颈膀胱韧带

（14）将输尿管偏向侧方，于筋膜外钳夹、切断主韧带（图 4-60），用 7 号丝线缝扎。

（15）用同法处理对侧。

（16）钳夹、切断两侧阴道旁组织至阴道侧壁 2cm。

（17）环形切断阴道壁 2cm（图 4-61）。

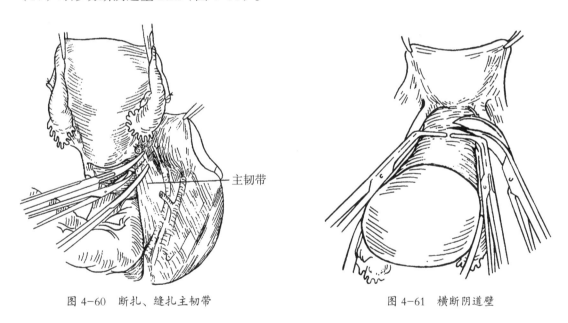

主韧带

图 4-60　断扎、缝扎主韧带   图 4-61　横断阴道壁

（18）用 2-0 号或 0 号合成线锁边缝合阴道，创面止血，置入 T 形橡皮管经阴道引出。

（19）冲洗盆腔，缝合后腹膜，缝合腹壁各层。

（陈　红　程　欣　陈惠祯）

4.6　Ⅱ类（Ⅱ型）扩大子宫切除术

4.6.1　适应证

Ⅱ类扩大子宫切除术（含或不含）盆腔淋巴结切除术又称子宫次广泛切除术及盆腔淋巴结切除

术，或 Weretheim 根治性子宫切除术，其主要适应证如下。

（1）宫颈癌ⅠA2期和ⅠA1期伴脉管浸润者。

（2）宫颈癌ⅠB期患者中，病检为鳞癌Ⅰ、Ⅱ级，癌灶直径小于或等于2cm者。

（3）宫颈癌ⅠB期及Ⅱ期患者全量放疗后未控和放射后限于宫颈小的复发病灶者。

（4）子宫内膜癌隐性Ⅱ期者（宫颈管不增粗、宫颈无结节感、CT或MRI提示无宫颈肌层浸润者）。

（5）子宫绒毛膜癌患者。

4.6.2　手术范围

子宫次广泛切除是一种中等扩大根治性全子宫切除术。除要切除全子宫及双附件外（45岁以下者保留一侧卵巢），还要切除部分宫旁组织，包括切除子宫骶韧带和主韧带的1/2、阴道的1/3。暴露宫旁段输尿管，但不游离输尿管床，正好在输尿管内侧断扎子宫动脉，以保留远端输尿管的血液供应。同时做淋巴结切除，包括切除髂总下段、髂外、腹股沟深、髂内、闭孔区淋巴结。

4.6.3　手术方法与技巧

（1）阔韧带、圆韧带、卵巢血管、膀胱反折腹膜、直肠反折腹膜的处理同Ⅰ类扩大子宫切除术，45岁以下者保留一侧卵巢。

（2）用剪刀剪开膀胱筋膜与宫颈筋膜间隙至阴道前壁3cm处（图4-62）。

（3）分离直肠与阴道间隙约3cm，充分暴露子宫骶骨韧带内侧缘（图4-63）。

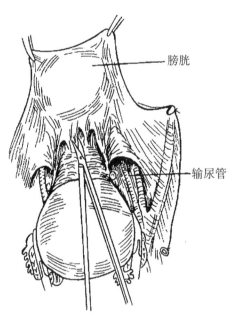
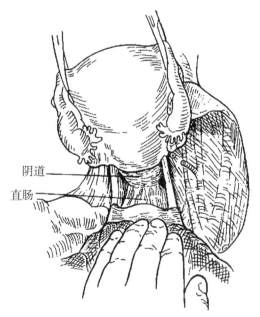

图4-62　剪开膀胱筋膜与子宫筋膜间隙　　　　图4-63　分离直肠前壁与阴道后壁间隙，暴露
　　　　　　　　　　　　　　　　　　　　　　　　　　　子宫骶骨韧带内侧缘

（4）锐性分离宫旁疏松结缔组织，暴露子宫动脉。

（5）子宫骶韧带外上方暴露输尿管，向前稍加分离达子宫动脉处（图4-64、图4-65）。

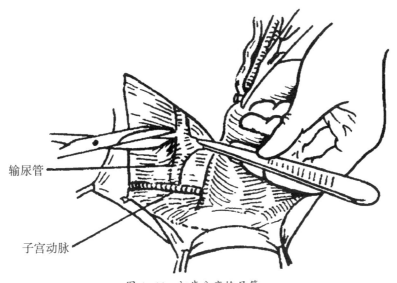

图 4-64　初步分离输尿管

（6）打开直肠侧窝，子宫骶韧带 1/2 处钳夹、切断，用 7 号丝线缝扎（图 4-66）。亦可用电刀切断，不需缝扎。

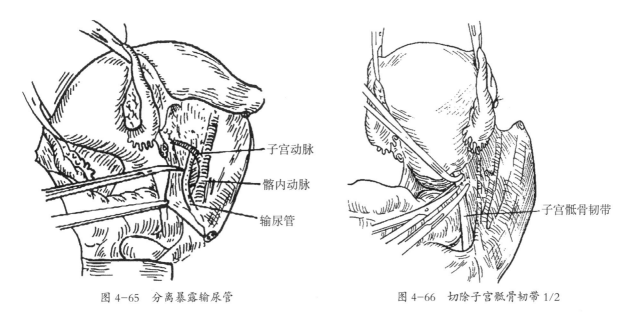

图 4-65　分离暴露输尿管　　　　　　　　　图 4-66　切除子宫骶骨韧带 1/2

（7）于输尿管隧道入口处用长弯血管钳，于输尿管内上方插入输尿管隧道内，分离、贯通、钳夹、切断子宫动脉（子宫动脉不单独处理）及宫颈膀胱韧带前叶（图 4-67），用 4 号丝线双重结扎。此步一般分 2 次完成，至输尿管近膀胱入口处。

（8）用中号 S 拉钩将输尿管拉向外侧，暴露膀胱侧窝，于主韧带 1/2 处钳夹、切断，用 7 号丝线缝扎（图 4-68）。

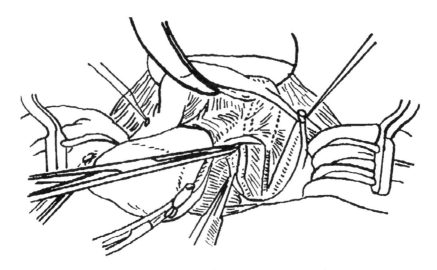

图 4-67 切断、缝扎子宫动脉及宫颈膀胱韧带前叶

（9）同法处理对侧。

（10）钳夹、切断双侧阴道旁组织达阴道侧壁 2 ～ 3cm，用 7 号丝线缝扎。

（11）横断阴道 1/3。

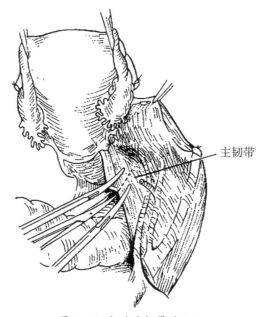

——主韧带

图 4-68 切除主韧带的 1/2

（12）用 1 号或 0 号合成线连续缝合阴道，中间留孔作引流用。

（13）盆腔淋巴结切除（撕剥式）：自髂总动脉外侧 2cm 向内清扫淋巴及脂肪组织（图4-69）。上自髂外动脉交叉以上 2 ～ 3cm 处开始，先切断髂总淋巴管，近心端结扎。将远心端以弯血管钳夹住，沿髂外血管平行方向，自上而下钝性撕拉（图 4-70）。将整片的髂总、髂外淋巴撕下直到腹股沟深淋巴结。将腹股沟深淋巴结捏于术者的示指与拇指间撕拉而下（图 4-71）。此后沿髂外静脉的内侧壁打开血管鞘膜，以示指钝性分离血管周围的淋巴、脂肪组织，暴露闭孔窝（图 4-72），在膀胱上动脉的外侧钝性分开膀胱侧窝，暴露闭孔神经（图 4-73）。将闭孔神经夹于示指及中指之间，自下而上将闭孔淋巴结及髂内淋巴结钝性撕下（图 4-74）。然后向内侧连同宫旁淋巴一并撕下，这就完成了一侧的淋巴清扫，另一侧同样施行。宫颈癌 I B 期患者可含或不含腹主动脉旁淋巴结切除，宫体癌患者需同时选择性切除腹主动脉旁淋巴结。绒毛膜癌患者不做淋巴结切除。

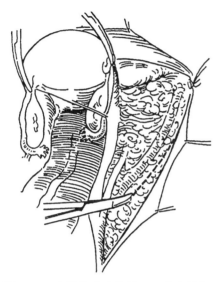

图 4-69　自髂总动脉外侧 2cm 向内清扫
　　　　　淋巴及脂肪组织

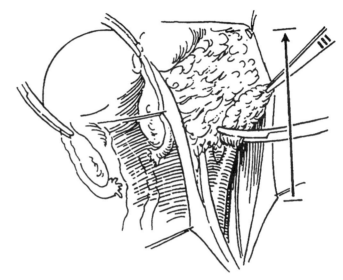

图 4-70　自上而下钝性撕拉髂总及髂外淋巴结

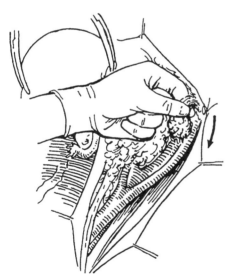

图 4-71　将腹股沟深淋巴结捏于手术者的
　　　　　示指与拇指间撕拉

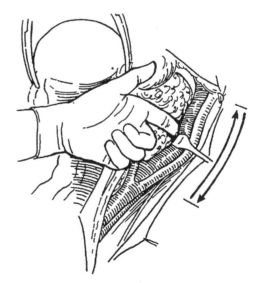

图 4-72　用示指暴露闭孔窝

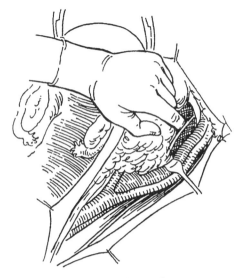

图 4-73　展开膀胱，暴露闭孔

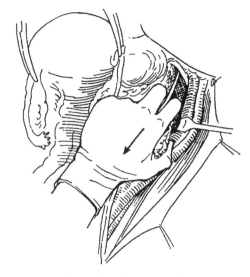

图 4-74　将闭孔神经夹于示指和中指之间，自上而下将闭孔淋巴结及髂内淋巴结钝性撕下

（14）冲洗盆腔，缝合后腹膜，缝合腹壁各层。

（邬东平　陈惠祯　程　欣）

4.7　Ⅲ类（Ⅲ型）扩大子宫切除术：腹腔内盆腔淋巴结切除术及子宫广泛切除术

4.7.1　适应证

腹膜内（后）盆腔淋巴组织切除和子宫广泛切除术，该术式又称子宫广泛切除术及盆腔淋巴结切除术、根治性子宫切除术、Meigs 根治性子宫切除术、标准性根治性子宫切除术，适应证如下。

（1）宫颈癌Ⅰ B 期及Ⅱ A 期患者。

（2）选择应用于宫颈癌Ⅱ期半量放疗后或新辅助化疗后的患者。

（3）宫颈癌放疗后中心复发没有累及膀胱、直肠者。

（4）子宫内膜癌显性Ⅱ期患者（宫颈管增粗，CT 或 MRI 提示宫颈管肌层受侵犯）。

4.7.2　手术范围

手术包括输尿管侧方支持组织和淋巴结切除。其目的是要广泛根治性切除宫旁及阴道旁组织。与 Wertheim 手术主要不同点在于子宫动脉在髂内动脉起始处断扎，输尿管从膀胱宫颈韧带中完整地解剖出来，直至进入膀胱处，仅保留该韧带侧方自输尿管下端至膀胱上动脉的一小部分，以保留远端输尿管的若干血液供应，减少瘘管形成的危险；在近骶骨处切除骶骨韧带 2/3；在靠盆壁处切除主韧带；切除阴道 1/2。同时，常规进行盆腔淋巴结切除，包括髂总、髂外、腹股沟、闭孔、髂内、宫旁淋巴结。如盆腔淋巴结阳性，应选择性地切除腹主动脉旁淋巴结。

4.7.3　手术方法与技巧

（1）体位。取仰卧位。在腰骶部放一海绵垫，使骨盆下方略高，大腿稍下曲，使脊柱和骨盆入口平面的角度扩大，脐耻间的距离延长，骨盆底变浅，有利于盆腔深部的操作。

（2）腹部切口。一般采用绕脐左下腹正中切口至耻骨联合上缘。也有学者采用下腹横切口。

（3）探查。在腹内手术进行前，医师不能忽视腹腔探查。不检查腹腔脏器，不触诊腹主动脉旁及盆腔淋巴结，不行细胞学检查，可导致不适当的治疗和对预后不正确的评估。非鳞状细胞癌患者应常规进行腹水或腹腔冲洗液细胞学检查。进腹后首先探查子宫及附件是否正常，有无粘连，子宫活动度，以及与膀胱、直肠的关系，宫旁组织有无增厚，是否有受浸润，特别要注意宫颈与膀胱间隙有无硬块，要排除膀胱受累。随后检查盆腔各区淋巴结及腹主动脉旁淋巴结有无转移病灶。转移的淋巴结一般为肿大、质硬、活动差，广泛者可彼此融合成块状。再检查大网膜及肝、胆、肾、胃等脏器。如发现癌瘤已累及邻近组织器官，估计手术不能将其切净，或盆腔内及腹主动脉旁有固定的转移淋巴结，应终止手术，并将病灶用银圈标志，术后加大局部放疗量。如无上述情况，应按计划手术。

（4）暴露手术野。置入腹腔三叶拉钩，拉开腹壁，将肠管推入上腹，充分暴露手术野。

（5）上提子宫。用2把大弯血管钳分别于两侧子宫角部钳夹圆韧带、输卵管、卵巢固有韧带。将子宫提起并拉向左侧，暴露右盆腔。

（6）剪开后腹膜。于右半结肠回盲部下方、漏斗韧带外侧剪开后腹膜直至髂外动脉处（图4-75，图4-76）。提起腹膜切口边缘，向中线牵拉，此时可见输尿管（图4-76）。

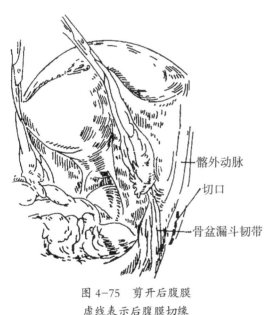

图 4-75　剪开后腹膜
虚线表示后腹膜切缘

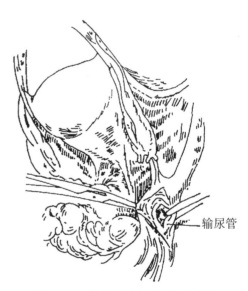

图 4-76　剪开后腹膜至髂外动脉处

（7）断扎卵巢血管。沿漏斗韧带内侧剪开阔韧带后叶至子宫骶骨韧带处，打开腹膜后间隙，将卵巢血管游离并在骨盆入口处钳夹、切断，分别用7号和4号丝线双重结扎（图4-77）。同法处理对侧。对年轻患者应保留一侧卵巢。

（8）断扎圆韧带。向前继续剪开阔韧带前叶至圆韧带处，分离圆韧带，于近盆壁处将其钳夹、切断，用7号丝线结扎。

同法处理对侧。

（9）清除髂总淋巴结脂肪组织。盆腔淋巴结都沿髂总、髂外及髂内动脉、静脉干及其分支排列，存在于血管周围的脂肪组织内，所以按血管走行方向，剥离血管周围的脂肪组织，将其与淋巴结一并切除。清除盆腔淋巴结的顺序一般从髂总血管中段开始，自上而下，由外向内的顺序进行。首先清除髂总动脉中下段的淋巴脂肪组织，然后沿髂外动脉向下直至腹股沟深淋巴结以及其所连的脂肪组织。继续向内方清除位于闭孔窝的闭孔淋巴脂肪组织，清除位于髂内、外动脉起始部间的髂间淋巴结和沿髂内动脉干及其分支排列的髂内淋巴结。子宫旁淋巴结在游离子宫动脉与输尿管交叉部时清除之（图 4-78）。

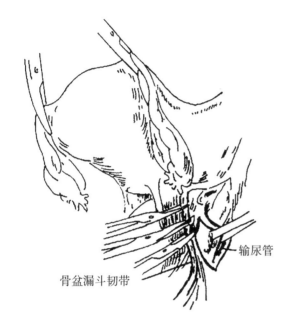

图 4-77　断扎卵巢血管

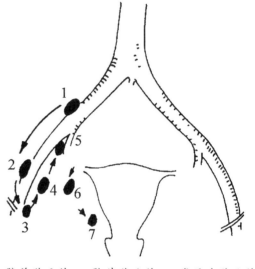

1. 髂总淋巴结　2. 髂外淋巴结　3. 腹股沟淋巴结
4. 闭孔淋巴结　5. 髂间淋巴结　6. 髂内淋巴结　7. 子宫旁淋巴结

图 4-78　子宫颈癌清除淋巴结的顺序

　　髂总淋巴结主要位于髂总动脉侧方。要从髂总动脉中段开始用剪刀自上而下地分离切除髂总动脉外侧方，以及髂总动、静脉间的前方、内侧方的淋巴脂肪组织，高位结扎淋巴管（图 4-79）。

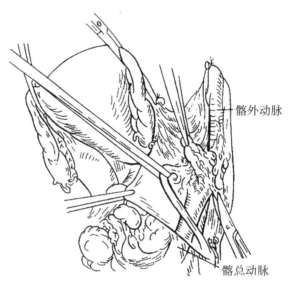

图 4-79　清除髂总淋巴脂肪组织

（10）清除髂外及腹股沟外侧深淋巴脂肪组织。髂外淋巴结的中央组位于髂外动、静脉表面。要沿腰大肌及髂外动脉清除其上方的淋巴脂肪组织。分离切除髂外动、静脉间及静脉上方的淋巴脂肪组织（图4-80）。分离至股管末端时，用拉钩向股管方向牵引，以暴露腹股沟外侧深淋巴结。此淋巴结位于髂外动脉末端外侧方，要从前、外、后三个方向分离到淋巴结根部钳夹、切断，用4号丝线结扎，以避免淋巴囊肿形成。注意勿损伤旋髂深静脉。随即剥离髂外静脉内侧淋巴脂肪组织及盆侧壁疏松结缔组织，暴露腰大肌内壁（图4-81）。此时操作已达闭孔区，髂外淋巴结内组及闭孔窝淋巴结就在其中。

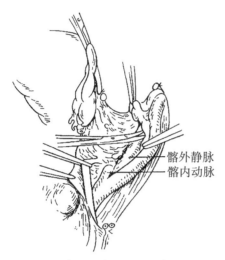

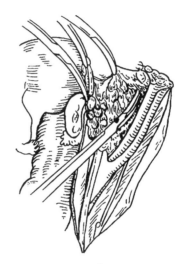

图 4-80　清除髂外及腹股沟外侧
深淋巴脂肪组织

图 4-81　剥离髂外静脉内侧淋巴
脂肪组织

（11）解剖闭孔神经、清除闭孔区淋巴结脂肪组织：从髂外静脉末端与脐侧韧带间的间隙向下稍加分离，即可暴露闭孔神经、脐侧韧带、膀胱侧窝。

首先分离较细长的内侧腹股沟深淋巴结，并结扎淋巴管。注意不要损伤闭孔静脉与髂外静脉的无名吻合支。然后从膀胱侧窝处沿闭孔神经，由外向内剥离闭孔区淋巴脂肪组织至髂内外血管分叉处，并将其钳夹、切断，用4号丝线结扎（图4-82）。此操作可用另一手的示指协助分离。

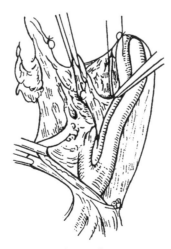

图 4-82　解剖出闭孔神经，清扫闭孔区淋巴脂肪组织

清除闭孔淋巴组织是宫颈癌根治术的关键之一，也是手术操作比较困难的部位之一。手术损伤，特别是血管损伤常有发生。要细致地解剖，尽力将其淋巴组织清除干净，又不损伤邻近器官，如血管和闭孔神经。

（12）清除髂内淋巴脂肪组织。从髂内动静脉的分叉处向前向内清除髂内淋巴脂肪组织（图4-83）。清除至髂内动脉末段时，可用组织钳提起脐侧韧带，以便解剖。髂内静脉位置较深，注意不要损伤，一旦损伤会引起大出血，而且止血较难，必须重视。

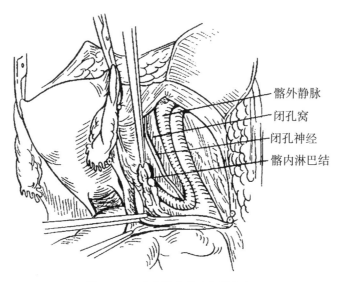

图 4-83　清除髂内淋巴脂肪组织

（13）断扎子宫动脉。髂内淋巴组织清除后，一侧盆腔淋巴组织清除已完成。子宫动脉裸露，在髂内动脉起始处将其分离、钳夹、切断，用 4 号丝线双重结扎（图 4-84）。将游离至髂内动脉内侧的淋巴脂肪组织进一步分离至子宫旁侧。

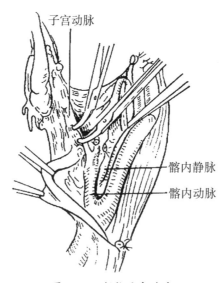

图 4-84　断扎子宫动脉

如果保留子宫动脉输尿管支，李诚信介绍的方法是：当盆腔淋巴结清扫后，子宫动脉在髂内动脉起始处被显露，将其从主韧带中分离出来，以明确其走向。具体操作方法是将输尿管在"隧道"内向外下方压排，助手向对侧上方从分地牵引子宫，用长弯剪刀一次穿通"隧道"，夹住、切断结扎之。不需要将子宫动脉在输尿管"隧道"入口处挑出，即不需要将子宫动脉游离出来单独夹住、切断。如果因炎症粘连较紧，不宜一次穿通"隧道"，需分次将子宫膀胱韧带浅层韧带夹住、切断、缝扎之（图4-85）。

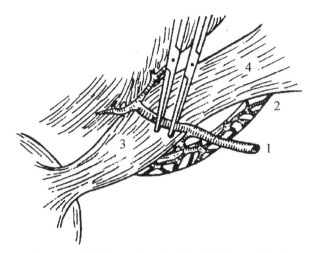

1.子宫动脉　2.输尿管　3.子宫膀胱浅层韧带　4.主韧带

图4-85　子宫动脉输尿管支保留法的处理

同法处理对侧盆腔淋巴脂肪组织及子宫动脉。

（14）分离膀胱。将子宫向头侧牵拉，横断子宫膀胱反折处腹膜。提起腹膜切缘，下压宫体下段，用剪刀锐性分离或用方头拉钩钝性分离宫颈膀胱韧带间隙，可见宫颈间白色光滑的筋膜层（图4-86）。当分离接近阴道穹隆时，膀胱以横向的膀胱宫颈韧带附着于宫颈前，向下分离阴道膀胱静脉丛出血，甚至大出血，且有损伤膀胱的可能。分离该间隙时，安全的方法是，先用解剖剪或电刀连续分离阴道膀胱间隙（图4-87），推下膀胱，向两侧扩展膀胱柱。这样可避免损伤阴道膀胱静脉丛，减少出血。

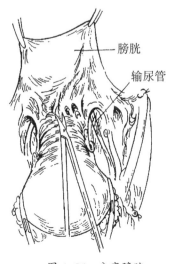

图4-86　分离膀胱

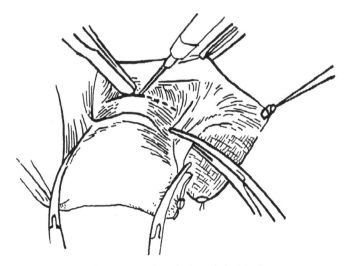

图4-87　用电刀分离阴道膀胱间隙

（15）分离直肠。将子宫拉向耻骨联合方向，剪开子宫骶骨韧带表面及直肠反折处腹膜，用手指或剪刀分开直肠、阴道间隙至阴道后穹隆 3cm（图 4-88），充分暴露子宫骶骨韧带内侧缘，并与直肠侧壁分开。

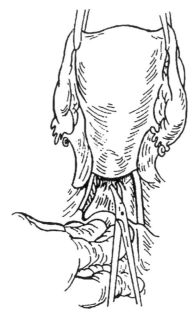

图 4-88　分开直肠阴道间隙

（16）展开直肠侧窝，切除子宫骶骨韧带。将子宫向左下方牵引，将直肠向左上方牵引，在子宫骶骨韧带外侧，用解剖剪或手指打开直肠侧窝，游离子宫骶骨韧带外侧缘，尽可能地靠近骶骨处钳夹、切断子宫骶骨韧带，用 7 号丝线缝扎（图 4-89）。一般要求切除该韧带 2/3 即可，通常分 2 次完成。此步可用电刀切断韧带，一般不用缝扎。

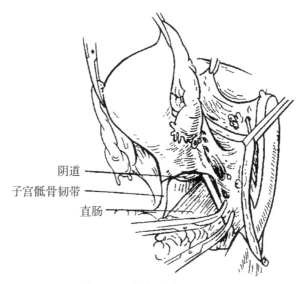

阴道
子宫骶骨韧带
直肠

图 4-89　断扎子宫骶骨韧带

同法处理对侧。

（17）解剖输尿管。断扎宫颈膀胱韧带前叶：先从子宫骶骨韧带外侧向前初步分离输尿管至"隧道"入口处（图4-90），将子宫动脉残端进一步游离，翻向输尿管内侧。用示指或长弯血管钳，或长弯剪刀沿输尿管上内侧方插入输尿管隧道内（图4-91），分2次贯穿、钳夹、切断宫颈膀胱韧带前叶至输尿管进入膀胱处，将输尿管完整地解剖（分离）出来（图4-92），用4号丝线结扎，亦可不贯通而分次直接做钳夹、切断、缝扎。次步操作十分重要，若操作不当，容易损伤输尿管（被插入隧道内的血管钳刺伤或误伤）或造成不必要的出血。

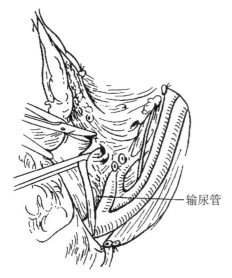

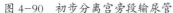

图4-90　初步分离宫旁段输尿管

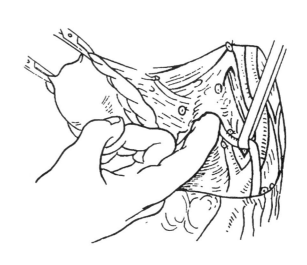

图4-91　用示指插入输尿管隧道内

（18）处理宫颈膀胱韧带后叶，保留下腹下神经丛的膀胱支。有多位学者描述了如何在切除宫颈膀胱韧带时，保留附着在阴道前壁下段的下腹下神经丛远端。切断宫颈膀胱韧带前叶后，锐性分离输尿管内侧疏松结缔组织，并推向外下方。仔细锐性分离宫颈膀胱韧带后叶，其外侧为沿阴道前壁走行的下腹下神经丛的膀胱支，内侧为血管部分，可通过触摸加以区别，以膀胱下动脉为界，切断血管部分，保留外侧的下腹下神经丛。继续将阴道旁组织与下腹下神经丛分离，最后切除阴道，保留下腹下神经丛及其膀胱支。

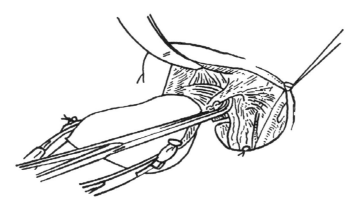

图4-92　用长弯血管钳（胆管钳）插入输尿管隧道内

同法处理对侧。

（19）展开膀胱侧窝，断扎主韧带。主韧带是癌瘤容易转移的部位，切除它是根治术的关键之一，要求仔细地解剖，靠近盆壁切除。

切除子宫骶骨韧带后，能更好地暴露主韧带后缘，然后沿主韧带表面，用解剖剪或血管钳向前向内扩展膀胱侧窝，暴露主韧带的前缘，将输尿管推向外侧，充分暴露主韧带，分离该韧带外侧缘表面的结缔组织，以缩小韧带，更主要的是缩小起始部。近盆壁处钳夹、切断主韧带 3/4，用 7 号丝线缝扎（图 4-93）。此部分通常分 2 次进行。笔者处理主韧带时，不游离输尿管床，而用中号 S 拉钩将输尿管拉向外侧，充分暴露膀胱侧窝及主韧带，一次性断扎主韧带（图 4-94）。这样可保持输尿管更多的血供。

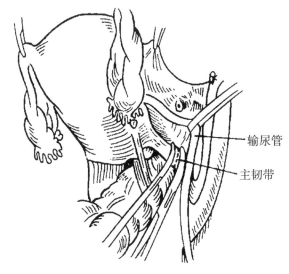

输尿管

主韧带

图 4-93　断扎主韧带 3/4

同法处理对侧。

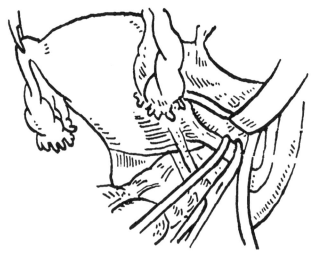

图 4-94　用 S 状拉钩将输尿管拉向外侧，暴露主韧带，在近盆壁处断扎主韧带 3/4 带

另一种切除主韧带的方法是用手指或长弯血管钳，自直肠侧窝贯通主韧带底部最薄弱处至膀胱侧窝（图 4-95），将其钳夹、切断，用 7 号丝线缝扎。

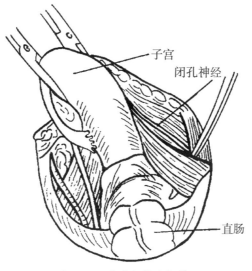

图 4-95 贯穿断扎主韧带

子宫
闭孔神经
直肠

同法处理对侧子宫骶骨韧带和主韧带。

（20）处理阴道旁组织。切除足够长度的阴道，亦是宫颈癌根治术的关键之一，能大大减少阴道复发。主韧带切除后，只有阴道与手术标本相连。此时，将子宫向对侧牵拉，检查膀胱与直肠分离是否足够，然后用长弯血管钳钳夹、切断阴道旁组织，用 7 号丝线缝扎（图 4-96）。

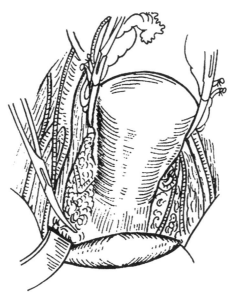

图 4-96 钳夹并切断阴道旁组织

（21）横断阴道。向上牵拉子宫，暴露阴道壁上段。经检查，若阴道旁组织切除已达预定平面稍下方，即可在预定要切除的位置（阴道 1/2 处），用 2 把直角钳相对钳夹阴道，紧靠下方的直角钳横断阴道 2～3cm（离宫颈，阴道癌灶 2cm）。用 3% 碘酊和 75% 酒精消毒。

（22）固定（悬吊）输尿管。若病情需要游离输尿管，用 3-0 合成可吸收线将游离之输尿管间断缝合于髂内动脉前支（图 4-97）。注意只做浅表缝合，一般只需 4～5 针即可，起悬吊输尿管的作用。如术中不游离输尿管，不需悬吊输尿管。

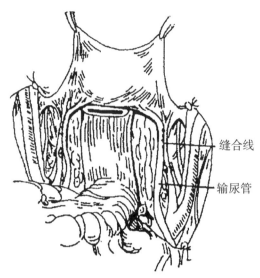

图 4-97　用 3-0 合成可吸收线将输尿管与髂内
动脉前支做表浅缝合

（23）重建部分阴道。如阴道切除超过 2cm，用 1-0 号或 2-0 号合成线将直肠反折腹膜与阴道后壁缝合，膀胱反折腹膜缝合于阴道前壁，阴道两侧壁分别与同侧膀胱、直肠腹膜缝合。距阴道腹膜吻合处 2～3cm，用 4 号丝线间断缝合直肠、膀胱浆膜，封闭阴道，以延长阴道（图 4-98，图 4-99）。

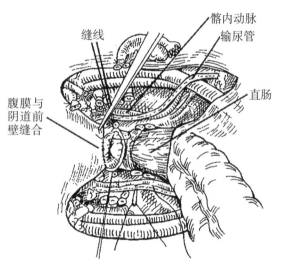

图 4-98　膀胱腹膜与阴道前壁缝合，直肠腹膜
与阴道后壁缝合

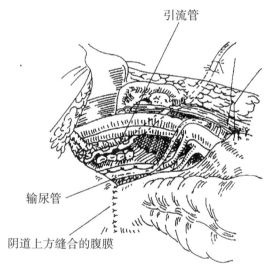

图 4-99　膀胱腹膜与直肠乙状结肠浆膜缝合，部
分阴道重建，阴道延长。闭孔窝处置入引流管

（24）腹膜后置入引流管，缝合后腹膜。盆腔冲洗，用聚乙烯或橡皮引流管经前腹壁侧方插入腹膜后，经髂外血管与腰大肌间隙达闭孔窝（图 4-99），缝合盆底腹膜（图 4-100）。或将引流管置入闭孔窝内，经宫旁沟从阴道引出，缝合盆底腹膜。

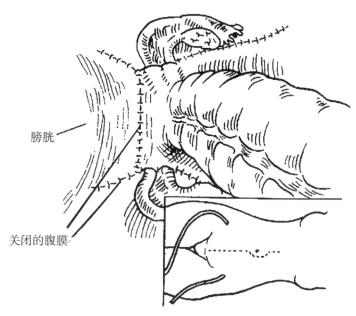

膀胱

关闭的腹膜

图 4-100　缝合后腹膜，引流管从前腹壁引出

（25）卵巢移位。年龄在 45 岁以下的患者，可保留一侧卵巢。如考虑术后辅助放疗者，须行卵巢移位术。

（26）耻骨上膀胱造瘘引流。若主韧带紧靠盆壁切除，阴道切除长度超过 2cm，于上述操作完成后，用 300 ～ 400ml 消毒盐水充盈膀胱，用膀胱穿刺于耻骨联合上缘经皮肤插入膀胱，将 14 号或 16 号导尿管经针芯插入膀胱 5 ～ 6cm，退出针管，固定导尿管于皮肤上，接引流瓶或尿袋引流（图 4-101，图 4-102，图 4-103），拔除置入尿道之导尿管。

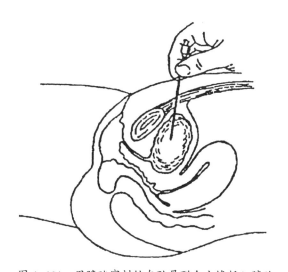

图 4-101　用膀胱穿刺针在耻骨联合上缘插入膀胱

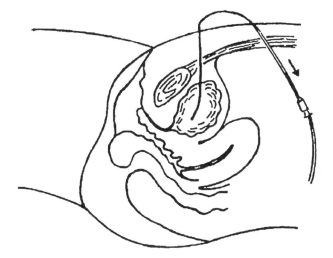

图 4-102　导尿管经针芯插入膀胱，退出针管，导尿管接引流瓶或尿袋引流

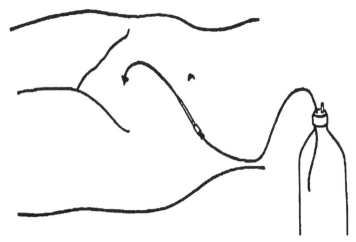

图 4-103 导尿管通过三通装置接封闭引流管

（27）缝合腹壁各层。1974 年 Piver-Rutledge-Smith 对子宫颈浸润癌提出 5 类（型）扩大子宫切除术的分类法，不同手术类（型）的适应证及手术范围有所不同，十分具体明确，很有实用价值，很快被妇科肿瘤学者专家接受和推广。随后国内有专家认为其中 Ⅱ、Ⅲ 类手术的范围差别较大，笔者亦有同感。为此我们对 Piver Ⅲ 类型手术修订改良，称改良 Ⅲ 型扩大子宫切除术，并进行对照研究。结果表明，Ⅱ 类手术与 Ⅲ 类手术相比并发症较轻，恢复快，而生存率没有差异。具体手术方法与技巧见本书"4.9 节"。

（孙黎黎　陈惠祯　何　灿）

4.8　腹膜外盆腔淋巴结切除术及阴式广泛子宫切除术

4.8.1　适应证

腹膜外盆腔淋巴组织切除术和阴式子宫广泛切除术，其适应证与"4.7 Ⅲ 类（Ⅲ 型）扩大子宫切除术：腹腔内盆腔淋巴结切除术及子宫广泛切除术"相同。

4.8.2　手术范围

与"4.7 Ⅲ 类扩大子宫切除术"相同。

4.8.3　手术方法与技巧

1. 腹膜外盆腔淋巴结切除术

（1）腹部切口。一般采取下腹部正中切口，或腹直肌旁切口，长 16 ～ 18cm。对一些肥胖者可采用改良 Pfermenstio 切口（耻骨上横行半月状切口），自一侧髂前上棘到对侧，距耻骨上缘二横指切开皮肤及筋膜。充分地钝性游离筋膜（腹直肌前鞘、腹横肌筋膜、腹外斜肌筋膜），下达耻骨上缘，上达脐部。纵行分离腹直肌，达腹膜外。

（2）分离腹膜外间隙（以左侧为例）。用鼠齿钳提起左侧腹直肌前鞘边缘，术者一手伸入腹直肌后，钝性分离左侧腹壁与腹膜间隙（图 4-104），再向膀胱侧窝脂肪堆处分离腹膜外腔。此时应注意腹壁下动静脉的走向，勿致出血而影响操作，如有出血应结扎止血。当向下分离到腹股沟管内口处暴露出圆韧带的腹膜外部分时，用鼠齿钳夹持圆韧带，小心分离周围组织，充分游离腹膜外部分（图 4-105）。

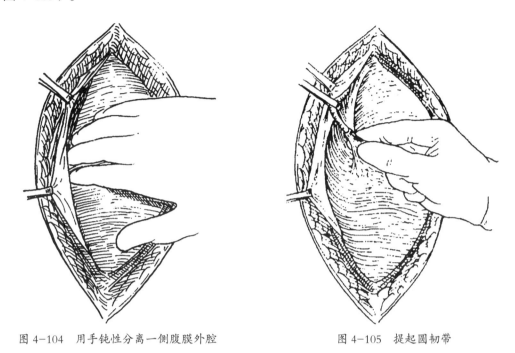

图 4-104 用手钝性分离一侧腹膜外腔　　　　图 4-105 提起圆韧带

在靠近腹股沟区用 2 把止血钳钳夹并切断圆韧带，用 7 号丝线结扎，随即将腹膜向内上方充分游离（图 4-106）。

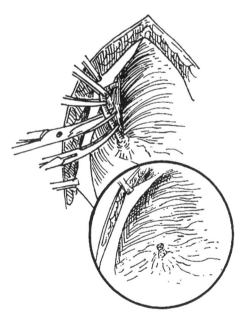

图 4-106 钳夹、切断圆韧带

（3）暴露髂血管及淋巴结。用拉钩牵拉左侧腹壁，小心地向内上方推开腹膜囊，充分暴露髂总动脉下端的腹膜外腔，以显露髂总动脉及髂内、髂外动脉分叉处。用纱垫保护腹膜囊及侧腹壁。用小胸腔拉钩固定。髂血管的两端分别用拉钩牵拉开，注意用纱布包住金属拉钩，切勿用力过猛损伤静脉血管。此时，盆腔大血管及输尿管便显而易见（图 4-107）。

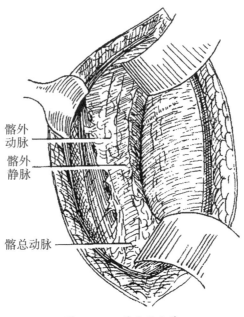

图 4-107 暴露髂血管

（4）切除盆腔各组织淋巴结及脂肪组织。从髂总动脉下端外侧的腰大肌开始，自上而下，剪开血管鞘膜，钝性锐性相结合分离髂总、髂外、腹股沟深淋巴结及脂肪组织（图 4-108～图 4-110）。注意在髂外血管的下端近腹股沟韧带处有较大的腹股沟深淋巴结，其下端有旋髂深静脉。清扫淋巴结时，应用细丝线结扎其远端淋巴管，以减少术后淋巴囊肿形成。在切除闭孔区的淋巴结及脂肪组织时，助手用静脉拉钩将髂外静脉轻轻向外上方牵拉，术者用血管钳分离闭孔区淋巴脂肪组织，显露闭孔神经，并沿闭孔神经两侧从外往内清除脂肪组织及淋巴结（图 4-111，图 4-112）。操作切不可过深。再自髂内动脉起始部向下切除脂肪及淋巴结，并与已切除的闭孔区脂肪组织和淋巴结汇合成片，整块分离出来。在分离髂内外血管间脂肪及淋巴结时，应特别小心，此处较易出血。

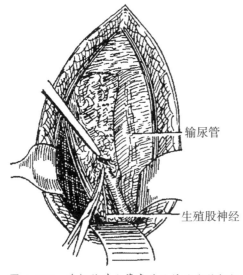

图 4-108 清扫髂外血管旁淋巴结及脂肪组织

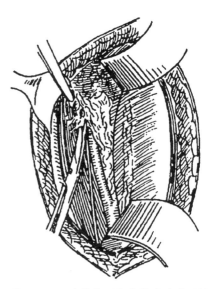

图 4-109 继续向下分离髂外动脉下段
淋巴结及脂肪组织

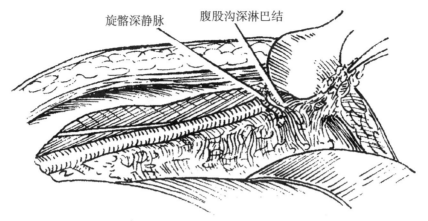

旋髂深静脉　　　腹股沟深淋巴结

图 4-110　清扫腹股沟深淋巴结，注意结扎淋巴管远侧端

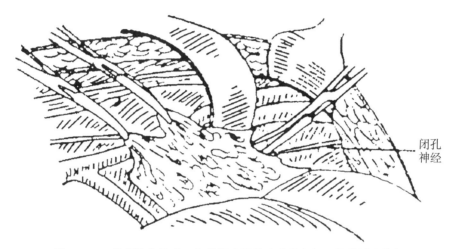

闭孔
神经

图 4-111　拉开髂外静脉，分离闭孔区淋巴脂肪组织，暴露闭孔神经

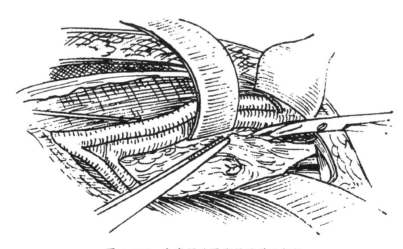

图 4-112　分离闭孔区脂肪及淋巴组织

（5）在腹膜外结扎子宫动脉。在清扫完髂内动脉的淋巴脂肪组织后，可在髂内动脉的中部寻见子宫动脉起始处，游离后将其钳夹、切断并用 4 号丝线结扎（图 4-113）。

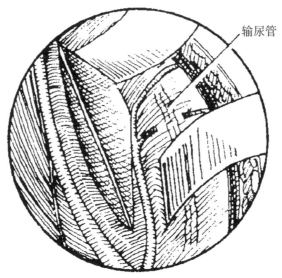

输尿管

图 4-113　于输尿管外侧钳夹、剪断、结扎子宫动脉

（6）在腹膜外结扎卵巢血管。于腹膜外扪及子宫和卵巢后，顺卵巢向上寻找骨盆漏斗韧带，即可见到卵巢动、静脉，用鼠齿钳提起卵巢血管，钝性分离腹膜后间隙，将卵巢血管切断结扎。注意辨认其内侧的输尿管，切勿误扎。

（7）在腹膜外结扎髂内动脉。分离髂内动脉，用 7 号丝线双重结扎（图 4-114 ～图 4-116）。以同样方法处理右侧的盆腔淋巴结。

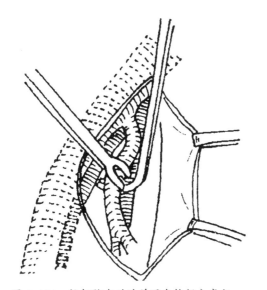

图 4-114　拉起髂内动脉并用米格钳分离之

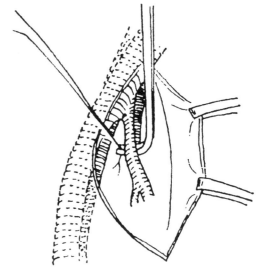

图 4-115　用米格钳引进 2 条 7 号丝线

2. 子宫广泛切除术

（1）会阴部切开和阴道切开。患者取截石位，于会阴左正中旁注射稀释肾上腺素以准备 Schuchardt 切口。Schuchardt 切口是扩大的会阴侧切术的一种，将阴道后壁与左侧壁交界部分切开。它能扩大术野，暴露左侧直肠旁间隙。该切口从阴道最顶端即穹隆部延伸至最低端即会阴（图 4-117）。在切口顶端是左侧直肠旁间隙，医生可钝性将直肠向内侧分离。除了最近端，肛提肌可被分开以充分暴露左侧直肠旁间隙。

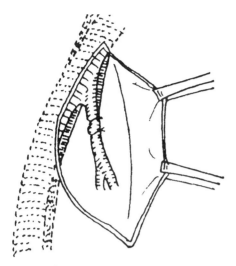

图 4-116 用 2 条 7 号丝线分别结扎髂内动脉

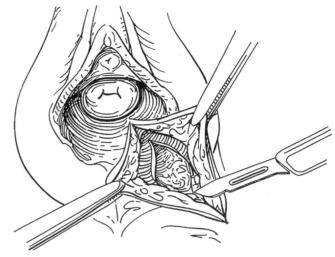

图 4-117 Schuchardt 切口，将阴道后壁与左侧壁交界部分切开

（2）做阴道袖口（vaginal cuff）及分离阴道壁。做阴道袖口的目的是便于分离阴道壁，达到所需要的阴道长度。首先标记手术切缘。在阴道黏膜上、中 1/3 交界处，以数把 Allis 钳环形夹，准备做阴道袖口并关闭之，以防癌细胞向外扩散，袖口形成后还能用手牵引，以利手术操作。阴道袖口的位置离开癌肿部位越远越好，原则上，袖口的边缘应距离癌肿约 3cm。在阴道的皱襞组织注射稀释肾上腺素溶液，使阴道壁组织相互分离（图 4-118）。

Allis 钳顶端的阴道外壁被环形切开（图 4-119）。手术刀上所使用的力量应保证刚刚切开阴道黏膜浅肌层，而不切开阴道壁全层。仅在阴道前穹隆及后穹隆处才能行全层切开（阴道壁 3 层组织均被切开）。而在阴道两侧（3、4 点之间和 8、9 点之间）仅切开阴道表浅黏膜层，以免破坏阴道穹隆与宫旁韧带的关系。

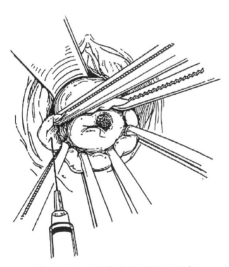

图 4-118 阴道的皱襞组织注射
肾上腺素溶液

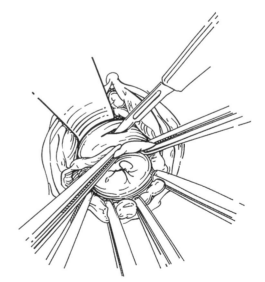

图 4-119 Allis 钳顶端的阴道壁被环形切开

切开阴道黏膜层后，向上稍分离，然后用抓钳（如 Chrobak 钳）冠状位夹住已切开及分离的阴道壁，包住宫颈（图 4-120），即形成阴道袖套，用电刀或手术刀向上分离阴道上中段。

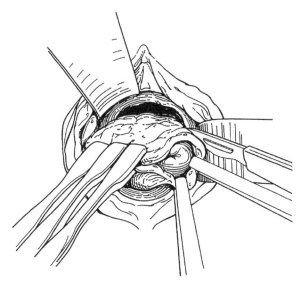

图 4-120　以抓钳冠状位夹住阴道穹隆覆盖宫颈

　　阴道组织被分开后，向下牵引阴道袖口，则阴道旁、子宫颈旁和子宫旁结缔组织可向下移。子宫血管的上行支和下行支，也相应向下移位。游离阴道穹隆部以及子宫和周围组织（如宫颈旁韧带和子宫旁韧带）时，膀胱和输尿管末端与这些组织关系密切，必须予以分离。膀胱阴道间隙需小心分离，以免损伤膀胱，后者与抓钳顶端相隔很近。分离时应特别小心以进入恰当间隙（图 4-121A）。

　　（3）分离膀胱和开放膀胱侧窝。用示指或剪刀锐性分离的阴道上切口，轻轻推开疏松组织，剥离膀胱子宫间隙，暴露膀胱子宫皱襞。一旦膀胱阴道间隙被打开，即可解剖膀胱子宫韧带。膀胱子宫韧带又名膀胱脚或膀胱柱，它上、下的组织都较疏松，此处即为输尿管膝部（图 4-121B）。

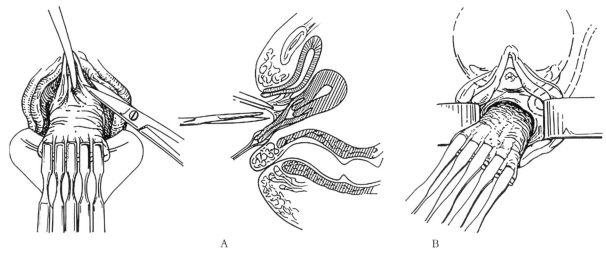

A　　　　　　　　　　　　　　　　　　　　　B

图 4-121　分离膀胱和开放膀胱侧窝
A. 分离膀胱阴道间隙；B. 输尿管膝部位于膀胱柱内

　　将阴道袖口向右下方牵引，膀胱子宫间隙的阴道拉钩向右上方牵引。手术者一手在左侧膀胱子宫韧带的外侧方于左侧盆壁之间插入，向中间钝性分离膀胱，开放左侧膀胱侧窝（图 4-122）。

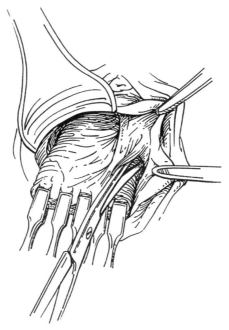

图 4-122 开放左侧膀胱侧窝

（4）游离输尿管及缝扎子宫血管等。从解剖学位置看，子宫动脉在子宫峡部外侧约 1.5cm 处与同侧的输尿管交叉，实际上子宫动脉乃从输尿管膝部环内穿过，因此，子宫动脉是斜躺在输尿管膝部外支上，在膝部内支间通过。左侧子宫动脉未断离时，右侧输尿管膝部的位置大约比左侧输尿管膝部低 1cm，手术时应注意。当然，左侧子宫动脉切除后，左侧输尿管膝部便向后退缩，这时它比右侧子宫动脉未断离时的右侧输尿管膝部要高得多，当然右侧子宫动脉切断后，其输尿管膝部也会后退。输尿管膝部向后退缩，有利于手术的进行。

触摸或触诊左侧输尿管。在患者左侧膀胱侧窝开放后，手术者用手指以对应的方式触摸或触诊对侧膀胱子宫韧带（图 4-123）。由于输尿管自上而下由膀胱子宫韧带内经过，因此，倘若在示指之间有条索状并略呈弹性的感觉时，该条索物可能是输尿管，然后再做进一步的确定。

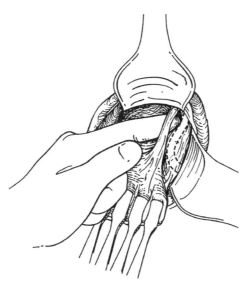

图 4-123 左侧膀胱柱内触及输尿管膝部

　　膀胱阴道间隙和膀胱旁左侧间隙被打开后，左侧膀胱柱及输尿管可被分离。试探性切开左侧膀胱子宫韧带边缘。膀胱子宫韧带里不但有输尿管经过，而且还有丰富的血管。为了尽量避免损伤输尿管，必须谨慎和逐步地切开左侧膀胱子宫韧带的边缘，渐次游离同侧输尿管。左侧膀胱韧带边缘经过试探性的切开后，该处组织比原来的厚度稍薄一些，有利于进一步触诊输尿管。

　　左侧输尿管的位置基本确定后，用长弯剪从左侧膀胱宫颈韧带的外侧部扩大创面，游离输尿管，尽可能不损伤膀胱子宫韧带内血管。膀胱柱外侧纤维被钳夹分离并结扎或电凝切开后，膀胱旁间隙能用较大的拉钩进一步打开。输尿管膝部位于膀胱柱的最深处。输尿管膝部被确认后，膀胱柱内侧纤维也可被分离（图4-124）。

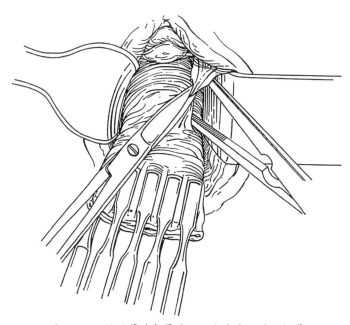

图 4-124　输尿管膝部暴露后，分离宫颈膀胱韧带

　　输尿管隧道位于输尿管的最下处，与输尿管膝部紧接。手术者用示指沿着输尿管膝部的外支插入，便可遇到阻力很少的组织，稍做分离后，隧道即可开放，输尿管膝部的活动度也就增大。

　　子宫动静脉是从输尿管膝部的底部与输尿管交叉。确认并向上分离子宫动静脉至输尿管膝部。然后将该动脉支尽可能分离至输尿管膝部外侧，并在靠主干处结扎切断（图4-125A）。以同样的方式打开右侧膀胱旁间隙和分离右侧输尿管。然后，打开后侧腹膜反折（图4-125B）。以有尾巾包裹并牵开小肠，用拉钩将直肠向后牵开。此时可见直肠柱。切开覆盖在直肠柱和直肠上的腹膜时须分外谨慎，因为输尿管附着于此处腹膜。应靠近直肠分离直肠柱（图4-126）。

　　（5）处理子宫主韧带（图4-127）。直肠柱被分离后，主韧带亦可被分开。子宫主韧带属于子宫颈旁结缔组织的范围，它自子宫颈部及部分子宫体部呈折扇张开分布在两侧盆壁，体积比较宽厚。整个主韧带由外向内分作浅层、中层和深层，先操作浅层。若从右侧开始，则利用特制宽钳将闭合的阴道袖口向患者的左侧牵引，以尽量紧张右侧子宫主韧带，用长弯止血钳近右侧盆壁钳夹该韧带浅层。手术者的一手掌面朝上，手指从下面支撑住右侧主韧带，在该韧带浅层自后向前刺入已穿好7号丝线穿线器，准备缝扎。

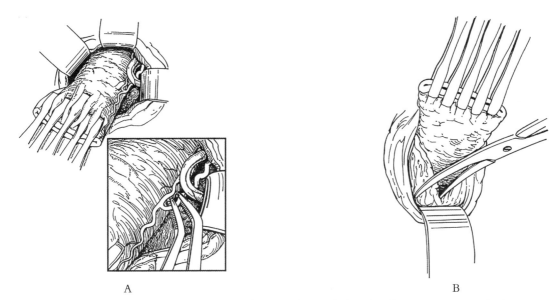

A   B

图 4-125   确认并向上分离子宫动静脉至输尿管膝部，在输尿管膝部外侧靠主干处结扎切断（A）锐性分
离陶氏腔，注意直肠位置（B）

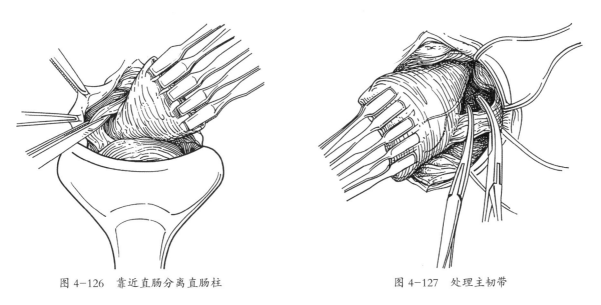

图 4-126   靠近直肠分离直肠柱   图 4-127   处理主韧带

断离和缝扎右侧子宫主韧带浅层。缝线穿过后在长弯钳的内侧面剪断右侧子宫韧带浅层，加以
结扎或缝扎。

处理右侧子宫主韧带中层。仍把闭合阴道袖口向患者的左侧牵引，以尽量紧张右侧子宫主韧
带，用长弯止血钳近右侧盆壁钳夹紧，在其下方相当于子宫主韧带中层下方由背侧刺入已穿好 7 号
丝线穿线器。缝线穿过后在长弯钳的内侧面剪断右侧子宫韧带中层，加以结扎或缝扎。

（6）开放膀胱子宫反折腹膜与子宫直肠反折腹膜。开放膀胱子宫反折腹膜：将闭合的阴道袖
口的所有抓钳向前下方牵引。膀胱子宫反折腹膜暴露清楚后，剪开或切开并扩大切口，在切口上用
1-0 号合成可吸收线缝合一针，于阴道前穹隆处置入一拉钩。清楚地暴露子宫膀胱反折处腹膜。

开放子宫直肠反折腹膜：将闭合的阴道袖口的所有抓钳向前上方牵引。清楚地暴露子宫直肠窝
底的腹膜，剪开或切开并扩大切口，在切口上用 1-0 号合成可吸收线缝合一针，放入一把阴道拉

钩，将子宫压向前方。

（7）子宫骶韧带的处理。子宫骶骨韧带又称直肠脚。分离左侧子宫骶骨韧带时，若大网膜或肠管向外膨出干扰操作时，用纱布或纱布条填入阴道后穹隆腹膜切口，不使大网膜和肠管膨出干扰手术，并防止损伤。以示指抵挡在切口，压直肠向右避开。用闭合的长弯钳剪或无齿长弯止血钳轻轻插入阴道左侧穹隆，初步分离左侧子宫骶韧带浅层。

开放左侧直肠旁窝：左侧直肠旁窝位于左侧子宫骶骨韧带的外侧，其间为疏松组织。将阴道袖口向右前上方牵引，紧张左侧子宫骶骨韧带。用示指分离其外侧的疏松结缔组织，逐渐插入以开放左侧直肠侧窝（图4-128）。

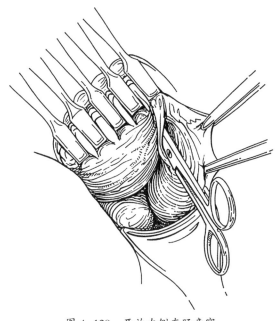

图 4-128 开放左侧直肠旁窝

处理左侧子宫骶骨韧带中层和深层。用长弯剪剪开左侧腹膜直肠移行部，横剪左侧直肠柱内侧腹膜。以钝性和锐性分离，进一步游离左侧子宫骶骨韧带，并使其充分紧张。用两把中弯止血钳略近直肠处分别钳夹住左侧子宫骶韧带的中层和深层。在两把止血钳之间切断，结扎。

（8）处理骨盆漏斗韧带和子宫圆韧带：当子宫体翻出后，用一把子宫颈钳，钳夹住子宫颈，另一把子宫钳，钳夹住子宫底部，在子宫颈部和子宫体部产生相互对应牵拉的作用，用力勿太大。扩大剪开前腹膜，子宫底部可通过腹膜切口送出。如果需切除卵巢，可将子宫圆韧带和骨盆漏斗韧带切开。

根据术者个人习惯，可将腹膜和阴道穹隆部关闭。缝合皮下组织将肛提肌断端靠拢，关闭Schuchardt切口。

（董迪荣　陈惠祯　闵晓红）

4.9 改良 Piver Ⅲ类（型）扩大子宫切除术

4.9.1 适应证

改良 Piver Ⅲ类子宫切除术是指在Ⅲ类扩大子宫切除术基础进行改良，以减轻其手术并发症。适应证与本书Ⅲ类扩大子宫切除术式——腹膜内盆腔淋巴结切除术和子宫广泛切除术相同。

4.9.2 手术范围

改良 Piver Ⅲ型子宫切除术的改良主要包括切断宫骶韧带的 1/2；分离、贯穿输尿管隧道，断扎宫颈膀胱韧带前叶，同时断扎子宫动脉，保留子宫动脉输尿管支，切除主韧带 3/4，保留该韧带后部部分组织，断扎阴道旁组织 2cm，切除阴道 2～3cm，如为ⅡA期患者阴道的切缘距阴道病灶不少于 2cm。

4.9.3 手术方法与技巧

1. 开腹手术探查，断扎卵巢血管

沿漏斗韧带内侧剪开阔韧带后叶至子宫骶韧带处，打开腹膜后间隙，将卵巢血管游离并在骨盆入口处钳夹、切断，分别用 7 号和 4 号丝线双重结扎。同法处理对侧。对年轻患者应保留一侧卵巢。

2. 盆腔淋巴结切除

采用腹膜内撕剥式盆腔淋巴结清扫术，自髂总动脉外侧 2cm 向内清扫淋巴及脂肪组织（图 4-129）。上自髂外动脉交叉以上 2～3cm 处开始，先切断髂总淋巴管，近心端结扎。将远心端以弯血管钳夹住，沿髂外血管平行方向，自上而下钝性撕拉（图 4-130）。将整片的髂总、髂外淋巴结撕下直到腹股沟深淋巴结。将腹股沟深淋巴结捏于术者的示指与拇指间撕拉而下（图 4-131）。此后沿髂外静脉的内侧壁打开血管鞘膜，以示指钝性分离周围的淋巴、脂肪组织，暴露闭孔窝（图 4-132），在膀胱上动脉的外侧钝性分离膀胱侧窝，暴露闭孔神经（图 4-133）。将闭孔神经夹于示指及中指之间，自下而上将闭孔淋巴结及髂内淋巴结钝性撕下（图 4-134）。然后向内侧连同宫旁淋巴结一并撕下，这就完成了一侧淋巴结清扫，另一侧同样施行。

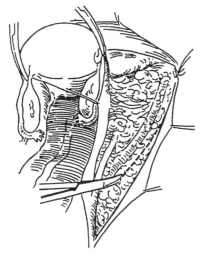

图 4-129 自髂总动脉外侧 2cm 向内清扫淋巴及脂肪组织

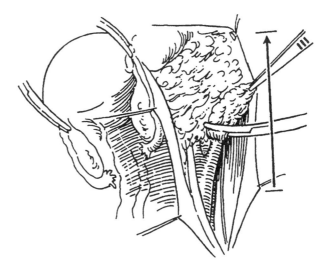

图 4-130 自上而下钝性撕拉髂总及髂外淋巴结

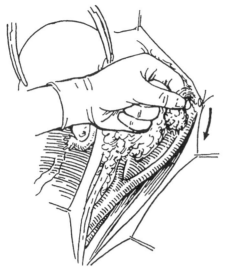

图 4-131　将腹股沟深淋巴结捏于手术者的
示指与拇指间撕拉而下

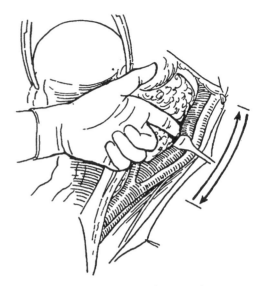

图 4-132　用示指暴露闭孔窝

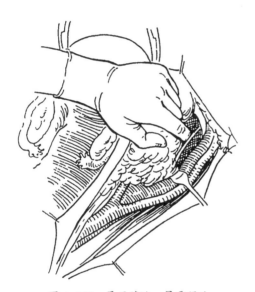

图 4-133　展开膀胱，暴露闭孔

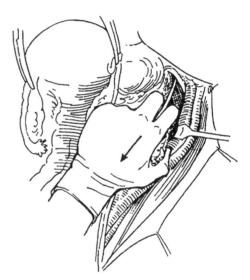

图 4-134　将闭孔神经夹于示指和中指之间，
自下而上将闭孔淋巴结及髂内淋巴结钝性撕下

3. 改良Ⅲ型子宫切除术

（1）分离宫颈/阴道膀胱间隙。宫颈/阴道膀胱间隙实际上包括宫颈膀胱间隙和阴道膀胱间隙（可称宫颈/阴道膀胱间隙），由宫颈膀胱韧带（膀胱柱）将二者分开。分离宫颈膀胱间隙可分为两步：第一步，用鼠齿镊或长弯血管钳提起膀胱反折腹膜，用方头拉钩分离宫颈膀胱间隙间白色泡沫状疏松结缔组织达宫颈前白色光滑的筋膜层，初步扩张膀胱柱。第二步，当第一步分离接近阴道穹隆时，膀胱以横向的膀胱宫颈韧带附着于宫颈前，向下分离阴道膀胱间隙较困难。此步操作不当容易引起出血，甚至大出血，且有损伤膀胱的可能。分离该间隙时，安全的方法是，先用方头拉钩向前向下提起膀胱，用左手压低宫颈，用解剖剪或电刀连续分离阴道膀胱间隙，推下膀胱，向两侧扩展膀胱柱（图 4-135），这样可避免损伤膀胱和阴道静脉丛，减少出血。

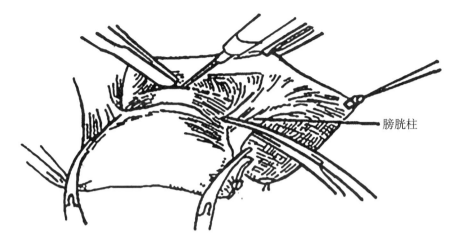

膀胱柱

图 4-135　用电刀分离膀胱阴道间隙

（2）分离阴道直肠间隙，切除宫骶韧带的 1/2。将子宫向左下方牵引，将直肠向左上方牵引，在子宫骶骨韧带内侧，剪开直肠反折腹膜，用长弯血管钳或解剖剪分离阴道直肠间隙，至后穹隆 3cm。用解剖剪或手指打开直肠侧窝，游离子宫骶骨韧带外侧缘，切断子宫骶骨韧带 1/2，用 7 号丝线缝扎。此步可用电刀切断骶韧带，一般不用缝扎。

（3）处理输尿管隧道及宫颈膀胱韧带前叶，为切除主韧带创造条件。从髂内动脉起始处断扎子宫动脉。但从保留输尿管更多的血供来说，可从输尿管内侧断扎，以保留子宫动脉输尿管支。其方法是：用长弯血管钳在输尿管隧道入口处插入输尿管隧道内，在内侧及上方充分分离输尿管，于输尿管内上方贯通、钳夹、切断、结扎宫颈膀胱韧带前叶（含子宫血管）至输尿管进入膀胱处，一般分 2 次完成（图 4-136、图 4-137）。处理好这一步尤其重要。此步若操作不当，易损伤输尿管（被插入隧道内的血管钳刺伤或误夹）或造成不必要的出血。

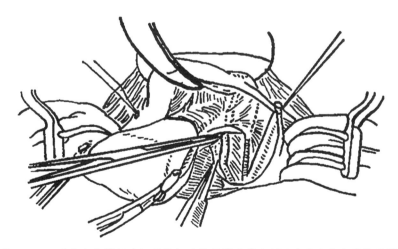

图 4-136　用长弯血管钳（胆管钳）从输尿管隧道内侧及上方充分分离输尿管

（4）输尿管及主韧带的处理。以前须将宫旁段输尿管完全解剖（游离）出来，这样必将影响输尿管的血供和自然走向。近年来我们采用暴露输尿管而不游离输尿管床的方法，即不需游离输尿管床，而是用中号 S 状拉钩将输尿管拉向外侧扩展膀胱侧窝，暴露主韧带前缘、后缘及外侧缘，在近盆腔处用两把长弯血管钳（胆管钳）一次性钳夹、切断主韧带 3/4，用 7 号丝线缝扎（图

4-138）。保留了足够长度的自主神经，有利于膀胱功能的恢复，降低输尿管瘘的发生。而至今尚未证实完全切除主韧带有多大的裨益。完全切除主韧带可导致严重的膀胱排尿功能障碍。有时则需要游离输尿管，如Ⅳ、Ⅴ类子宫扩大切除术，输尿管有炎性粘连不能直接拉向外侧，那时应游离输尿管，用3-0合成线悬吊（缝合）于髂内动脉前支的外膜上，一般缝合3～4针即可，注意仅做浅表缝合。

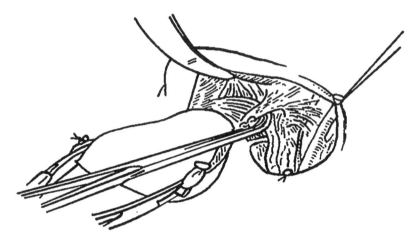

图 4-137　游离并切断近侧端膀胱宫颈韧带前叶，可分两次完成

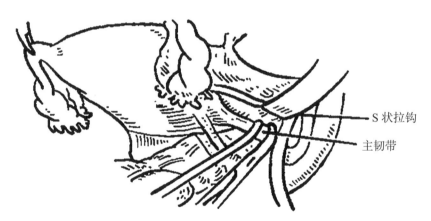

图 4-138　用 S 状拉钩将输尿管拉向外侧，暴露主韧带，在近盆腔壁处断扎主韧带 3/4

（5）适当切除阴道旁组织及足够的阴道长度。阴道旁组织切除的宽度约 2cm，下达与已分离的阴道前后壁下缘相对应（约 3cm 左右）。在预定要切除阴道的位置（离癌灶 2cm 处）横断阴道。值得注意的是，手术切缘距病灶近或切缘阳性者术后复发率高，特别是后者，5 年生存率减至 50%。因此，切除足够的阴道长度很有必要，特别是Ⅱ A 期患者，阴道切缘距离病灶不应少于 2cm。但千篇一律切除阴道的 1/2（3.5～4.5cm）实属不必要，特别是Ⅰ B 期患者。保留部分阴道旁组织和膀胱旁组织，也有利于膀胱功能的恢复。因阴道切除多少（＞2cm 或＜2cm）则间接而严重地损伤膀胱功能。

（6）其他处理。与Ⅲ型扩大子宫切除术"之一"相同。但不需要行耻骨上膀胱造瘘引流。

（张　帆　陈　红　陈惠祯）

4.10　Ⅳ类（Ⅳ型）扩大子宫切除术

4.10.1　适应证
该型手术主要应用于放疗后前部中心复发有可能保留膀胱功能者。

4.10.2　手术范围
手术范围包括将输尿管完全从宫颈膀胱韧带中解剖出来，切除输尿管旁组织，同时沿盆壁组织内侧切除髂内动脉（图4-139），更广泛切除宫旁及阴道旁组织，阴道切除3/4。

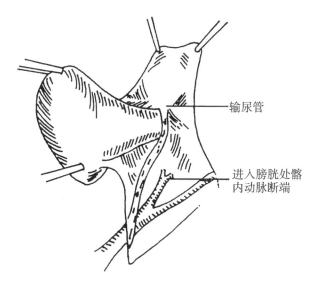

输尿管

进入膀胱处髂内动脉断端

图4-139　切除输尿管周围全部组织及髂内动脉

4.10.3　手术方式与技巧
Ⅳ型手术比Ⅲ型手术的范围有所扩大，但手术方法无大的区别，不同之处有3点。

（1）输尿管被完全地从耻骨膀胱韧带中解剖出来，完全切除输尿管旁组织。

（2）不保留膀胱上动脉。

（3）切除阴道上3/4。

由于结扎支配膀胱的血管，显著地增加瘘孔形成的危险。

（王　华　邬东平　葛彩云）

4.11　Ⅴ类（Ⅴ型）扩大子宫切除术：子宫广泛切除及远端输尿管/和部分膀胱切除术

4.11.1　适应证
该型手术仅适用于于小范围、特殊局部复发而不需行或不愿意行盆腔脏器切除者，即小的复发病灶累及远端输尿管和（或）部分膀胱者，是极少应用的术式。

4.11.2　手术范围
Ⅴ型子宫切除术的目的在于广泛根治性子宫切除术的同时切除受累的远端输尿管及部分膀胱

（图4-140）。该型手术与Ⅳ手术不同之处在于：由于癌瘤累及远端输尿管和（或）部分膀胱，因此，在切除病灶的同时还要切除远端输尿管和（或）部分膀胱，然后再将输尿管植于膀胱，即输尿管膀胱吻合术。

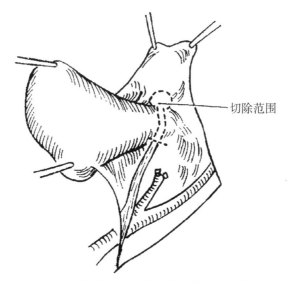

图4-140　切除远端受累的输尿管和部分膀胱

4.11.3　手术方法与技巧

根据切除范围不同，可分为3种术式。

1. 手术方式方法一

部分膀胱切除术，适于仅累及膀胱后壁而未侵犯膀胱三角者，其主要步骤如下。

（1）按广泛子宫切除的要求分离直肠及充分切除宫旁组织。

（2）于膀胱后壁癌灶两侧充分分离膀胱宫颈间隙，触知病灶界限。距病灶2cm处的上方正常组织切开膀胱，探查膀胱受累范围。

（3）将病灶连同部分正常膀胱一并切除（图4-141）。切缘用鼠齿钳牵引。

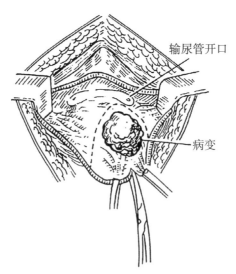

图4-141　切除部分膀胱

（4）用 3-0 号可吸收线全层间断缝合膀胱，用 4-0 号丝线间断缝合浆肌层（图 4-142）。

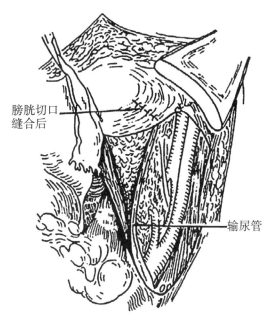

图 4-142　膀胱切口缝合

（5）完成子宫广泛切除术的其余操作。

2. 手术方式方法二

远端输尿管切除术，适于宫旁受侵犯并累及远端输尿管而未累及邻近膀胱者，其主要手术步骤如下。

（1）按子宫广泛切除的要求分离直肠、膀胱、充分切除无病灶的宫旁组织。

（2）沿盆壁分离宫旁及远端输尿管之病灶（图 4-143）。

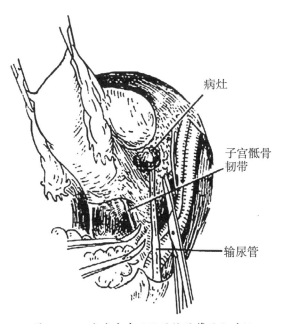

图 4-143　分离宫旁及远端输尿管处之病灶

（3）于病灶上方 1～2cm 处切断输尿管（图 4-144）。

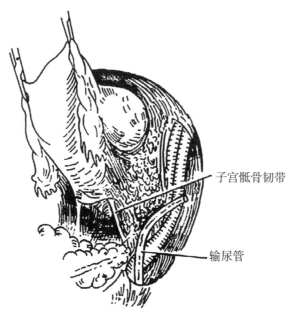

子宫骶骨韧带

输尿管

图 4-144　切断输尿管

（4）将宫旁处病灶与膀胱分开，在输尿管近膀胱入口处将其切断。

（5）连同受累的输尿管广泛切除子宫。

（6）将输尿管移植于膀胱。①输尿管近端剪成前后 2 个瓣，每瓣用 3-0 肠线褥式缝合 1 针（图 4-145A）。②于膀胱侧窝处将膀胱切一小口，将输尿管的缝线从切口内穿出膀胱壁（进针的距离与输尿管的长度相等，图 4-145B）。③结扎缝线，将膀胱口与输尿管用细丝线间断缝合（图 4-145C）。

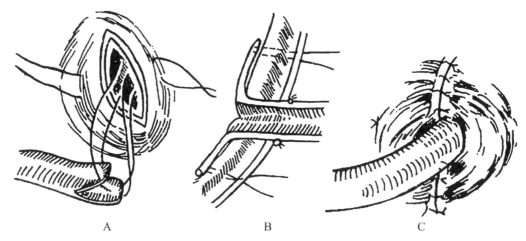

A　　　　　　　　　　B　　　　　　　　　　C

图 4-145　输尿管瓣膀胱褥式缝合（A）；输尿管与膀胱固定（B）；缝合膀胱切口（C）

3. 手术方式方法三

远端输尿管及部分膀胱切除术，适于宫旁受侵犯并累及远端输尿管和邻近膀胱者，其主要手术步骤如下。

（1）按子宫广泛切除术的要求分离膀胱、直肠、充分切除无病灶的宫旁组织。

（2）沿盆壁分离宫旁之癌灶达膀胱侧壁（图 4-146）。

（3）于病灶上方 1 ~ 2cm 切断输尿管（图 4-147）。

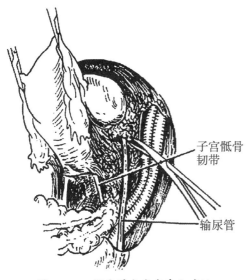

图 4-146　沿盆壁分离宫旁之病灶

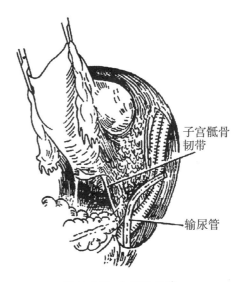

图 4-147　切断输尿管

（4）膀胱病灶 2cm 处打开膀胱，探查膀胱受累范围。

（5）同受累之膀胱、输尿管及其周围部分正常组织一并切除（图 4-148）。

（6）前述方法缝合膀胱（图 4-142）。

（7）按前述方法将输尿管移植于膀胱（图 4-145A、B、C）。

（8）完成子宫广泛切除术的其余操作。

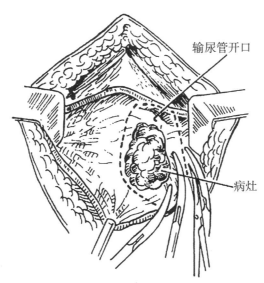

图 4-148　输尿管远端与膀胱部分切除术

（陈惠祯　葛彩云　闵晓红）

4.12 根治性子宫切除术的内脏神经分离

早在 1921 年，日本妇科学家 Okabayashi 首次开展并描述保留神经盆腔手术技巧。随后，普外科医生与泌尿外科医生相继将该术式应用于各自的手术中，分别创新发展出保留神经直肠切除术和保留神经前列腺根治术。尽管保留神经技术术式在妇科学界开展较早，但未引起广泛关注。直至 1988 年，日本妇科医生 Sakamoto，发表首篇有关广泛全子宫切除术的英文文献，并将该项技术命名为"东京"术式。在"东京"术式中，保留神经的关键是盆腔淋巴结清扫后主韧带的分离，即切断主韧带的血管部，同时保护主韧带神经部中的自主神经。西方国家较早致力于保留神经广泛全子宫切除术的是 Yabuki 研究组。Yabuki 提出将子宫韧带划分成两相互联系的组织体系：支持群即筋膜群（compartment），以及引流群即血管群，补充了直肠旁与膀胱旁间隙层面解剖学新知识，使广泛全子宫切除术中保留直肠侧韧带（神经部）时改进主韧带的离断，为实现保留神经提供较好选择。

4.12.1 盆腔自主神经的解剖走行及其解剖学标志性结构

盆腔自主神经，又称盆腔自主神经，由交感和副交感神经组成。交感神经来源于 $T_{11} \sim L_2$ 神经根，从腹主动脉前方向下跨过骶骨岬到达骶前，形成骶前神经丛 / 下腹上神经丛（superior hypogastric plexus，SHP），经骶前分成两支束状的腹下神经（HN）。沿髂总、髂内血管走行，于输尿管内侧下方，紧贴直肠系膜，行向输尿管外下，到达盆腔子宫动脉水平。盆腔副交感神经来源于 $S_2 \sim S_4$ 神经根，$S_2 \sim S_4$ 发出的盆腔内脏神经穿出骶孔后，在直肠侧韧带深面行向前下，形成盆腔内脏神经（PSN）。PSN 与 HN 在直肠旁汇合形成下腹神经丛（IHP）。IHP 发出分支支配相应的脏器，如子宫宫颈支、阴道支、膀胱支及直肠支等。由于包括 HN、PSN 及其膀胱支和子宫支的 IHP 解剖结构复杂，手术当中难以显露，因而 Fuj Ⅱ 等报道的各神经的解剖学标志性结构确保了手术中能明确地解剖分离各个神经，保证了手术中根据需要仅切断 IHP 的子宫宫颈支，而保留了 HN、PSN、IHP 及其膀胱支（图 4-149）。

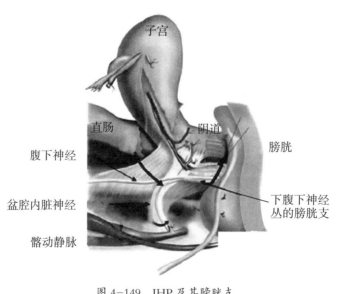

图 4-149 IHP 及其膀胱支

4.12.2　相关解剖要点和手术技巧

在根治性子宫切除术中，位于主韧带血管部的子宫深静脉是 PSN 的重要解剖学标志，其下方即是 PSN 的一支。HN 平行于直肠，走行于输尿管下方 2cm 处的宫骶韧带外侧面的组织内。HN 与 PSN 及 IHP 和其分支构成了盆腔神经平面，因而一旦解剖分离出 PSN，则沿同一平面在宫骶韧带外侧即可分离出 HN。IHP 的子宫侧为 IHP 的子宫宫颈支。位于膀胱宫颈韧带的后叶的膀胱下静脉是 IHP 膀胱支的重要标志。打开膀胱宫颈韧带前叶使输尿管游离于膀胱宫颈韧带后叶，超声刀分离切断走行于膀胱与宫颈之间汇入子宫深静脉的膀胱中静脉，即可解剖分离出平行于宫颈从膀胱后部至子宫深静脉的膀胱下静脉。IHP 的膀胱支即位于膀胱下静脉的下方、阴道旁血管部的外侧。

4.12.3　内脏神经分离术的主要步骤

（1）子宫深静脉从盆腔内脏神经中分离。在髂内动脉处切断子宫动脉，展开直肠旁和膀胱旁间隙。在两间隙间，可以观察到 1 个厚的宫旁连接组织束。其浅层有子宫静脉和膀胱下动脉（不常见），要仔细分离、钳夹、切断、结扎。然后分离切断结扎子宫深静脉（图 4-150A、B）。在子宫深静脉下方，经常可见到盆腔内脏神经的分支（图 4-151A、B）汇入腹下神经。

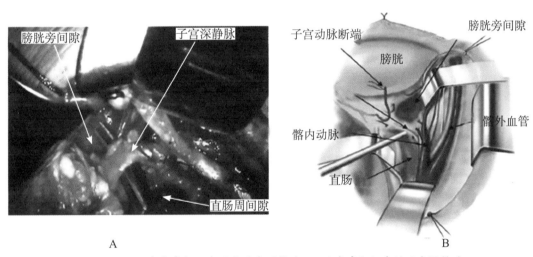

图 4-150　A 在宫旁组织中游离子宫深静脉，B 示宫旁组织中的子宫深静脉

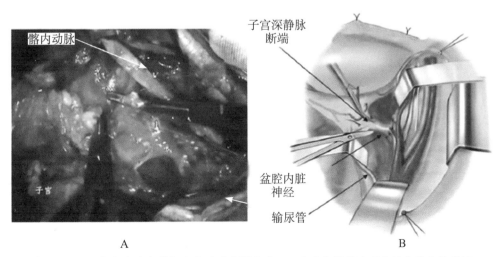

图 4-151　A 分离盆腔内神经上方的子宫深静脉，B 示子宫深静脉下方的盆腔内脏神经

（2）分离腹下神经。在直肠旁间隙直肠侧，分离出与直肠并行的腹下神经（图4-152A、B），并以血管束（带）为标记，切开子宫直肠窝和阔韧带后叶腹膜。充分分离阴道直肠间隙达后穹隆处。

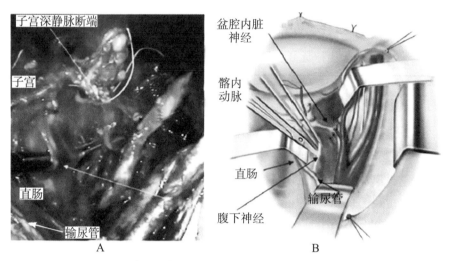

图4-152　A在直肠旁间隙直肠侧分离腹下神经，B示腹下神经

（3）切断宫骶韧带。由于阴道壁已从直肠分开，随后提起直肠，于子宫和直肠两侧暴露子宫骶韧带予以切除，但不包括腹下神经。

（4）从盆腔内脏神经分离子宫深静脉断端，切断主韧带。子宫深静脉断端从直肠侧壁连接组织予以分离，包括内脏神经分支下降至下腹下神经丛。将下腹下神经丛从主韧带中分离，切断主韧带余下的血管部分（包括子宫静脉、动脉、淋巴组织），保留其下部的神经。

（5）断扎宫颈膀胱韧带前叶，分离膀胱宫颈韧带后叶的血管。打开输尿管隧道，断扎宫颈膀胱韧带前叶，游离输尿管，随后分离膀胱宫颈韧带后叶，分两次钳夹切断并结扎膀胱中静脉（从膀胱流向宫颈汇入子宫深静脉）（图4-153）。

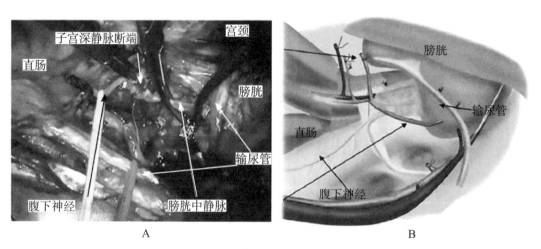

图4-153　A分离膀胱宫颈韧带后叶中的膀胱中静脉，B示膀胱中静脉

（6）游离切断膀胱下静脉。识别出膀胱下静脉（从膀胱后壁流向宫颈，也汇入子宫深静脉）

（图 4-154）。如果沿下腹下神经丛逐步向膀胱分离出内脏神经和下腹神经，那么膀胱下静脉下方的神经束便可呈现（图 4-154）。若膀胱下静脉较易游离，则游离出膀胱下静脉，两次钳夹切断结扎。此时，下腹下神经丛的膀胱支清晰可见。若膀胱下静脉游离困难，则可在游离阴道旁组织时将其与阴道旁血管一起钳夹。

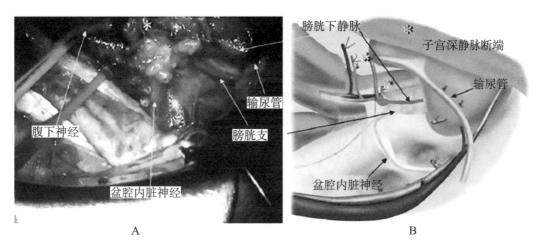

图 4-154 A 游离膀胱下静脉，显示其下方的下腹下神经丛膀胱支，B 示膀胱下静脉与下腹下神经丛膀胱支的关系

（7）游离／切断下腹下神经丛的子宫支。从子宫后侧壁追踪腹下神经，即可识别出由腹下神经、内脏神经、膀胱支和子宫支构成的下腹下神经丛（图 4-155）。这些神经位于同一结缔组织平面，称盆腔神经平面。Pean 钳从膀胱支和阴道旁血管之间的 V 形区域迂回到盆腔神经平面和宫颈／阴道上段之间的结缔组织（图 4-155，图 4-156）。盆腔神经平面的子宫侧包含下腹下神经丛的子宫支，将其两次钳夹切断并结扎。当切断盆腔神经的子宫支后，腹下神经、盆腔内脏神经和膀胱支构成了"T"形神经平面（图 4-157）。上推直肠，直肠阴道韧带则从盆腔神经平面和直肠之间浮出表面。

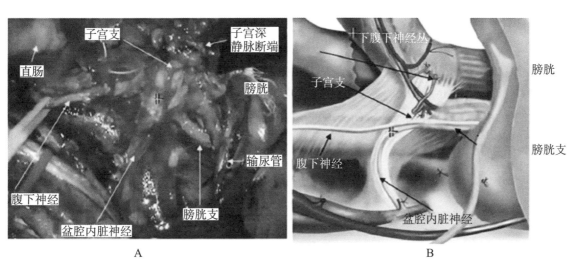

图 4-155 A 从下腹下神经丛中分离出腹下神经、盆腔内脏神经、膀胱支及子宫支，B 示下腹下神经丛

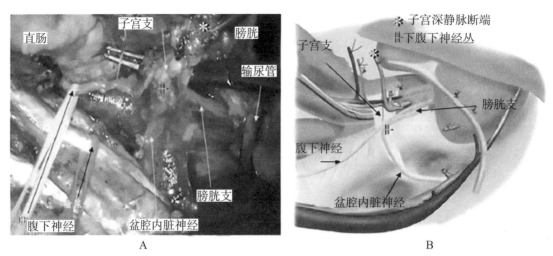

图 4-156　A 分离出下腹下神经丛的子宫支，B 示从下腹下神经丛中分离子宫支

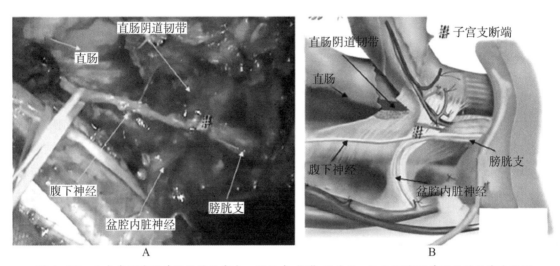

图 4-157　A 分离下腹下神经丛的子宫支，显示出"T"形平面，B 示下腹下神经丛的子宫支断端

（8）游离切断阴道旁组织。如果紧贴阴道上段切断剩下的直肠阴道韧带，则下腹下神经丛的膀胱支就逐渐从阴道旁血管中游离出来。可继续游离至宫颈病变部位达到需要切除的阴道长度。2 次钳夹阴道旁血管（图 4-158），切断结扎（图 4-159）。至此，由腹下神经、盆腔内脏神经和下腹下神经丛的膀胱支构成的"T"形神经平面就完整地保留了（图 4-159）。切断阴道旁组织后，子宫颈与阴道相连。同法处理对侧，然后用直角钳横向钳夹整个阴道，切除子宫。

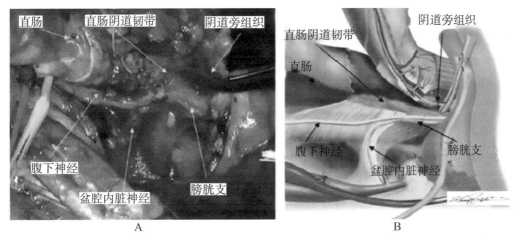

图 4-158　A 钳夹阴道旁组织，显示出下腹下神经丛的膀胱支，B 示阴道旁组织与膀胱支的关系

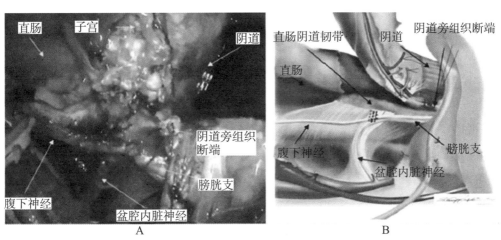

图 4-159　A 分离阴道膀胱组织，保留下腹下神经丛的膀胱支，B 示阴道组织断端挤保留的膀胱支

（9）查看子宫切除后的"T"形神经平面。子宫切除之后的 T 形神经平面包含盆腔神经丛的膀胱支（图 4-160）。

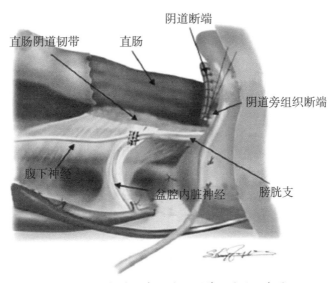

图 4-160　切除子宫后的 T 形神经平面示意图

4.12.4 NSRH 目前待解决的问题

（1）下腹下神经丛与主韧带、宫骶韧带及膀胱宫颈韧带关系密切，手术不可能完整保留神经。对于宫颈癌根治性手术中如何有针对性地保护盆腔自主神经，还缺乏明确的理论研究基础。

（2）保留下腹下神经丛的膀胱支有难度，由于不能保证切除足够长度的阴道和韧带，可能会影响手术的彻底性。各术者所采用的分离和保留神经的方法不同，手术缺乏对照组及统一的评价标准。

（3）多数研究仅观察了术后膀胱排尿功能恢复情况，还缺乏全面评价患者生活质量的研究（包括直肠功能和性功能）。

（4）目前国内外还没有开展关于宫颈癌患者局部肿瘤控制率和患者远期生存率方面的前瞻性随机研究。

（闵晓红　王　景　陈惠祯）

4.13　子宫颈根治术及功能重建术

4.13.1　适应证

宫颈广泛切除术，也称根治性子宫颈切除术（radical trachelectomy，RT）是指对于浸润性宫颈癌，在不降低治愈率的前提下，广泛切除病变的宫颈和宫旁组织，保留子宫体和附件，从而保留患者的生育功能。除了严格掌握手术适应证之外，还需同时满足以下条件方可进行 RT。

（1）要求保留生育能力。

（2）无不育临床证据，年龄＜ 40 岁。

（3）一般认为适应证为ⅠA2–ⅠB1 期，肿瘤直径＜ 2cm；无脉管浸润。

（4）无宫颈管内膜侵犯。

（5）CT，MRI 检查无淋巴结转移证据。

无不育临床证据，年龄＜ 40 岁是一个相对的适应证。RT 用于腺癌资料有限，但并非禁忌证。对于无生育及无保留子宫要求，ⅠB2，Ⅱ期及以上分期的宫颈癌，肝、肾、凝血功能障碍者均为手术禁忌证。

4.13.2　手术范围

若肿瘤直径＜ 2cm，可以将根治性子宫颈切除术手术范围按Ⅱ型子宫切除术的范围（图4-161）。但把适应证扩大到所有的ⅠB1 期，将肿瘤直径从 2cm 扩展到 4cm，这就需要切除宫旁更广泛的范围，要接近骨盆壁切除（图 4-162）。宫颈广泛切除的手术术式选择可经腹或经阴道切除加腹腔镜下淋巴结切除。若肿瘤直径＜ 2cm，可经阴道或经腹手术，如果肿瘤直径为 2 ～ 4cm，经腹部手术较安全、术后复发率降低。因为经阴道近骨盆壁切除宫旁组织比较困难。

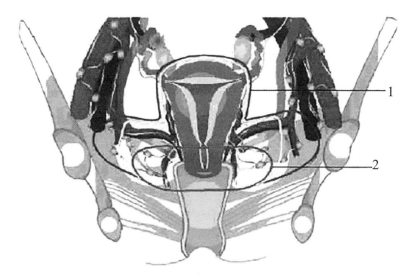

1. 根治性子宫切除术范围 2. 根治性子宫颈切除术范围

图 4-161 病灶直径 2cm 的根治性子宫颈切除术范围

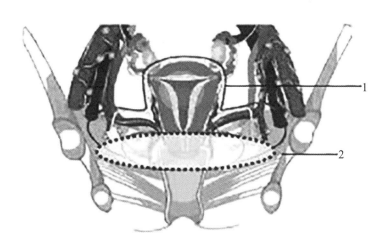

1. 根治性子宫切除术范围 2. 根治性子宫颈切除术范围

图 4-162 病灶直径 2~4cm 的根治性子宫颈切除术范围

4.13.3 手术方法及技巧

手术步骤如图 4-163 所示。从图 4-163 中可以看到术中需要 2 次冰冻切片来决定下一步的手术方式。首先是进行盆腔淋巴结切除术，切除的淋巴结送冰冻，确定有无转移。如果送检的淋巴结阳性，就改广泛子宫切除术。如果淋巴阴性，继续完成广泛宫颈切除术。当宫颈切除后进行第二次冰冻检查切除病灶的切缘，切缘和病灶的距离最少应 > 5mm 以上，如果切缘距肿瘤距离 > 5mm，进行阴道和宫颈吻合及功能重建。若切缘和病灶的距离 < 5mm，则应切除子宫体。

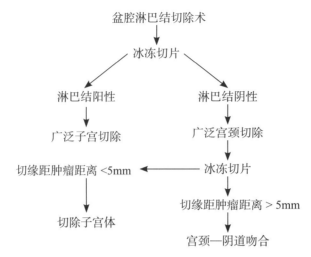

图 4-163　子宫颈根治术手术步骤

子宫颈根治术可经腹及经阴道进行，经阴道手术在后面章节讲述，在此仅讲述经腹宫颈根治术，具体手术步骤如下。

直视下分离子宫动脉与输尿管交叉，推开输尿管，结扎子宫动脉之宫颈支和阴道支，充分分离阴道后壁与直肠前壁间隙，直肠侧窝，膀胱侧窝，子宫外 2cm 或近骨盆壁切除宫骶韧带、主韧带，上于宫颈狭部切断宫颈，下于宫颈外口水平下 3cm 切除阴道壁，吻合狭部和阴道黏膜。

1. 骶骨韧带的处理

（1）分离直肠侧间隙。打开右侧的直肠侧间隙（图 4-164），其外侧是输尿管，在直肠侧间隙输尿管下 1cm 的外侧可以看到下腹下丛神经，把这些神经予保留。同样紧贴腹膜打开左侧的直肠侧间隙，把输尿管往外侧分离，切除部分腹膜。切断侧腹膜，一直切到直肠边缘，此时可以看见侧腹膜下方的直肠，还有漏斗韧带和输尿管。

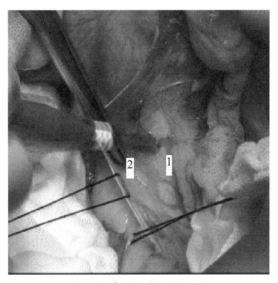

1. 输尿管　2. 直肠侧间隙
图 4-164　分离直肠侧间隙

（2）分离直肠阴道间隙。直肠侧间隙打开后开始打开直肠阴道间隙，在子宫直肠窝处组织疏松的地方用电刀切开子宫直肠反折腹膜（图4-165），用手指钝性分离的方法分离直肠阴道间隙。

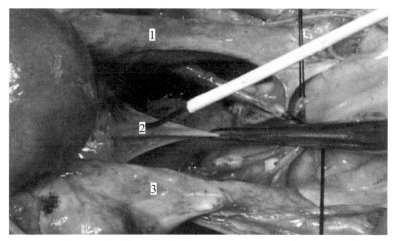

1. 右骨盆漏斗韧带　2. 子宫直肠间隙腹膜　3. 左骨盆漏斗韧带

图4-165　分离直肠阴道间隙

（3）切除骶骨韧带。分离直肠阴道间隙后，打开直肠侧腹膜，暴露骶骨韧带内侧缘。肿瘤病灶直径＜2cm，广泛宫颈切除可只切除1/2的骶骨韧带和主韧带，即切除一半的骶骨韧带和主韧带。骶骨韧带一般分两层，即浅层和深层。暴露右侧骶骨韧带的浅层，钳夹，用电刀凝断，7号丝线缝扎。线结一定要牢靠。继续分离直肠和骶骨韧带内侧，暴露右侧骶骨韧带深层，用同样的方法钳夹凝断，断端用7号丝线缝扎。切除左侧的骶骨韧带。用同样的方法切除左侧骶骨韧带的浅层和深层（图4-166），断端用7号丝线缝扎。骶骨韧带深层断端的丝线不要剪断，保留起来以供功能重建时使用。

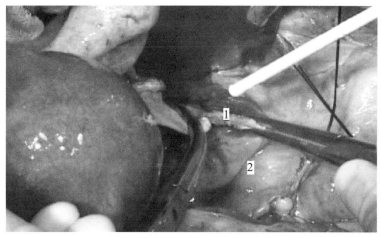

1. 骶骨韧带深层　2. 直肠

图4-166　切除1/2的骶骨韧带

2. 主韧带的处理

（1）分离膀胱宫颈间隙。用锐性方法下推膀胱，如电刀在疏松的正常的组织间隙处进行分离（图4-167），可以减少出血，膀胱分离得越充分，输尿管就越易游离，输尿管隧道就越容易打开，所以分离膀胱是打开输尿管隧道的关键步骤。此处用剪刀锐性分离也可以，但用电刀减少出血，术野也会显得干净。

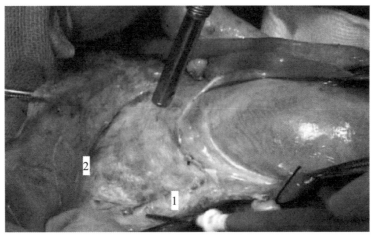

1. 疏松组织间隙　2. 膀胱宫颈间隙

图 4-167　分离膀胱宫颈间隙

宫颈广泛切除术与Ⅱ型子宫广泛切除术不同的地方在于打开输尿管隧道的时候不要切断子宫动脉的主干，以保证宫体的血供，因此不能像广泛子宫切除一样在输尿管的上方分离输尿管隧道，是从输尿管的下方或者输尿管的后方分离打开隧道（图 4-168），这就使在输尿管前面的子宫动静脉不会受到损伤。

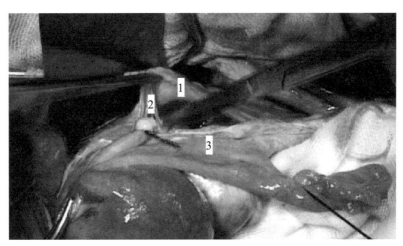

1. 输尿管　2. 子宫动脉　3. 输卵管系膜

图 4-168　在输尿管下方打开输尿管隧道

找到输尿管后，从其下方分离间隙，该步骤不同于广泛全宫切除。找到输尿管隧道的入口，至此可以清楚看到隧道的上方的输尿管，输尿管前方就是子宫动静脉，亦可以看见从髂内动脉分离出来的子宫动脉的主干。用血管钩把输尿管、子宫动脉、静脉往上拉，用钝锐结合的办法将子宫动静脉与周围的疏松结缔组织分离，分离膀胱侧窝，暴露主韧带（图 4-169）。

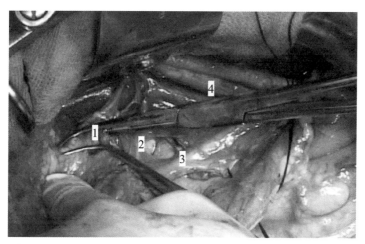

1. 子宫动静脉周围的疏松结缔组织　2. 子宫动脉　3. 输尿管　4. 髂外静脉

图 4-169　钝锐结合分离子宫动静脉暴露主韧带

（2）切断主韧带观察主韧带周围的解剖。用钝锐结合的办法将右子宫动静脉与周围的疏松结缔组织分离，然后用拉钩将输尿管、子宫动脉、子宫静脉提起，这时其下方的结缔组织可以切断，方便暴露主韧带，清除子宫动脉周围的疏松结缔组织，以更充分暴露主韧带，切断右侧主韧带 1/2 或贴近骨盆壁切除主韧带（图 4-170），7 号丝线缝扎。主韧带一定要结扎牢固，因为其内有丰富的血管，且这些血管比较粗大，易出血，且出血量比较大。结扎线予以保留，用于后面的功能重建。

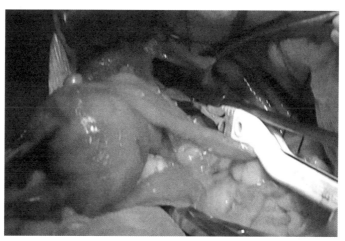

图 4-170　切断右侧主韧带观察主韧带周围的解剖

切除左主韧带的方法同右侧。暴露左侧主韧带，切断 1/2，7 号丝线缝扎，保留丝线以重建，以待后面用补片与这些断端进行缝扎。

3. 分离膀胱宫颈韧带

分离膀胱与宫颈之间的组织，钳夹、切断，4 号丝线缝扎。钳夹右侧宫旁组织，切断，7 号丝线缝扎。分离清除干净输尿管旁边的组织。暴露子宫动脉的上行支。清除后再次观察各组织器官解剖位置（图 4-171）。

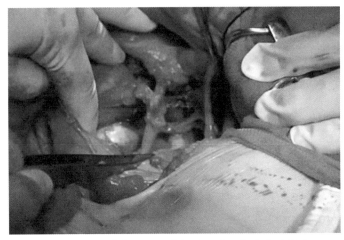

图 4-171　观察各组织器官解剖位置保留子宫动静脉

打开输尿管隧道，保留子宫动脉的主干，切断左侧膀胱宫颈韧带，4 号丝线结扎。提起脐侧韧带，把其前方的子宫动脉和输尿管之间的疏松结缔组织分离开切断，7 号丝线结扎。同法分离切断右膀胱宫颈韧带，4 号丝线结扎。

宫颈广泛切除可以经腹，也可以经阴道，或者腹腔镜的辅助，但从解剖上讲，经腹可以比较容易地切除宫旁的组织，解剖较清晰。

4. 切除阴道

继续分离膀胱阴道间隙，下推膀胱。根据需要切除的阴道的长度而分离膀胱阴道间隙的长度，一般要切除 3cm 的阴道。用一把大的直角钳即梅氏钳，从宫颈外口钳夹，用该梅氏钳有两个作用：一是如果宫颈有病灶，特别是菜花样的病灶，梅氏钳钳夹以后可防止肿瘤组织脱落；二是可以做一个标记，即要切除的阴道的长度。因为钳夹处即为宫颈外口下阴道，以此为标记确定阴道切除的长度。下推时要把输尿管和膀胱一起下推，切除阴道时才会比较安全。要切除 2 ～ 3cm 甚至 4cm 的阴道长度。大弯钳钳夹阴道，横断，可以看到切除的阴道为 3 ～ 4cm（图 4-172）。

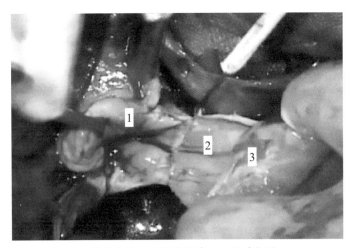

1. 阴道前壁　2. 阴道后壁　3. 阴道断端
图 4-172　切除 3cm 的阴道

5. 切除宫颈

（1）保留子宫体的血供。宫颈一般要切除 4/5，因为要切除宫颈，所以子宫动脉的宫颈支也要切断。横断宫颈，可以看到宫颈切缘的血供很丰富，因为其宫体血供可以影响妊娠，血供不好子宫内膜有可能缺血坏死，以后胚胎的着床也会受到影响，这就是保留子宫动脉上行支的出发点，即保留子宫体的血供（图 4-173）。

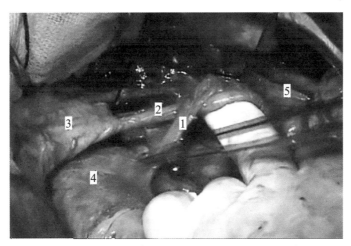

1.子宫动脉　2.输尿管　3.膀胱　4.宫颈部　5.髂外静脉
图 4-173　保留子宫动脉上行支

切断右侧子宫动脉的宫颈支，钳夹时注意不要损伤子宫动脉的主干以及它的上行支，结扎右侧子宫动脉宫颈支。继续钳夹切断宫旁组织，横断宫颈（图 4-174）。至此，宫颈、阴道上端、宫旁即主韧带骶韧带都已经切除下来，只剩下宫体了，还有保留下来的两侧子宫动脉的上行支。

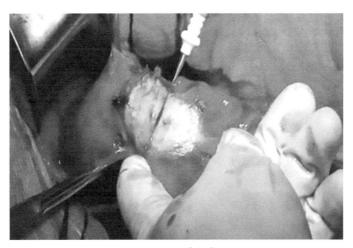

图 4-174　横断宫颈

（2）切除宫颈送病理检查。检查切下来的组织，阴道及宫旁组织的切除长度。在宫颈的断端切缘处做标记，再次送冰冻切片检查。了解宫颈断端切缘和肿瘤病灶边缘的距离，癌组织边缘至宫颈的断端切缘之间的正常组织至少有 5mm 以上的距离。若这个距离小于 5mm，则需放弃根治性宫颈切除术，因为如果很贴近肿瘤的边缘切断宫颈，以后复发的概率很高。

6. 宫颈内口狭窄和松弛的预防

（1）预防宫颈外口粘连。新形成的宫颈外口有狭窄的可能，术后发生宫颈外口粘连，会减低术后妊娠率，还可能发生经血潴留、周期性腹痛，处理不好最后可能还需要切除子宫。我们将一条硅胶管固定在节育环上，将节育环放置入宫腔内，橡胶管从宫颈口引出（图4-175），停留8周后从阴道取出，以防宫颈外口的粘连。

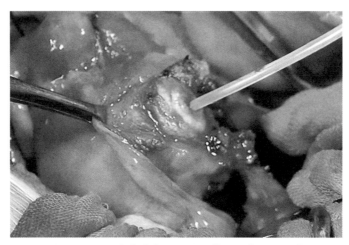

图 4-175　固定在节育环的橡胶管预防宫颈口粘连

（2）预防宫颈外口松弛。由于宫颈被切除了4/5，所以手术后宫颈功能不全是常见的，很多患者手术后妊娠时不能达到足月妊娠，流产或者早产率较高。选用补片来环绕宫颈加固宫颈外口，以此来弥补宫颈切除而引起的宫颈功能不全问题。把补片剪成宽度约为1cm的长方形的补片，围绕宫颈的外侧环扎宫颈，4号丝线将其缝扎在宫颈下段周围，缝合一周并固定，似人工韧带以防止宫颈松弛。补片比较宽及牢固，力度比普通缝线强。注意在缝合补片时不应外露在阴道上部（图4-176）。

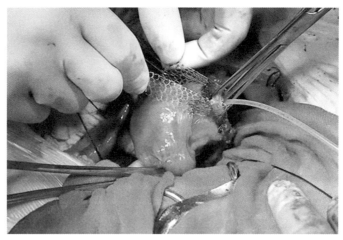

图 4-176　用补片环绕宫颈外口预防宫颈外口松弛

7. 宫颈成型

（1）宫颈形成问题。宫颈横断后，创面可用阴道壁包埋，也可以止血后暴露在阴道内。阴道壁包埋的方法：一是参照曼氏手术宫颈重建的方法将阴道壁覆盖在宫颈创面上（图4-177）；二是将阴道壁缝合在宫颈外侧，宫颈组织大部分外露。笔者的经验是第二种方法较好，手术4周后可见平切的宫颈凸起，说明有再生，这种方法术后比较接近正常的宫颈外观，且日后的辅助生育技术不受影响（图4-178）。

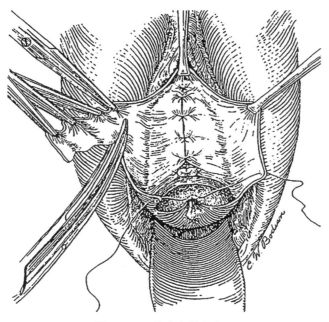

图 4-177　重建宫颈方法一

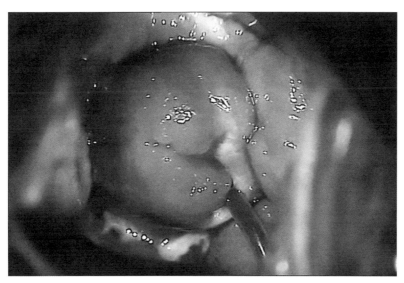

图 4-178　将阴道壁缝合在宫颈外侧术后4周的宫颈外观

（2）缝合阴道和宫颈。将阴道壁缝合在宫颈外侧的方法是将宫颈的缝合套入阴道内，即将阴道分别从前、后、左、右四个方向，将其固定在宫颈的相应位置，用2-0的可吸收缝线"U"形分别缝合，最后一起打结。缝合阴道时阴道壁要盖住宫颈的环形补片（图4-179），不要让补片外露到阴道外面，即以后检查时用窥器看穹隆部时不应该看到补片，应该看到阴道和宫颈相接的地方。

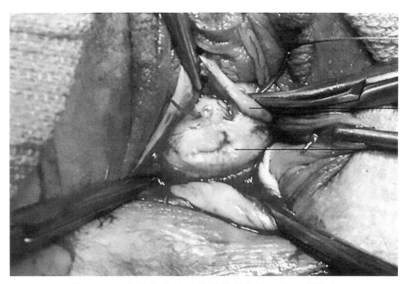

图 4-179 缝合阴道时阴道壁要盖住宫颈的环形补片

8. 子宫正常位置的维持

　　子宫主、骶韧带和宫旁组织切除后，子宫的正常解剖位置破坏，子宫下部支撑组织消失，子宫呈悬空状，如何防止子宫脱垂和保证妊娠时子宫极度膨胀后不发生意外，笔者从 2004 年开始对所有患者术中即时进行了功能重建，用聚丙烯网片形成人工主韧带和骶韧带，维持术后子宫正常位置，防止出现子宫脱垂。取得了较好的效果。手术主要特点如下：将补片剪成 2 个宽度大约为 2cm 长方形，共两条，重叠缝合固定在子宫后壁的下方。首先用电刀破坏子宫下端后壁的筋膜，以利于补片与宫体的融合。用 4 号丝线将其固定在子宫下段的后壁。补片本身没有力度，术后会形成一个人工韧带。将骶韧带和主韧带的断端分别和补片的断端相接，借此形成两对人工骶韧带和人工主韧带，以维持子宫正常位置（图 4-180 ～图 4-183）。

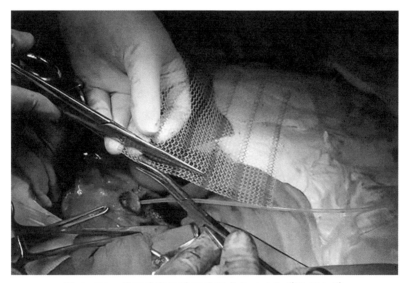

图 4-180 将两片聚丙烯网片形成人工主韧带和骶韧带

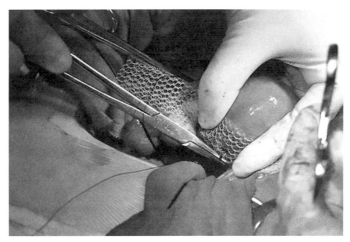

图 4-181 将聚丙烯网片缝合固定在子宫下段后壁

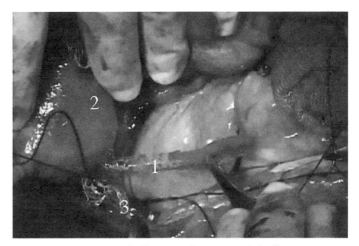

1. 人工骶韧带　2. 子宫　3. 人工主韧带

图 4-182 聚丙烯网片与骶韧带和主韧带的断端相接

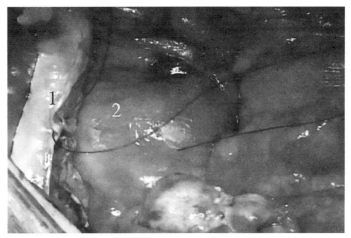

1. 膀胱反折腹膜　2. 子宫浆膜

图 4-183 关闭盆腹膜，预防补片外露

9. 关闭后腹膜预防补片外露

最后缝合盆腹膜。缝合圆韧带的断端，缝合侧腹膜，减少手术后粘连的机会。腹膜化这个步骤在这个手术中比较重要，特别是子宫的后方的补片不要暴露在腹腔里面，以预防术后大网膜或肠粘连。

（林仲秋　彭亚琴　陈慧君）

4.14　子宫颈旁组织根治术概要

4.14.1　适应证

选择应用于以宫颈良性病变或宫颈上皮内瘤变行单纯子宫切除术，术后诊断为宫颈浸润癌的患者，包括ⅠA1期患者脉管间隙受累者、ⅠA2期、ⅠB1期、ⅡA1期患者，年龄小于45岁，无手术禁忌证者，应首先考虑再次手术，以保留卵巢功能和更具功能的阴道，避免放疗引起的副反应。

根据临床期别选择Ⅱ类或Ⅲ类扩大根治术。手术时间可于首次手术后4周进行。

4.14.2　手术范围

根治性切除子宫旁组织、阴道旁组织、阴道上段、盆腔 ± 腹主动脉旁淋巴结。

4.14.3　手术方法与技巧

（1）开腹后探查盆腔及腹腔。识别盆腔脏器解剖关系，钝性或锐性分解脏器粘连。

（2）切开阔韧带后叶至骶骨韧带处，识别输尿管，保留一侧或双侧卵巢（含或不含输卵管）。

（3）分离直肠阴道间隙，暴露宫骶韧带内外侧缘，切除骶骨韧带 1/2（Ⅱ型手术）或 2/3（Ⅲ型手术）。

（4）于骶骨韧带外侧沿输尿管隧道内上方打开输尿管隧道至输尿管近膀胱处，分3次断扎宫颈膀胱韧带前叶。不必游离输尿管床。

（5）用组织钳提起阴道残端，近其前方分离解剖阴道膀胱间隙，约3cm。如有困难，可用电刀（凝）分次解剖，下推膀胱。这样更安全，减少出血。

（6）用中号S状拉钩将输尿管拉向外侧，扩展膀胱侧窝暴露主韧带前缘、后缘及外侧缘，切除主韧带 1/2（Ⅱ型手术）或 2/3（Ⅲ型手术）。

（7）环形切除阴道 2～3cm，锁边缝合阴道，或用盆底腹膜延长阴道，部分阴道重建。中间留孔做引流用。

（8）盆腔淋巴结 ± 腹主动脉旁淋巴结切除。

（9）盆腔放置引流管，分层缝合腹壁。

（陈慧君　陈惠祯　闵晓红）

参考文献

[1] DONALD R OSTERGARD MD，MICHAEL L BEMAN MD，BILLYEE MD. 妇科手术图谱 [M]. 纪新强，译 .

北京：人民卫生出版社，2003：295-301.

[2] 江森，陈惠祯，蔡红兵，等．常见妇科恶性肿瘤手术方法与技巧 [M] // 陈惠祯，蔡红兵，毛永荣，等．陈惠祯妇科肿瘤学．2 版．武汉：湖北科学技术出版社，2011：1052-1093.

[3] 刘诗权，欧阳艳琼，吴绪峰，等．子宫颈上皮内瘤变 [M] // 蔡红兵，毛永荣，陈红，等．陈惠祯妇科肿瘤手术学．北京：科学出版社，2012.

[4] 杨鹏，高楠．实用妇产科手术图解 [M]．天津：天津科技翻译出版公司，2002：111-113.

[5] 张萍，吴绪峰．阴式、腹式残端宫颈切除术 [M] // 陈惠祯，李诚信，吴绪峰．妇科肿瘤手术图谱．武汉：湖北科学技术出版社，2000：80-81.

[6] 林仲秋，陈惠祯，蔡红兵，等．子宫颈癌手术治疗 [M] // 蔡红兵，张帆，张蔚．妇科肿瘤手术学．3 版．北京：科学出版社，2014：202-256.

[7] 朱人烈．ⅠA 期宫颈癌诊断方法与手术范围的探讨 [M]．中华妇产科杂志，1995，20：233.

[8] 蔡红兵，黄奕，陈慧君．常见的妇科恶性肿瘤手术方法与技巧 [M] // 蔡红兵，毛永荣，陈红，等．陈惠祯妇科肿瘤学．2 版．武汉：湖北科学技术出版社，2011：1078-1082.

[9] BISSELING KC, BEKKERS RLM, ROME RM, et al. 2007. Treatment of microinvasive adenocarcinoma of the Uterine Cervix：a retrospective study and review of the literature [J]. Gynecol Oncol，107：427-430.

[10] CASTLE PE, SCHIFFMAN M, WHEELER CM, et al. Evidence for Frequent Regression of Cervical Intraepithelial Neoplasia-Grade 2 [J]. Obstet Gynecol，2009，113（1）：18-25.

[11] DERCHAIN SFM, LONGATTO FILHO AL, SYRJANEN KJ. Neoplasia intraepitelial cervical：diagnósticoe tratament [J]. Rev Bras Ginecol Obstet，2005，27（7）：425-33.

[12] HILGER WS, PIZARRO AR, MAGRINA JF. Removal of the retained cervical stump[J]. Am J Obstet Gyneco，2005，193：2117-2121.

[13] FUJII S. Nerve sparing okabayashi's radical hysterectomy[M] // Lgnace V，Uma KD. Atlas of gynacecological cancer surgery. New Delhi：Jaypee brothers medical publishers，2009：98-122.

[14] SILVA CS, CARDOSO CO, MENEGAZ RA, et al. Cervical stump cancer：a study of 14 cases[J]. Arch Gynecol Obstet，2004，270：126-128.

[15] SCHLAERTH JB. SPIRTOS NM. SCHLAERTH AC. Radical trachelectomy and pelvic lymphadenectomy with uterine preservation in the treatment of cervical cancer [J]. Am J Obstet Gynecol，2003，188：29-34.

[16] WINTER R，BADER A，SCHWAGER G. Radical abdopminal hysterectomy and systematic pelvic lymphadenectomy：The Graz method [M] // Lgnace V，Uma KD. Atlas of gynacecological cancer surgery. New Delhi：Jaypee brothers medical publishers，2009：89-97.

5 子宫体肿瘤手术

5.1 手术探查、手术 - 病理分期

5.1.1 手术病理分期的意义

1988 年，国际妇产科联盟（FIGO）制定了子宫内膜癌的手术分期标准，并得到了国际抗癌协会的认可和采纳。许多文献回顾性研究，经多因素分析发现：病理分级、肌层浸润深度、血管受侵犯情况、宫颈受侵、FIGO 分期和患者年龄均为独立性预后因素。

医师在患者术后接受辅助治疗之前应准确地估计其影响预后的因素，仅对有不良预后者给予辅助治疗，而避免对无复发危险者过分治疗。正是手术分期能较准确地估计预后，然后选择合适的治疗方案，提高其生存率。

5.1.2 手术探查及手术分期的内容及步骤

由于要进行腹腔内探查，必要时需行腹膜后淋巴结切除，因此手术切口应足够大。进腹后，应立即收集腹水或腹腔冲洗液标本行细胞学检查，然后行全面的腹腔及盆腔探查，活检切除一切可疑的肿瘤组织。要仔细观察肿瘤是否穿透子宫的浆膜面。同时，触动子宫时应钳夹或缝扎输卵管末端，以防肿瘤散落至腹腔。

子宫内膜癌的基本手术为筋膜外全子宫加双附件切除术，附件外观即使正常亦提倡切除，因为可能有微小浸润癌。由于在分期上的需要，应行盆腔及腹主动脉旁淋巴结切除或选择性切除。系统性淋巴结切除术可用于有肯定高危征象的病例。任何深肌层浸润或影像学检查提示淋巴结阳性是评估腹膜后淋巴结和切除任何增大或可疑淋巴结的明确指征。主动脉旁淋巴结取样的指征包括可疑的腹主动脉旁及髂总淋巴结，大块附件病灶及增大的盆腔淋巴结，浸润肌层全层的低分化肿瘤。透明细胞癌、浆液性乳头状癌及癌肉瘤等亚型也是腹主动脉旁淋巴结取样的指征。

子宫切除后应立即取出，剖开，肉眼观察或行冰冻切片检查，以明确肌层浸润深度及是否侵犯子宫颈管。有以下指征者行腹膜后淋巴结切除，包括肌层浸润大于 1/2（不考虑肿瘤分级）；肿瘤侵及宫颈 - 峡部；附件或其他子宫外转移；浆液性腺癌，透明细胞腺癌，鳞状细胞癌或未分化癌；淋巴结肿大。

完成以上步骤后，根据国际妇产科联盟（FIGO）1988 年分期标准，对患者进行手术分期。据统计，手术并发症发生率为 20%，严重并发症发生率为 6%。

（张　帆　陈　红　彭亚琴）

5.2 筋膜外全子宫切除加双附件切除术

5.2.1 适应证

主要适用于Ⅰ期低危患者。①G_1、G_2级病变，小于1/3肌层浸润；②G_3级病变，无肌层浸润；③无宫颈及峡部受累；④无淋巴结受累（未触及可疑转移淋巴结）；⑤无腹腔内转移。

5.2.2 手术范围

于宫颈筋膜外行全子宫切除，同时切除阴道1～2cm及双侧附件。

5.2.3 手术方法与技巧

（1）切口和探查。一般取腹壁纵切口，进腹后探查腹盆腔。

（2）切开后腹膜。先用两把长弯钳于双侧子宫角部钳夹阔韧带输卵管、卵巢固有韧带和圆韧带并将子宫提起拉向右侧，切断结扎盆壁侧圆韧带。将子宫侧圆韧带向头端牵拉，用剪刀打开阔韧带前叶，分离阔韧带间疏松结缔组织，然后平行于卵巢血管将腹膜切口向头端延长（图5-1）。向下扩大阔韧带前叶切口并横跨子宫膀胱反折腹膜。

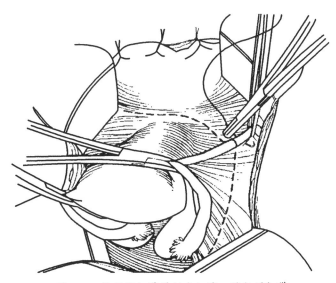

图 5-1　展开阔韧带并标志切缘，缝扎圆韧带

（3）附件处理。从卵巢血管外侧分离阔韧带间疏松结缔组织并暴露髂外动脉和输尿管。因输尿管十分靠近卵巢漏斗韧带，故切断和缝扎卵巢骨盆漏斗韧带之前应辨清输尿管位置，可避免其损伤。输尿管于髂总动脉分叉处附近进入盆腔并于卵巢血管的内后方下行，以此可准确地辨认。如于输尿管远端用小血管钳轻轻地敲打一下输尿管（而不是钳夹），稍后可见特征性输尿管蠕动。

于无血管区打开阔韧带后叶。阔韧带后叶切口从内侧经附件和子宫结合部（腋部）平行骨盆漏斗韧带剪向盆腔外缘。如附件与阔韧带后叶粘连，为安全起见，应直视下分离尿管。如附件游离无粘连，并欲切除附件时，则于输卵管和卵巢远端近骨盆壁处用大血管钳钳夹、切断骨盆漏斗韧带（图5-2）。卵巢血管保留端必须留有1～2cm的蒂，以保证牢靠地缝扎。如欲保留附件时，血管钳应置于子宫角部，即跨过输卵管和卵巢固有韧带近侧端钳夹。

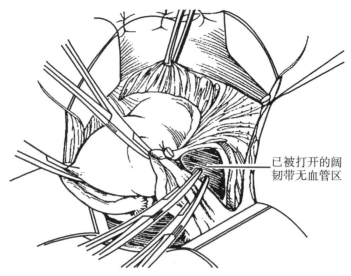

已被打开的阔
韧带无血管区

图 5-2　于盆骨漏斗韧带处钳夹卵巢血管

（4）分离膀胱瓣及阴道直肠间隙。①用鼠齿钳提起膀胱侧反折腹膜，分离膀胱子宫间隙间白色泡沫状疏松结缔组织直达宫颈前面白色光滑的筋膜层。典型病例中，膀胱后壁易于宫颈前壁近侧端分离。当接近阴道穹隆时，膀胱以横向的膀胱宫颈韧带附着于宫颈前壁。此时，可向下分离膀胱阴道间隙。该处是子宫切除时极易损伤膀胱的部位，或为粗暴钝性（手指或棉垫）分离损伤，或为膀胱瓣未能充分展开，乃至缝合阴道断端时将膀胱肌层缝合卷入。一种有效而安全地分离膀胱瓣的方法是应用电凝法连续地分离和推下膀胱宫颈韧带，即于靠近膀胱肌层附着处 2 ～ 3mm 宫颈前壁处做一切线，然后用手术钳背面钝性推下膀胱，如此反复推切 1 ～ 2 次即可将膀胱满意地推下（见图 5-3）。②分离阴道直肠间隙。将子宫提向耻骨联合处剪开直肠反折腹膜，用组织剪或长弯血管钳钝性分离阴道直肠间隙。

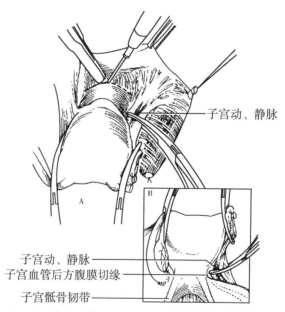

子宫动、静脉

子宫动、静脉
子宫血管后方腹膜切缘
子宫骶骨韧带

图 5-3　于子宫峡部钳夹子宫血管，于宫颈远端和阴道穹隆应用电刀分离膀胱（A）。显示钳夹血
管处后面和阔韧带后叶，虚线指示输尿管走向位置（B）。

（5）切断主韧带和子宫骶骨韧带。从子宫骶骨韧带外上方暴露输尿管，向前稍加分离至子动脉处。顺次于筋膜外钳夹、切断和缝扎子宫主韧带，并应靠近蒂端的内侧缝扎，以保证输尿管继续随其切缘下降并远离宫颈。子宫骶骨韧带常可充分游离以便于一次性钳夹、切断和缝扎（图5-4）。

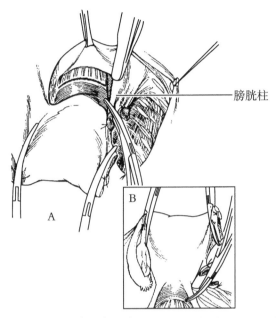

膀胱柱

图 5-4　展开膀胱柱，钳夹切断主韧带并靠近蒂端内侧缝扎（A）。分离钳夹骨盆骶骨韧带（B）。

（6）完全切除子宫。切断主韧带后，术者可用手确定阴道穹隆的位置，然后用电刀切开阴道前壁。阴道切缘应距所游离的阴道壁 1～2mm。提起阴道切缘，直视下于穹隆部环切阴道壁并与子宫颈分离。由于阴道后穹隆比前穹隆长，故盲目地切断常切除过多的阴道后壁，而造成术后的阴道短缩。鼠齿钳提起阴道断端，用 2 号可吸收线间断 "8" 字缝合或连续锁边缝合道断端。中间留孔做引流用，或经下腹引流。为防止术后阴道断端出血和保证主韧带断端较好地附着于阴道断端，阴道侧角的缝合十分重要。缝合方法是：于主韧带一侧缝针穿过一侧阴道壁全层进入阴道腔，穿过对侧阴道壁全层穿出，再绕过主韧带断端而于输尿管内侧结扎。清洗腹腔，检查止血，用可吸收肠线或丝线关闭后腹膜。如保留附件，则应将附件固定于远离阴道断端的盆壁腹膜上。

（汤春生　陈　红　张　帆）

5.3 筋膜外全子宫加双附件加选择性盆腔及腹主动脉旁淋巴结切除

5.3.1 适应证

（1）除低危的 I 期子宫内膜癌患者外的其他 I 期。

（2）隐性 II 期子宫内膜癌（临床所见宫颈正常，但有镜下浸润）。

具体指征包括：①病变 G_1 级，肌层浸润大于 1/3；病变 G_2、G_3 级。②透明细胞癌及乳头状浆液腺癌。③宫颈或峡部受累。④宫腔病变超过 50%。⑤可疑淋巴结转移。

5.3.2　手术范围

除于宫颈筋膜外切除子宫及阴道 1 ～ 2cm 外，同时切除双侧附件，选择性切除盆腔及腹主动脉旁淋巴结。

5.3.3　手术方法与技巧

（1）筋膜外子宫切除加双附件切除术见本章前述。

（2）选择性盆腔淋巴结切除术。所谓选择性盆腔淋巴结切除，是指不像宫颈癌标准的盆腔淋巴结切除那样彻底，不需打开血管鞘，不检查血管后方，一般只做分区切除。盆腔每一区域均切除几个淋巴结。这样也可有效发现镜下转移，提供重要的预后资料，以制定有针对性的治疗措施，并有手术时间短、失血少等优点。手术步骤可参照宫颈癌标准的盆腔淋巴结。

（3）选择性腹主动脉旁淋巴结切除术。所谓选择性腹主动脉旁淋巴结切除是指仅切除腹主动脉、腔静脉前、左右侧及动静脉间淋巴结，不需要切除血管后方的淋巴结。做选择性腹主动脉旁淋巴结切除时，先将小肠推入上腹部，然后打开髂总动脉上段和主动脉下段表面的腹膜，暴露腹主动脉和腔静脉。在主动脉分叉处开始切除，然后向头侧延伸。切除的上界除非探查到高于此水平的淋巴结，一般在十二指肠的第二、第三部分水平，使用这种方法可获得 5 ～ 20 个淋巴结送检。其主要手术步骤如下：

子宫体癌患者选择性腹主动脉旁淋巴结切除一般经腹进行。

经腹切除腹主动脉旁淋巴结，可通过直接或经侧方进行。前者于髂总血管至主动脉的前方切开腹膜，后者于左侧和右侧结肠旁沟切开腹膜。直接切除的优点在于较少地干扰输尿管和肠管，主要不便之处在于暴露左侧腹主动脉旁淋巴结有困难。所以许多外科医师采用直接方式切除右腹主动脉旁淋巴结，经左侧方切除左腹主动脉旁淋巴结。

直接方式切除右腹主动脉旁淋巴结时，于右髂总动脉前方切开腹膜（图 5-5），切口继续上延至主动脉十二指肠水平面。如果切除淋巴结仅达肠系膜下动脉（IMA）水平处，就不需松动十二指

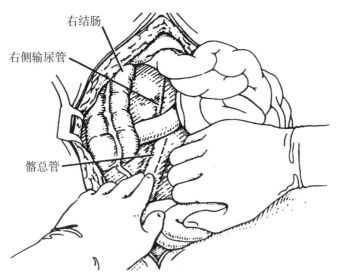

右结肠

右侧输尿管

髂总管

图 5-5　轻柔地将小肠推向外上方，识别输尿管和髂总动脉，
于动脉前方切开腹膜

肠。识别输尿管和卵巢血管后将其拉向侧方。提起右髂总侧方淋巴结，于尾侧夹和分离。然后继续由尾侧至头侧解剖。让下腔静脉（IVC）和组织蒂处于一个平面上。右腹主动脉胖淋巴结大多数覆盖在下腔静脉上面，易于从静脉上切除，然而在淋巴组织内有一条恒定的小静脉于前方进入下腔静脉。假如在解剖前不预先仔细地识别和结扎这根所谓"伴随"静脉，则容易被撕裂而导致严重出血。尽可能向头侧解剖，然后将组织蒂钳夹和切除（图5-6）。

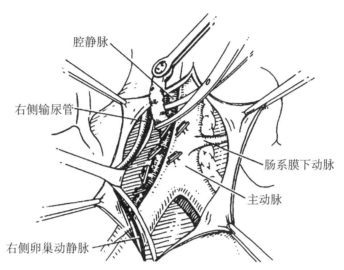

图 5-6　标本在头侧直接切除，在标本切除前用止血钳分离组织蒂
使其松动，在头侧切除

如果需要切除肠系膜下动脉以上淋巴结，则需剪开十二指肠第三部两侧的腹膜使其松动，然后锐性分离其下方的蜂窝组织。腹膜切口上方达到特赖茨韧带（十二指肠韧带）水平。在下方，腹膜切口可沿回盲部达右输尿管外侧，向上沿右结肠旁沟松动小肠系膜和部分右半结肠（图5-7）。然后将小肠装进一个肠袋内置于腹外，进一步暴露手术野。十二指肠向上方回缩，识别输尿管后，结扎卵巢动静脉。然后安全地解剖腹主动脉右侧和下腔静脉至肾血管水平处的淋巴组织并予以切除。

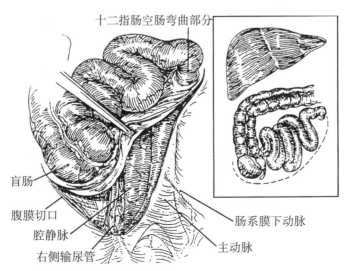

图 5-7　腹膜切口围绕回盲部扩展至输尿管外侧，并沿右结肠旁沟向头侧延
伸。让小肠系膜和升结肠一起运送

可用相同的腹膜切口切除左侧腹主动脉淋巴结。经锐性分离，识别左髂总动脉、左腹主动脉、下腔静脉（图5-8）。右输尿管拉向侧方。然后从尾侧向头侧切除髂总和腹主动脉旁侧的淋巴组织。左腹主动脉旁淋巴结位于侧方，部分位于后方。对这些淋巴结取样，要谨慎地使用血管钳，以防止髂血管出血。在肠系膜下动脉上安全地切除淋巴结，需要识别和分离左卵巢动脉，偶尔可结扎肠系膜下动静脉。

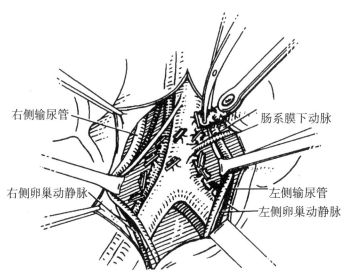

图5-8　经同样腹膜切口，从尾侧至头侧，用血管钳于左侧方及中线边缘解剖淋巴结。要注意避免损伤肠系膜下动脉。该动脉位于腹主动脉分叉上3～4cm

经侧方切除右腹主动脉旁淋巴结时，需切开右结肠旁沟腹膜（图5-9），将腹膜与腰大肌分开。切口向上方延至结肠肝曲。用锐性和钝性解剖右结肠向中线反转。此时可识别附着于反转腹膜面的输尿管和卵巢血管。进一步松动结肠，暴露腔静脉和腹主动脉。识别主要结构后，用前述的方法从尾侧到头侧分离淋巴组织至十二指肠第三部予以切除（图5-10）。如果需要在肠系膜下动脉

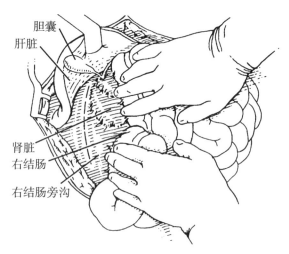

图5-9　升结肠向中线拉开，暴露右结肠旁沟，切开其腹膜

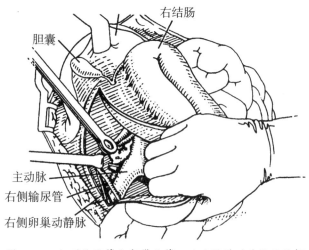

图5-10　识别输尿管和卵巢血管，从右髂总动脉处开始解剖，向头侧达十二指肠第三部

上方行淋巴结取样，需将十二指肠向中线翻转，切开十二指肠 C 形曲线凸面的侧腹膜，达十二指肠第二部，然后解剖下腔静脉。进一步暴露手术野，腹膜切缘可以向头侧扩大，使结肠肝曲完全松动（图 5-11）。识别并分离右卵巢动静脉。右侧腹主动脉旁淋巴结可从下腔静脉分开，达肾血管水平时予以切除。经侧方完成右腹主动脉旁淋巴结切除术，可用同样的方法剪开左结肠旁沟腹膜，向内侧松动左结肠（图 5-12），然后从翻转腹膜的凸面识别输尿管和卵巢血管，并拉向侧方，以便暴露手术野（图 5-13）。进一步松动左结肠。识别腹主动脉和肠系膜下动脉后，从尾侧向头侧解剖左侧腹主动脉旁淋巴结并予以切除（图 5-14）。切除肠系膜下动脉以上淋巴结时，需松动脾曲，分开左卵巢动静脉，必要时结扎肠系膜下动静脉。

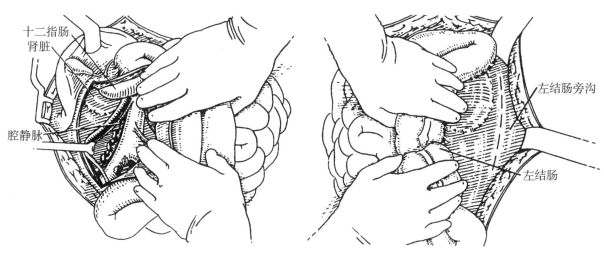

图 5-11 切开十二指肠 C 形曲线凸面的侧腹膜，达十二指肠第二部，解剖下腔静脉。进一步暴露手术野，完全松动结肠肝曲

图 5-12 降结肠向中线回缩，切开左结肠旁沟腹膜

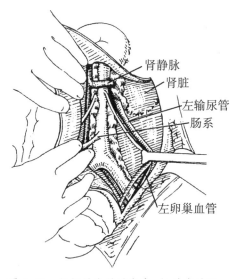

图 5-13 经锐性和钝性分离，松动左结肠，暴露左侧输尿管、卵巢血管和腹主动脉

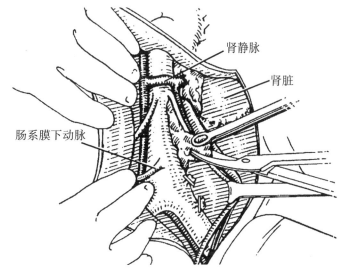

图 5-14 用止血钳由左髂总动脉向头侧解剖，至腹主动脉分叉上 3～4cm 切除淋巴结，注意避免损伤肠系膜下动脉

（江敬红 陈 红 张 帆）

5.4 根治性子宫切除及选择性盆腔和腹主动脉淋巴结切除

5.4.1 适应证

在子宫内膜癌的处理中，根治性子宫切除所起的作用肯定是有限的，其常见的适应证如下。

（1）累及整个宫颈，体质及医疗条件均能胜任根治性手术者。

（2）宫颈癌患者，放疗后又不幸发生内膜癌，这些患者常有子宫外转移。

（3）少数有危险因素存在而拒绝放疗的患者。

（4）具有放疗的相对禁忌证（伴发卵巢肿瘤）。

临床方面有明显（显性）宫颈受累的子巢宫肿内膜癌，其理想的手术治疗是根治性子宫切除加盆腔淋巴结清扫及选择性腹主动脉淋巴结切除术，如果盆腔及腹主动脉淋巴结、手术切缘及腹腔冲洗液细胞学检查均为阴性，则没有必要再进一步的治疗。但若不是阴性，则应行盆腔放疗或扩大照射野放疗，尤其对于那些激素受体缺乏者。

5.4.2 手术范围

广泛性子宫切除，同时选择性盆腔和腹主动脉旁淋巴结切除。

5.4.3 手术方法与技巧

选择性盆腔和腹主动脉旁淋巴结切除术已在本章前述。根治性子宫切除术主要步骤可按子宫颈浸润癌广泛子宫切除术的方法进行。

5.5 肿瘤细胞减灭术

5.5.1 适应证

选择性应用于Ⅲ～Ⅳ期患者。

5.5.2 手术范围

包括筋膜外全子宫切除及双附件切除：腹、盆腔转移病灶的切除。有条件时选择性地切除盆腔淋巴结及腹主动脉旁淋巴结。

5.5.3 手术步骤

（1）手术探查，明确腹、盆腔播散转移灶的部位。

（2）经探查可行肿瘤细胞减灭术者。切除大网膜；切除腹、盆腔转移病灶；切除双附件及筋外全子宫；选择性切除盆腔及腹主动脉旁淋巴结；必要时（能达最佳缩瘤术者）可以切除受累的肠段、部分膀胱及输尿管，甚至行腹股沟淋巴结切除。具体操作步骤可根据实际情况灵活掌握，可参考卵巢癌肿瘤细胞减灭术的手术方法。腹腔外转移灶（除腹股沟外）不宜行肿瘤细胞减灭术，而采取非手术治疗。

（冯 忻 陈 红 江大琼）

5.6 恶性滋养细胞肿瘤子宫切除术及子宫病灶剜出术

5.6.1 子宫切除术

（1）适应证。低危或无转移患者若不需要保留生育能力时，可选择性行子宫切除术以缩短总住院时间和化疗疗程，减少总化疗药物剂量。高危患者并发子宫穿孔、子宫或阴道病灶大出血，或有子宫耐药病灶时，也需手术切除子宫。胎盘部位滋养细胞肿瘤（PSTT）是少见的恶性滋养细胞肿瘤，通常对化疗有抵抗，并易发生子宫穿孔，很少有远处转移，若患者无须保留生育能力。亦可选择子宫切除术。

（2）手术时间。滋养细胞肿瘤易出血而影响手术的彻底性，术中操作也易导致肿瘤细胞播散。因此，除了腹腔内大出血、阴道大出血等危及生命时急需手术外，一般患者，尤其是子宫过大、宫旁转移或盆腔病灶广泛，估计手术困难者，宜先行化疗，待病情稳定，病变缩小，HCG 值降低或转为正常，再行手术。通常在化疗 1 ～ 2 个疗程、停药 10 ～ 15 天时行手术比较有利。此时，化疗毒性反应逐渐减轻，机体处于免疫增强状态，肿瘤细胞活力降低，术中扩散的可能性大为减少，且术后 7 ～ 10 天身体逐渐恢复到术前水平，适宜进行下一疗程化疗。

（3）手术方式及方法。恶性滋养细胞肿瘤患者的子宫切除范围应在开腹探查后决定。开腹探查时注意盆腔静脉充盈情况。临床与病理资料表明，术中肉眼发现异常充盈的静脉中常可找到瘤栓。对卵巢与子宫旁血管均无明显充盈曲张、术前化疗已达完全恢复者，一般仅行筋膜外全子宫切除术或保守性全子宫切除术；仅有卵巢血管充盈者也可做全子宫切除及卵巢血管高位结扎术；卵巢及宫旁血管均明显充盈曲张或宫旁、子宫骶骨韧带处有病处者，则做子宫次广泛切除术。

5.6.2 子官病灶剜出术

（1）手术指征。子宫病灶剜出术既可缩短 HCG 转阴所需的化疗时间，减少化疗毒性反应和住院天数，又能达到保留子宫的目的。适合于下列患者：①年轻未育。②子宫内单个耐药病灶。③HCG 值不很高。④子宫外转移灶轻。

（2）病灶定位。手术前对子宫内病灶大小、数目和部位须做出正确估计。盆腔动脉造影对病灶定位的准确性高，但操作本身有出血和感染等并发症。腹腔镜检查对患者仍有些小创伤，但可发现从浆膜面突起的病灶。超声显像图能准确地发现子宫内浸润病灶，且比腹腔镜更有效。子宫造影术应根据有无显影缺损、龛影等异常表现，确定子宫内有无病灶，并可以对比观察病灶，对决定子宫是否保留和病灶的定位有很大价值。上述几种检查方法各有利弊，其准确性要根据检查者掌握该项技术的熟练程度而定。

（3）手术方法。按子宫切除术的方法，经下腹正中切口进入腹腔，仔细探查腹、盆腔器官，特别要注意探查内生殖器官及其邻近组织。根据术前检查及探查所见，进一步确定病灶的部位及范围。用无齿卵圆钳钳夹两侧宫旁组织并提起子宫，暂时阻断子宫血管，防止肿瘤细胞外溢，可同时减少术中出血。沿子宫内肿瘤边缘，包括 0.5 ～ 1cm 的正常组织，切开浆肌层，用组织钳夹住切缘，加深切口，剜出病灶。操作要轻柔，尽量避免挤压子宫。于创面周围肌层多点注入氨甲蝶呤 10 ～ 15mg。然后，用可吸收线分别间断缝合肌层和浆肌层。缝合时注意不要将子宫内膜埋入肌层，以免日后发生内膜异位症。冲洗盆、腹腔缝合腹壁各层。

5.6.3 其他组织器官病灶切除术

根据转移部位行病灶切除术。

（1）肺叶切除术。

（2）脑转移瘤手术。

（3）外阴、阴道转移瘤切除术。

（4）其他受累器官切除术。

（陈惠祯 钟亚娟 江敬红）

参考文献

[1] 陈惠祯，蔡红兵，张蔚，等.陈惠祯妇科肿瘤手术学 [M].北京：科学出版社，2014：290–303.

[2] 高永良，于爱军，陈鲁，等.盆腔淋巴结清扫术用于子宫内膜癌的探讨 [J].中华妇科杂志.2000：35（5）：264–266.

[3] 高永良.子宫内膜癌治疗中有争议的几个问题 [J].国外医学妇产科分册，2007：34（4增刊）：42–44.

[4] 孙建衡，盛修贵，周春晓.不同治疗方法对Ⅰ期、Ⅱ期子宫内膜癌治疗后复发、转移及并发症的影响 [J].中华妇产科杂志，2000：35：270.

[5] 汤春生，李继俊.妇科肿瘤手术学 [M].沈阳：辽宁教育出版社，1999：392–396，464–480.

[6] 陶霞，郭燕燕.子宫内膜癌手术方式的选择与预后 [J].中国妇产科临床，2000，1（1）：9–11.

[7] 张惜阴.临床妇科肿瘤学 [M].上海：上海医科大学出版社，1993：147–148.

[8] 陈惠祯，毛永荣，蔡红兵，等.陈惠祯妇科肿瘤手术学 [M].武汉：湖北科学技术出版社，2011：689–694.

[9] AALDERS JG, ABELER V, KOLSMD P. Clinical（stage Ⅱ 1）as compared to subclinical intrapelvic extrauterine tumor spread in endometrial carcinoma. a dinical and histopathological study of 175 patients[J]. Gynecol Oncol, 1984, 17: 64.

[10] AMBROS RA, KURMANRJ. Identification of patients with stage I uterine endometrial adenocarcinoma at high risk of recurrence by DNA ploidy myometrial invasion and vascular invasion[J]. Gynecol oncol, 1992, 45: 235.

[11] BEHBAKHT K, JORDAN EL, CASEY C, et al. Prognosistic indicators of survival in advanced endometrial cancer[J]. Gynecol oncol, 1994, 55: 363.

[12] BEIGELOW B, VEKSHTEIN V, DEMOPOULOS A. Endometrial carcinoma stage Ⅱ route and extent of spread to cervix[J]. Obstet Gynecol, 1983, 62: 363.

[13] BELINSON JL, SPIRON B, MCCLURE M, et al. Stage I carcinoma of the endomerium: a 5–year experience utilizing preoperative cesium[J]. Gynecol Oncol, 1985, 290: 325.

[14] BORONOW RC. Surgical staging in endometrial cancer: clinical pathological findings of a pro–spective study [J]. Obstet Gynecol, 1985, 63: 825.

[15] BORONOWRC. Surgical staging in endometrial cancer; clinicalpathologic findings of a prospective study [J]. Obstet Gynecol, 1984, 63: 825.

[16] CHANG K–L, CABTREE G–S, LIM–TIM S–K, et al. Primary uterine endometrial stromal neoplasms: A clinicopathologic study of 117 cases[J]. Am J Surg Pathol, 1990, 14: 415.

[17] CHI DS, WELSHINGER M, VENDATRAMAN ES. et al. The role of surgical cytoreduction in stage IV endometrial[J]. Gynecol Oncol, 1997, 6: 56–60.

[18] CHILDES JM，BRZECHFFA PR，HATCH KD，et al. Laparoscopically assisted surgical of endometrial cancer[J]. Gynecol Oncol，1993，51：33.

[19] COHEN CJ. Advanced（FIGO stage Ⅲ and Ⅳ ）and recurrent carcinoma of endometrium[M]. Gyeceologic Oncoltogy. New York：Churchill Livingstone，1981，578-590.

[20] CONNELL PP，ROTMENSCH J，WAGGONER S，et al. The significance of adnexal involvement in endometrial carcinoma[J]. Gynecol Oncol，1997，74：74.

[21] CREASMAN WT，MORROW CP，BUNDY E BN，et al. Surgical pathologic spread pattern of endometrial cancer （a Gynecologic Oncology Group study）[J]. Cancer，1987，60：2035.

[22] DOERING DL，BAMHILL DR，WEISER EB，et al. Intraoperative evaluation of depth of myometrial invasion in Stage I endometrial adenocarcinoma[J]. Obstet Gynecol，1989，74：930.

[23] GEMIGNSNI ML，CURTIN JP，ZELMANOVICH J，et al. Laparoscopic assisted vaginal hysterectomy for endometrial cancer [J]. clinical outcomes and hospital charges，Gynecol Oncol，1999，73：5.

[24] KNAPP RC. Surgical treatment of endometrical caner//Heintz APM et al. Surgery in Gynecological Oncology [M]. Boston：Martinus Nijhoff Publishers，1984，222-235.

[25] LEWIS GC，BUNDY B. Surgery for endometrial cancer[J]. Cancer，1981，48：568.

[26] PIVER MS. Paraaortic lymph node evaluation in stage I endometrial carcinoma[J]. Obstet Gynecol，1982，59：97.

[27] WOLFSON AH，SIGHTLER SE，MARKOE AM，et al. The prognostic significance of surgical staging for carcinoma of the endometrium[J]. Gynecol Oncol，1992，45：142.

6 卵巢、输卵管及阔韧带肿瘤手术

6.1 卵巢楔形切除术、卵巢囊肿剥离术

6.1.1 卵巢楔形切除术

6.1.1.1 适应证

（1）一侧为卵巢肿瘤（恶性或良性肿瘤，如畸胎瘤、子宫内膜异位囊肿等），另一侧卵巢肉眼所见正常，行活检以排除有无病变。

（2）多囊卵巢综合征经保守治疗无效，以促使排卵为目的。

（3）稍肿大的卵巢为明确性质者。

6.1.1.2 手术范围

其体积大小多主张以形成新卵巢与正常卵巢大小相近，也有提出应切除原卵巢的 2/3 或 3/4。

6.1.1.3 手术方法与技巧

（1）常规开腹，暴露卵巢，将腹腔内容物向上排开，划出楔形切除的边界并切开，切口达卵巢门（图 6-1）。

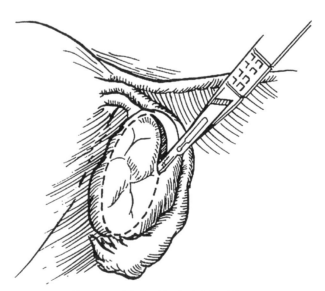

图 6-1　划出楔形切除的边界并切开

（2）切除后，用 3-0 号可吸收线分层间断缝合，确保止血（图 6-2）。

（3）用同样的缝线"棒球"样缝合卵巢被膜（图 6-3）。

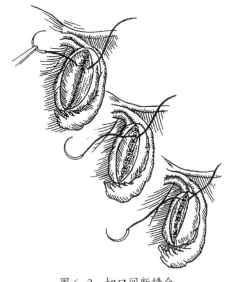
图 6-2　切口间断缝合

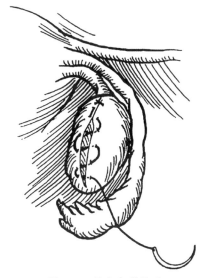
图 6-3　缝合卵巢被膜

6.1.2　卵巢囊肿剥离术

6.1.2.1 适应证

（1）卵巢瘤样病变，如巧克力囊肿、黄体囊肿、单纯性囊肿、卵巢冠囊肿等。

（2）卵巢良性肿瘤，如皮样囊肿、上皮性囊腺瘤、卵泡膜细胞瘤等。

（3）年轻或未达绝经期的妇女患双侧良性卵巢肿瘤者。

6.1.2.2 手术范围

剥（切）除全部的卵巢囊肿组织。

6.1.2.3 手术方法与技巧

（1）常规开腹，暴露卵巢后，排垫腹腔内容物，牵拉圆韧带和 / 或子宫卵巢韧带暴露卵巢囊肿。为更好地确定分离组织的平面，可在囊肿包膜外的卵巢间质内注入盐水，用手术刀纵行切开卵巢包膜（图 6-4）。

（2）将囊肿与卵巢的附着处用剪刀轻轻分离、撑开、剪断，除非有血管蒂，持续游离直到囊肿娩出（图 6-5）。

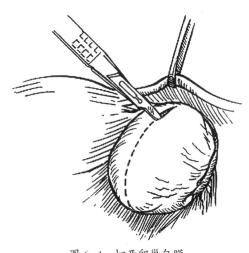
图 6-4　切开卵巢包膜

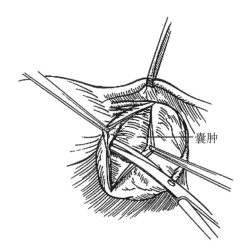
图 6-5　分离囊肿

（3）钳夹、切断血管蒂，用3-0可吸收线8字缝扎（图6-6）。

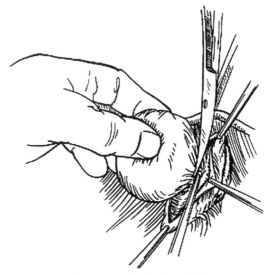

图 6-6　钳夹、切断血管蒂

（4）同样缝线连续缝合，间断锁边关闭囊腔，缝合的层数应足以闭合囊腔并确保止血（图6-7）。

（5）同样缝线"棒球"样缝合关闭包膜（图6-8）。

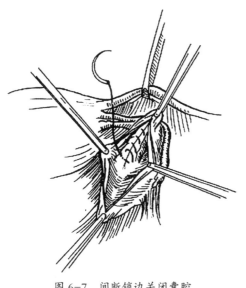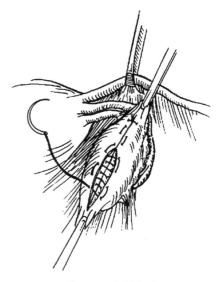

图 6-7　间断锁边关闭囊腔　　　　　　　　　图 6-8　关闭包膜

（陈　红　李太旸　段　洁）

6.2　阔韧带囊肿切除术

6.2.1　适应证

适用于阔韧带内囊肿。

6.2.2 手术范围

包膜外囊肿切除。

6.2.3 手术方法与技巧

（1）切开腹壁各层。

（2）探查开腹后应详细检查囊肿的大小、位置及其与周围脏器的关系，并注意假性阔韧带内卵巢囊肿。

（3）切开阔韧带：用组织钳提起圆韧带，剪开圆韧带与输卵管中间的阔韧带前叶，并向子宫角及卵巢固有韧带方向延长（图6-9），再用手指向圆韧带下方剥离囊肿，扩大剥离面（图6-10）。

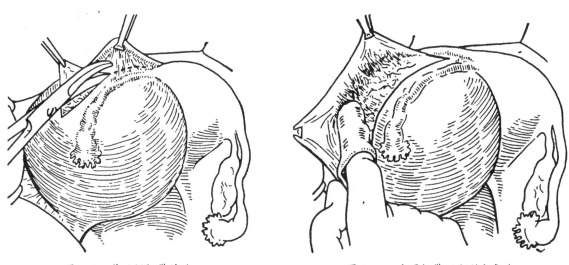

图6-9 剪开阔韧带前叶　　　　　　　　　图6-10 向圆韧带下方剥离囊肿

（4）辨认输尿管后，钳夹、切断漏斗韧带，双重结扎止血（图6-11）。

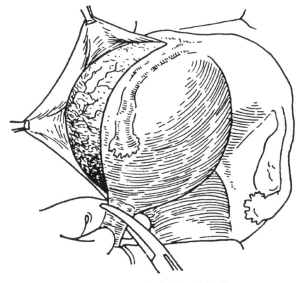

图6-11 钳夹卵巢漏斗韧带

（5）切断输卵管及卵巢固有韧带自卵巢漏斗带断端起绕过输卵管后方，将阔韧带后叶剪至子宫角处，在子宫角处切断、结扎输卵管（图6-12），然后稍加分离固有韧带前、后方疏松结缔组织，再钳夹、切断、结扎固有韧带。若需要保留附件时，则不要切断卵巢血管及卵巢固有韧带和输卵管。

（6）剥离囊肿分离囊肿时，必须紧贴囊壁由前向后，沿阻力最小部分向下分离，尽量在直视下操作，如遇到有阻力较大的纤维带时，须直视下剪开（图6-13），剥离时注意勿穿破囊壁，当剥离至囊肿基底部或内侧近子宫侧壁时，注意勿伤及子宫血管丛。

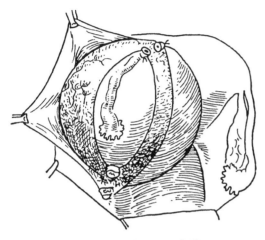

图6-12　缝合结扎输卵管

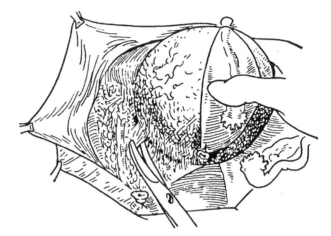

图6-13　在直视下剪开纤维韧带

（7）缝合阔韧带创腔囊肿剜除后，应检查创面有无输尿管损伤、小血管出血或渗血（图6-14）。如有损伤或出血要分别进行处理。剪去多余的阔韧带前叶腹膜，用Z-0号肠线间断或连续缝合阔韧带前、后叶（图6-15），不留空腔，以预防创腔内形成血肿，缝合时注意不要损伤输尿管、子宫动脉。

（8）缝合腹壁清理腹腔，逐层缝合腹壁。

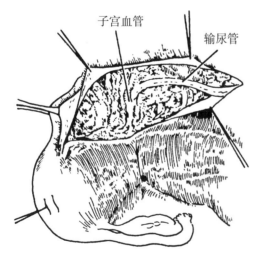

子宫血管　　输尿管

图6-14　检查阔韧带内创面

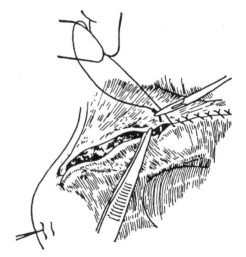

图6-15　缝合阔韧带前后切缘

（段　洁　易跃雄　陈　红）

6.3 卵巢移位及移植术

6.3.1 适应证

年轻宫颈癌患者需要保留卵巢功能，在接受根治性子宫切除术后，可能追加盆腔放疗，或单纯放疗时，有必要把卵巢移位于盆腔照射野以外。

6.3.2 移位及移植部位

卵巢移位术绝大多数移位于侧腹上部，也有行卵巢乳房下移位，此外还有横结肠下方移位术和腹膜外卵巢移位术。

6.3.3 手术方法与技巧

以下介绍侧腹上部移位术及乳房下移植术。

6.3.3.1 侧腹上部移位术（以右卵巢移位为例）

（1）行广泛子宫切除后立即行卵巢移位。切开骨盆漏斗韧带旁腰大肌上的腹膜 8～10cm，注意骨盆漏斗韧带旁的腹膜切口应距卵巢血管 1～2cm 以避免出血（图 6-16）。

（2）直视下切开输尿管与卵巢血管之间的侧腹膜，腹膜切口延至髂总动脉中段水平（图 6-17）。

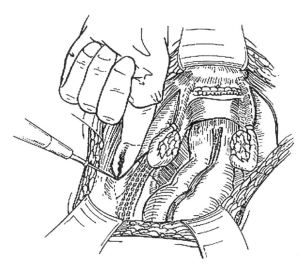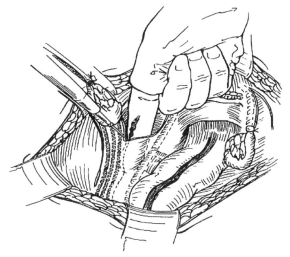

图 6-16　切开骨盆漏斗韧带旁腰大肌上的腹膜　　　　图 6-17　切开输尿管与卵巢血管之间的侧腹膜

（3）将两把大夹子夹在子宫卵巢残端处，并将残断缝合于主动脉分叉水平的侧腹壁上，或在视力范围内解剖允许的尽可能高地位置（图 6-18）。注意在向侧方反折卵巢时，要小心避免卵巢血管扭转，因为卵巢血管扭转可能影响卵巢功能及增加卵巢囊肿形成的危险性。

（4）将骨盆漏斗韧带上的腹膜的右侧与盲肠侧腹膜缝合，左侧与乙状结肠侧腹膜缝合，从而闭合第三步中所形成的腹膜缺损（图 6-19），以避免手术后发生内疝。

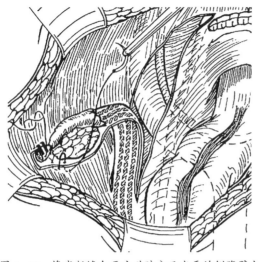

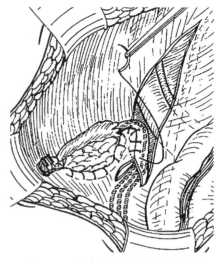

图 6-18　将残断缝合于主动脉分叉水平的侧腹壁上　　　　图 6-19　骨盆漏斗韧带上的腹膜的
　　　　　　　　　　　　　　　　　　　　　　　　　　　　　　右侧与盲肠侧腹膜缝合

6.3.3.2　自体卵巢乳房下移植术

　　于乳房外侧做纵行切口 6 ～ 7cm，分离皮下脂肪至胸大肌，切断其部分肌束，在下方找到胸外动、静脉，并游离 3 ～ 4cm，以备与卵巢动、静脉吻合。于下腹部作正中切口，依次切断卵巢固有韧带、输卵管系膜，游离卵巢动、静脉 5 ～ 6cm，切断血管。用 2% 普鲁卡因肝素灌洗卵巢动脉，随后与胸外侧动、静脉行端端吻合。将卵巢固定在乳房后（图 6-20 ～图 6-23）。

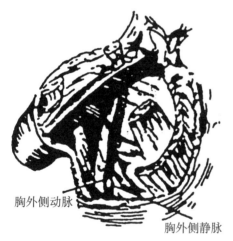

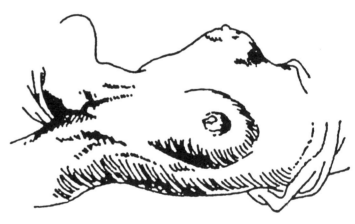

胸外侧动脉

胸外侧静脉

图 6-20　胸外侧动静脉　　　　　　　　　　　　　图 6-21　乳房外侧切口，长 6 ～ 7cm

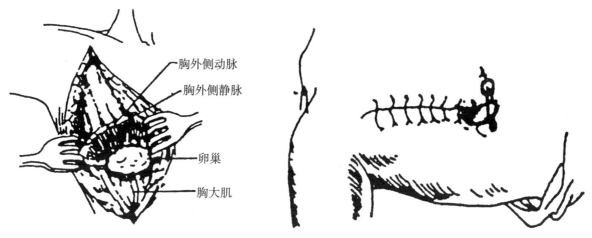

图 6-22 卵巢血管端端吻合

图 6-23 伤口放置引流条

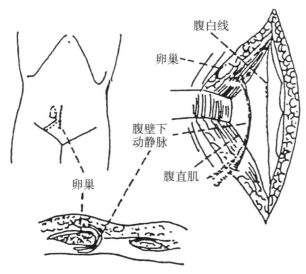

图 6-24 皮肤切口、腹壁下动静脉及卵巢皮下移植示意图

（易跃雄 段 洁 陈惠祯）

6.4 早期卵巢癌（Ⅰ、Ⅱ期）手术探查及手术病理分期

6.4.1 手术探查的指征

目前早期卵巢癌仍缺乏准确的早期诊断方法，凡有下列情况者应开腹探查。

（1）临床检查诊断的卵巢肿瘤者，特别是恶性肿瘤或可疑者。

（2）青春前期及绝经后有附件肿块者。

（3）绝经后可触及卵巢综合征。

（4）任何年龄的妇女实性附件肿块。

（5）生育年龄妇女直径大于 6cm 的附件囊性肿块或直径为 4～6cm 持续 3 个月以上或在有观察中直径增大者。

（6）其他附件包块不能排除卵巢恶性肿瘤者。

6.4.2 手术探查范围

根据 EORTC 手术分期准则（表 6-1）。

表 6-1　EORTC 手术分期准则

最佳	HT+BSO（Ⅰa 期允许 USO）+ 结肠下网膜切除术 + 腹腔冲洗 + 所有可疑病灶活检、盆腔及腹主动脉旁淋巴结切除和右半横膈、左右结肠旁沟、盆腔侧壁、卵巢窝、膀胱腹膜及直肠陷窝活检
良好	介于最佳与最低限度之间
最低限度	HT+BSO（Ⅰa 期允许 USO）+ 腹腔冲洗 + 结肠网膜切除 + 可疑病灶活检
不充分	HT+BSO+ 仔细检查和触诊所有腹膜表面和腹膜后淋巴结 + 可疑病灶活检

注：EORTC：欧洲癌症治疗研究组织；HT：全子宫切除术；BSO：双侧附件切除术；USO：单侧附件切除术。

6.4.3 手术探查方法及技巧

（1）探查切口。为了确定病灶的范围，可采用下腹正中切口。开腹后经初步检查如为恶性或可疑恶性，为了暴露上腹部，切口须绕脐延长至脐上 5cm，甚至延至全腹。

（2）取腹水做细胞学检查。开腹后首先注意有无腹水，以及腹水量、颜色、性质，并取腹水进行细胞学检查。如无腹水，则用生理盐水 100ml 分别冲洗盆腔和左右结肠旁沟等处，并加以回收做细胞学检查。注意不要用高渗液冲洗，如为明显的血性腹水，可加用肝素抗凝。

（3）探查原发瘤。先检查内生殖器，确定是否有卵巢肿瘤，原发还是继发，单侧还是双侧，是实性、囊性还是半囊性。包膜是否完整，表面有无肿瘤，有无破裂，与周围组织器官，如输卵管、子宫、膀胱、直肠等有无粘连，是否受侵犯。

（4）探查转移情况。即使是早期，也有亚临床转移的可能。这些病灶在探查时不易直接识别，多在活检时才发现。应该仔细地探查高危区，特别是右半膈、大网膜、腹膜、腹主动脉旁淋巴结、盆腔淋巴结。腹腔检查尤应注意子宫直肠窝、子宫膀胱陷窝、结肠侧沟、两侧盆壁等处的腹膜。可疑处分别取两块活体组织送病理检查。有人强调用乙状结肠镜的活检钳或用腹腔镜行膈下活组织检查，并作为卵巢恶性肿瘤的手术常规；于横结肠附着处切除大网膜大部分，送病理检查；切除盆腔腹主动脉旁淋巴结送病理检查，即使腹主动脉旁淋巴结临床检查结果为阴性，也应该在靠近卵巢静脉处取样。若卵巢病灶与 Krukenberg 瘤一致，胃肠道检查有决定性意义。如有粘连，必须松解，以排除是否有癌性浸润。

手术分期探查要求合乎标准。Dylos 和 Greer 提出了手术分期要求（表 6-2），可供参考。

（5）确定分期。根据探查结果，按 FIGO 标准严格分期，并选择合适的手术方案。

表 6-2　卵巢癌手术探查要求

腹部正中切口延至脐上 5cm
检查卵巢肿瘤，并在病理医生协助下：①排除良性肿瘤；②排除来自胃肠道及其他处的转移瘤；③注意囊壁有无破裂；④粘连处活检

取腹水或生理盐水冲洗液做细胞学检查

观察全部腹膜表面：①冰冻切片证实或多处标本送病理切片；②膈肌病灶活组织检查或取刮片

取足够的大网膜活检，腹膜后淋巴结活检

切除后：①送病理检查；②记下残癌的位置、大小等

按 FIGO 分期及做手术记录

（邬东平　陈　红　闵晓红）

6.5　早期卵巢癌保守性手术（单侧附件切除术）

保守性手术是指对儿童或有生育要求的卵巢癌患者行单侧附件切除。Rutledge 认为保守性手术只适用于保留患者生育功能而非内分泌功能，因为激素替代治疗是高质有效的。

6.5.1　适应证

对于生育年龄且有生育要求的卵巢癌患者，必须在完善而准确的手术分期基础上，严格掌握其手术适应证：①Ⅰ期；②分化良好（高、中分化）；③年轻渴望保留生育功能；④肿瘤包膜完整、无粘连；⑤包膜、淋巴结、卵巢系膜无浸润；⑥腹腔冲洗液阴性；⑦充分评估对侧卵巢，必要时做楔形切除活检，结果阴性；⑧横结肠下大网膜切除活检阴性，横膈组织学或细胞学阴性；⑨能严密随访；⑩生育后切除余下的卵巢。

6.5.2　手术范围

传统的保守性手术为单纯切除患者附件。这样可能会造成某些手术分期的错误，所以，当代的观点主张按完整手术分期的要求探查和确定分期。手术范围应该包括：①盆、腹腔腹膜多处活检；②患侧卵巢或附件切除，对侧卵巢剖视或不剖视，或行一侧或双侧囊肿切除（ⅠB期）；③大网膜切除；④阑尾切除；⑤腹膜后淋巴结取样。

6.5.3　手术方法与技巧

（1）探查盆、腹腔根据探查所见，决定手术范围和术中快速切片一事。

（2）处理骨盆漏斗韧带如为较小的卵巢肿瘤，可用组织钳提起切除侧的输卵管以显示骨盆漏斗韧带，用 2 把长弯血管钳钳夹卵巢动、静脉，切断，用 7 号丝线贯穿缝扎近心端，再结扎 1 次，如图 6-25 所示。如为较大的卵巢肿瘤，可用手将肿瘤托出，暴露骨盆漏斗韧带，用 3 把弯血管钳贴近肿瘤平行钳夹骨盆漏斗韧带，切断，双重贯穿缝扎近心端，如图 6-26、图 6-27 所示。

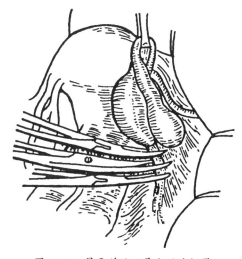

图 6-25　暴露并处理骨盆漏斗韧带

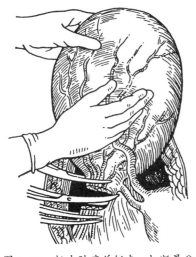

图 6-26　托出肿瘤并钳夹、切断骨盆
漏斗韧带

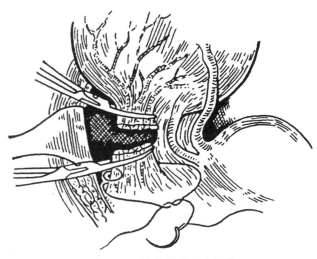

图 6-27　缝扎骨盆漏斗韧带

（3）切除附件用 2 把弯血管钳自子宫角部钳夹输卵管峡部及卵巢固有韧带，切断至此单侧附件得以切除，残端用 7 号线缝扎 2 次，如图 6-28、图 6-29 所示。

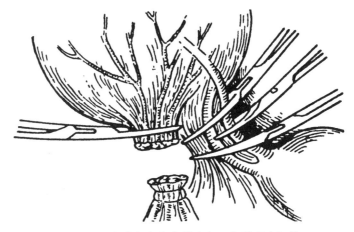

图 6-28　钳夹切断输卵管峡部及卵巢固有韧带

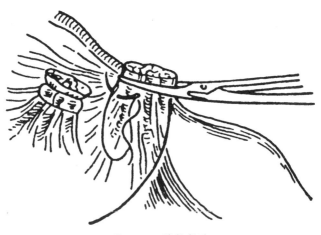

图 6-29　缝扎断端

（4）包埋残端输卵管及卵巢固有韧带残端、骨盆漏斗韧带残端，都可用圆韧带和阔韧带腹膜以 4 号丝线连续或间断缝合所覆盖，如图 6-30、图 6-31 所示。

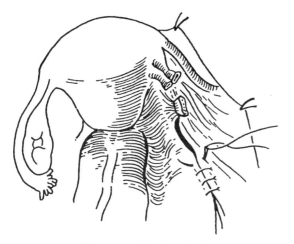

图 6-30　包埋残端（1）

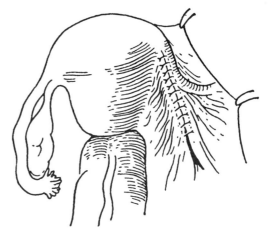

图 6-31　包埋残端（2）

（陈　红　张　帆　陈惠祯）

6.6　早期卵巢癌基本术式：全子宫、双附件、大网膜切除及腹膜后淋巴结切除术

6.6.1　适应证

除需保守治疗的ⅠA期、Ⅰ级卵巢癌外均选择性应用该术式。ⅠA期、ⅠB期可采用全子宫＋双附件切除，ⅠC期加大网膜切除。ⅠB、ⅠC期选择性腹主动脉旁淋巴结切除，常规盆腔淋巴结切除。

6.6.2　手术范围

根据分期可选择切除全子宫、双附件、大网膜、腹膜后淋巴结，黏液性癌应同时切除阑尾。

6.6.3　手术步骤

（1）手术探查：Ⅰ期卵巢癌的手术探查是十分重要的。详见本章 6.4 节所叙述的"手术探查方法与技巧"。仔细探查卵巢癌易转移的临床高危区域：右半膈、大网膜、腹膜、腹膜后淋巴结。腹膜尤应注意子宫直肠窝、子宫膀胱窝、结肠侧沟、盆壁。可疑处分别取材 2 块送做常规病理检查和快速冰冻切片。并根据以上结果按 FIGO 标准严格分期。

（2）按单侧附件切除方法将患侧附件连同原发肿瘤一并切除，充分暴露盆腔。

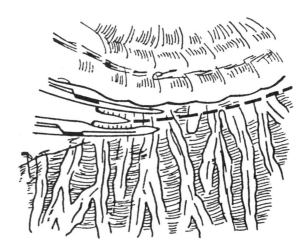

图 6-32　自横结肠下缘切除大网膜

（3）按标准的全子宫切除法或筋膜外全子宫切除法，连同对侧附件一起切除子宫。

（4）沿横结肠切除大网膜。Ⅰ期卵巢恶性肿瘤可采用横结肠下大网膜切除术（图6-32）。

（5）选择性切除腹主动脉旁淋巴结，常规盆腔淋巴结清扫术。其方法见"腹主动脉旁淋巴结切除术"。

（6）切除阑尾。

（7）冲洗腹、盆腔，缝合后腹膜。

（8）腹腔内置化疗药物。

（9）关腹。

（江大琼　闵晓红　陈惠祯）

6.7　晚期卵巢癌首次肿瘤细胞减灭术

6.7.1　适应证

该术式主要应用于Ⅱ、Ⅲ、Ⅳ期上皮性卵巢癌、输卵管癌及原发性腹膜癌的患者。选择性应用于宫体癌Ⅲ期的患者。对于Ⅱ、Ⅲ、Ⅳ期非上皮性卵巢恶性肿瘤的患者，原则上行肿瘤细胞减灭术，但迫切需保留生育能力者，可保留健侧附件和子宫，治疗后密切随访。

6.7.2　手术范围

（1）盆腔肿瘤细胞减灭术。

（2）腹腔内肿瘤细胞减灭术。

（3）腹膜后淋巴结切除。

6.7.3　手术方法与技巧

1.手术探查

先取下腹正中切口进腹做初步探查，如确定能手术者，腹部切口延至脐上5cm或全腹。假如腹腔内大量腹水，则于近脐部切开腹膜，缓慢地放出腹水，以避免血流动力学改变。要仔细检查腹腔和盆腔，明确病变的部位，确定施行最佳细胞减灭术的可能性和需要切除的范围。

晚期卵巢癌病灶在手术探查时是很明显的，常有明显的腹腔内转移，手术分期多不难。当手术分期发现大块的上腹部病灶时，手术的目的是肿瘤细胞减灭术。对明显的ⅢB或是ⅢC期患者在手术探查时不常规行腹膜后淋巴结活检，而把淋巴结清扫作为肿瘤细胞减灭术一部分。Ⅳ期的诊断常依据手术前诊断的评价，较少在手术探查时发现。Ⅳ期上皮癌最常见的特点是恶性胸水，其次是常常由CT检查发现并由手术中肝活检证实的肝实质转移。对那些外观上局限于卵巢和盆腔病变，需要细致的手术分期。通过彻底的手术探查，外观为Ⅰ、Ⅱ期的患者可能升级为Ⅲ期（微小腹部病灶或／和阳性腹膜后淋巴结）。

2.盆腔肿瘤细胞减灭术

（1）分离盆腔腹膜后间隙。经剖腹探查确定可行肿瘤细胞减灭术者，从骨盆入口处，漏斗韧带外侧切开后腹膜（图6-33）。此处容易找到髂血管及输尿管。继续从骨盆入口边缘切开后腹膜（图6-34），断扎圆韧带。沿卵巢血管外侧延长腹膜切口，初步打开腹膜后间隙。识别输尿管后高位断扎卵巢血管。从盆腔后腹膜切缘由外往内向盆底深处剥离盆腔侧腹膜达肿瘤最低点（图6-35），沿乙状结肠及直肠旁剪开盆侧壁内侧腹膜达子宫直肠窝处（图6-36），使侧腹膜游离。

展开膀胱侧窝及直肠侧窝间隙,从后腹膜上分离输尿管至子宫动脉水平。

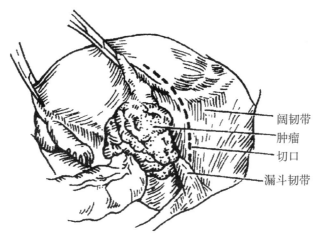

图 6-33　从骨盆入口,漏斗韧带外侧切开后腹膜

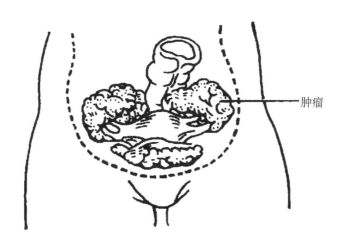

图 6-34　骨盆腹膜切口(虚线)

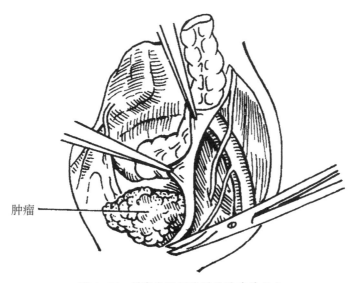

图 6-35　剥离盆腔侧腹膜达肿瘤最低点

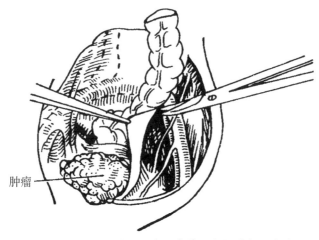

图 6-36 沿乙状结肠、直肠旁剪开盆侧壁内侧腹膜

（2）切除卵巢原发肿瘤。有可能先切除卵巢肿瘤，有利于暴露盆腔，方便手术操作。由于此前已断扎卵巢血管，并已分离开腹膜后间隙，此时即可在近宫旁处切断卵巢固有韧带和输尿管，取下原发肿瘤。如为双侧卵巢癌，同法处理对侧。

（3）分离膀胱浆膜，推下膀胱。膀胱浆膜有肿瘤种植浸润时，要想暴露子宫膀胱反折腹膜是困难的。此时要将腹膜（浆膜）切口移至膀胱上方无癌区，甚至达腹部切口最低处，然后沿膀胱肌层与浆膜层的间隙分离其浆膜（图 6-37）至子宫峡部，暴露宫颈筋膜。分离宫颈膀胱间隙至前穹隆处（图 6-38）。分离膀胱浆膜时需紧靠浆膜面进行，避免损伤膀胱和出血。将游离的膀胱浆膜及盆腔侧腹膜连同其上的种植转移瘤一起掀向子宫及子宫直肠窝。盆腔肿瘤及内生殖器包裹其中（图 6-39）。横断阴道前壁（图 6-40）。

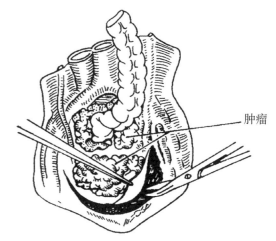

图 6-37 锐性分离膀胱浆膜

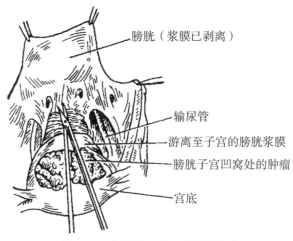

图 6-38 分离膀胱至阴道前穹隆处

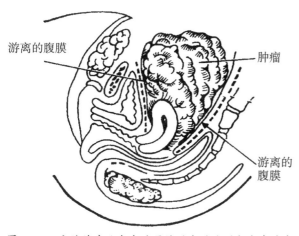

图 6-39 盆腔肿瘤及内生殖器被游离的腹膜包裹在其中

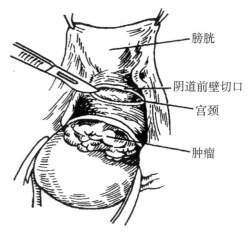

图 6-40 横断阴道前壁

（4）常规全子宫切除或逆行性子宫切除。如子宫直肠窝无明显的病灶或病灶仅限于陷窝内，可直接分离子宫直肠窝处腹（浆）膜，推开直肠，暴露好宫旁组织，按保守性或称标准性全宫切除方法切除子宫。若子宫直肠窝有肿块充填，累及部分或全部直肠浆膜甚至乙状结肠浆膜，无法按常规作子宫切除时，可采用逆行性子宫切除方法。

a.游离宫旁处腹膜（常有肿瘤侵犯），充分暴露宫旁组织，锐性分离宫旁疏松组织，断扎主韧带和宫旁膀胱韧带。如宫旁有癌瘤浸润，需暴露输尿管再处理主韧带。于前穹隆处横断阴道前壁（图 6-40），暴露宫颈。用示指或长弯血管钳，或长弯剪刀从侧穹隆插入阴道直肠间隙，分离直肠，横断阴道后壁（图6-41）。

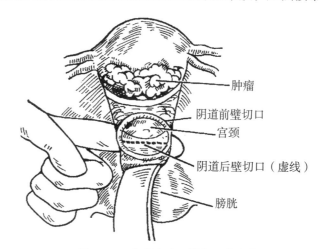

图 6-41 分离直肠，横断阴道后壁

b.上提宫颈，沿阴道间隙向头侧分离后穹隆疏松间隙达子宫直肠窝腹膜后（图 6-42）。

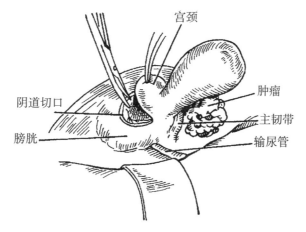

图 6-42 上提宫颈，分离后穹隆疏松组织

c.断扎宫骶韧带：分离宫骶韧带处的腹膜至直肠旁，断扎宫骶韧带（图 6-43）。此时，逆行性子宫切除已完成，盆腔肿块和它的假膜（盆腔腹膜）仅由直肠前壁牵制（图 6-44）。

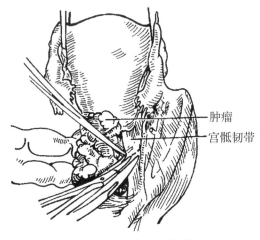

图 6-43　断扎宫骶韧带

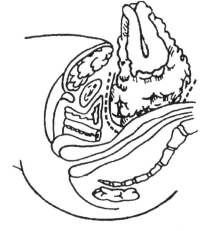

图 6-44　盆腔肿块由直肠前壁牵制

（5）松动直肠。上述操作完成后，先分离直肠旁疏松组织，使直肠松动。如分离直肠前肿瘤仍有困难，可断扎直肠侧韧带，用手指分离直肠后间隙（图 6-45）。此时，盆腔肿瘤及内生殖器和被牵制的直肠和乙状结肠，可提高到前腹壁水平（图 6-46），便于手术操作。

（6）分离切除直肠前肿瘤。当第五步操作完成后，直肠前肿瘤的处理需视直肠受累的范围而定。如仅表浅的浆肌层浸润时，从直肠浅肌层向上解剖直肠前肿块常常是可能的（图 6-46），能连同浆膜及浅表肌层组织完整的分离切除肿瘤，甚至切除肿瘤深达黏膜下层，然后横行缝合浆肌层，有人称此步为艰难的剥离，操作时需仔细耐心，避免损伤直肠。

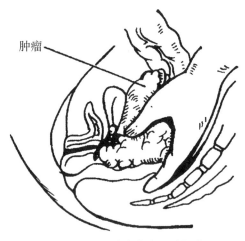

图 6-45　用手分离直肠后间隙

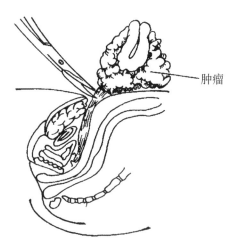

图 6-46　盆腔肿块及内生殖器提高到前
腹壁水平，分离直肠前肿瘤

（7）直肠乙状结肠切除。当直肠前壁或乙状结肠有局限性深部肿瘤浸润时，可行局部直肠或/和乙状结肠前壁切除，横行缝合缺损。如有肿瘤广泛浸润时，应性部分直肠乙状结肠肠段切除吻合术（图 6-47）。通过使用肠吻合器，使得大多数病例能进行肠吻合。但首次肿瘤细胞减灭术很少需要切除直肠/和乙状结肠，不过有限的肠段切除或末端吻合术，可使患者迅速地恢复，获得满意的效果。

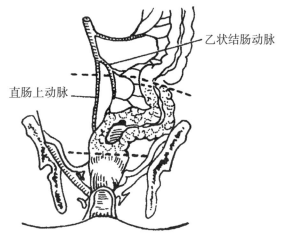

图 6-47　直肠、乙状结肠肠段切除
虚线表示切除范围。

3. 腹腔内肿瘤细胞减灭术

切除上腹部肿瘤及受累器官，有时可成为一个难以对付，甚至难以逾越的障碍。一般地说，肝实质有转移，肿块与肾以上腹主动脉、腔静脉或肝门紧密粘连时不能手术。Griffths 发现，手术的可能性总是取决于上腹部肿块的位置，所以首先进行上腹部手术。而笔者在开腹后首先探查，估计上腹部肿块可以切除，则先处理盆腔肿瘤而后切除上腹部种植转移瘤。

（1）腹膜剥脱术。晚期卵巢癌在腹腔的壁腹膜种植时常见的，特别是腹后壁腹膜、肠系膜、右半隔膜、Morison 窝（莫里森陷窝）、结肠旁沟等，可聚集成厚的斑块状。腹膜剥离对完成肿瘤细胞减灭术有积极的意义。以往一般采用手术切除（包括标准电刀切除）。

近年来为了提高细胞减灭术的灭菌程度，许多新的技术得以应用。其中用 Cavitron 超声手术吸引器（CUSA）通过尖端振动将肿瘤过程中不损伤正常组织如血管、输尿管。Deppe 等报道用这种技术可以安全地切除横膈转移灶。

Bromd 和 Pearlman 报道用氩光凝固器（ABC）破坏Ⅲ–Ⅳ期患者某些部位难以切除的肿瘤，如横膈、肠管、骶前间隙、输尿管及髂血管。尽管病变广泛，7 例患者全部完成了最佳减灭术，其中 4 例切除了全部肿瘤。

Fanning 等报道应用线圈电切术（LEEP）切除肿瘤，可以提高细胞减灭术的力度。他们对 20 例Ⅲ B–Ⅳ期患者经过标注手术后再使用 LEEP 切除残余肿瘤，其中肠管表面 18 例，肝表面 6 例，膈和脾各 3 例。腹膜上所有肉眼可见病灶被切除，所有肝脾转移灶及 17 例肠管病灶被切除。LEEP 治疗中位数时间 9 分钟（3 ～ 27 分钟），手术失血量不超过 20ml。

从延长患者生存期目的出发，手术的目标是切除所有肉眼可见病灶，新技术 CUSA、ABC、LEEP 仍需进一步评价。其中价格便宜、性能好的 LEEP 设备可能会给治疗来极大好处。

（2）横膈手术。卵巢癌常常有右半膈膜转移，有事融合形成很厚的肿瘤组织块，同时肝表面可见典型的散在癌转移灶。在这种情况下，可行横膈剥脱术或部分膈肌切除术。其方法间接如下。

（a）暴露手术野：将切口延至全腹达胸骨下，通过剑突右侧，必要时沿右肋缘下延长切口2～3cm，同时须切断镰状韧带和左、右三角韧带，使肝脏松动下移，最大限度接近膈下。

（b）膈剥脱术：根据肿瘤种植扩散的情况，于膈前面接近肋缘或肋骨的腹膜做一切口分离腹膜和肌性膈。先用一组鼠齿钳提起游离的腹膜缘，然后沿着腹膜和膈肌之间用一手握住牵引（图6-48），另一手用钝头剪刀或电刀继续在膈肌上面推开或剪开分离腹膜，在剥离面形成后，用Pean钳或Kocher钳替换鼠齿钳，遇见膈下动、静脉的分支，予以结扎。如果肿瘤没有侵蚀穿透，除越过中心腱外，腹膜容易从膈肌剥脱下来。

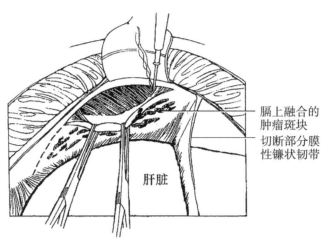

图 6-48 用鼠齿钳提起腹膜，于肿瘤种植远处用电刀或剪刀剪开。当展开腹膜和肌性膈时，伸进钳子做牵引，剥离顶端，继续向后剥离时，必须切开镰状韧带的膜性部分，最后需要切开反折到肝上面的冠状韧带前叶

调整钳子，扣紧牵引，继续分离至冠状韧带前叶并向后侧方延伸，右三角韧带反折到肝邻近的Glisson腹膜的表面。暴露的前缘，下腔静脉穿过肝裸区，恰好在镰状韧带的右侧，在进入心室之前穿过冠状韧带的下方；右侧膈神经在肝裸区腔静脉侧方穿过膈肌，此处看不清，在分离时必须熟悉这些解剖关系，以避免损伤腔静脉。

右三角韧带于膈上形成皱折牵引肝，分离此部位时容易穿破膈。继续向后操作剥离侧面腹膜，切除转移肿瘤，包括右侧肝隐窝的腹膜（Morion窝、右侧肝外间隙）。分离右侧三角韧带，使肝向中间部位移位，暴露转移肿瘤。剥离后的手术野如图6-49所示。

膈剥脱后，于右上腹腔灌入温盐水（如两侧膈剥离，则两侧均灌入），当麻醉师向肺内充气时，手术者检查有气泡出现，则证明膈肌穿孔，在这种情况下，应找到洞口，进行荷包缝合，向胸腔内插入16号Robinson导管，当肺最大限度扩张时，导管连接吸引器，把荷包缝合线拉紧结扎，同时拔去导管。闭合缺损时，再次检查有无漏气。当分离时，如发现有明显缺口，在放置导管和缝合线之前，连续缝合关闭裂口。这种病例，有些外科医生主张插入胸腔导管，使膈肌开放，但笔者认为没有必要。在分离冠状韧带和镰状韧带以后，并不需要另做支撑和固定肝，它与膈肌能保持正常的关系。有些病例，剥离的膈肌面可再有上皮形成，但大多数是膈肌与肝粘连。

另外，上述一些新技术（CUSA、ABC、LEEP）亦可用于横膈剥脱。Gunter则采用电灼伤切除横膈下肿瘤（图6-50）。

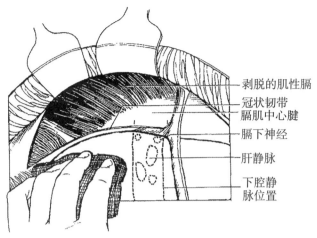

图 6-49　腹膜剥离后的横膈

暴露膈肌的腱膜部分，虚线表示腔静脉的位置，冠状韧带前
缘前叶位于肝的顶端

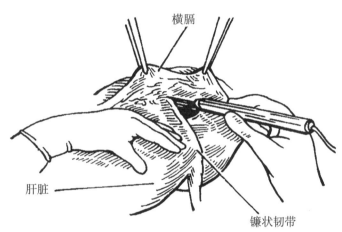

图 6-50　用电灼术切除横膈下肿瘤

（c）部分膈肌切除术：有的需毫不犹豫地切除横膈受累部分（适于肿瘤侵蚀穿透膈肌的患者），在直视下插入胸腔导管，0 号丝线间断缝合膈肌。如果缺损张力大，不能拉紧关闭，可使用打网眼减张。

（3）大网膜切除术。卵巢癌常常侵犯大网膜，有时形成巨块状，或与原发肿瘤病灶粘连。前者为了达到最佳的肿瘤细胞减灭术，必须做全大网膜切除术，后者为了卵巢癌分期而行部分大网膜切除术，包括早期（Ⅰ、Ⅱ期）患者。

（a）部分大网膜切除术（横结肠下大网膜切除术）：先提起大网膜，暴露横结肠，从中间或偏右侧横结肠反折开始，切开大网膜后叶，在胃结肠韧带后叶和横结肠系膜之间分离进入小网膜囊（图 6-51）。分离时注意结肠中动脉包含在结肠系膜的前叶内，避免损伤。从横结肠上向右继续分离大网膜至肝区，向左分离大网膜至脾区，沿横结肠下切除大网膜。

（b）全大网膜切除术：晚期卵巢癌须做全大网膜切除。一般情况下并不困难，如胃网膜血管和胃短动脉能够显示出来，可从胃大弯侧进入小网膜囊，沿胃大弯（网膜血管弓内或弓外）行大网膜切除（图 6-52）。

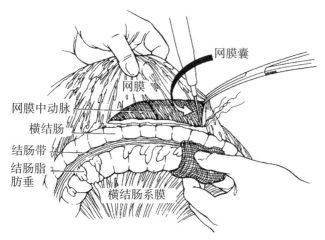

图 6-51 将大网膜后叶沿横结肠分开进入网膜囊

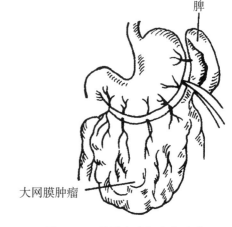

图 6-52 沿胃大弯切除大网膜

假如肿瘤扩散侵入脾区，可通过侧方结肠旁沟游离降结肠，向下牵拉脾区，将大网膜肿瘤从横结肠上分离出来。要避免猛烈牵拉横结肠左侧段，因有扯破脾囊的危险。

大多数病例证实，小心分离能切除大网膜转移瘤，而不必做横结肠切除，虽然也常分离达肠壁肌层。当然，如果为了切除大网膜肿瘤，必要时可行横结肠切除术。卵巢癌很少累及胃结肠韧带，若对完成肿瘤细胞减灭术有价值，亦可做部分或全部切除。偶尔大网膜肿瘤粘连或侵犯至前腹膜。应从前腹壁的腹膜和腹直肌后鞘之间分离肿瘤。

（4）脾切除术。卵巢癌对脾被膜和脾门似乎有一种亲和力，某些病例癌瘤累及脾的概率很大，脾切除对完成肿瘤细胞减灭术可能是有价值的。如遇到肿瘤扩散到脾蒂，可将肿瘤从脾蒂组织中仔细分离出来，只有在极少数情况下考虑脾切除。最近 Nicklin 等报道了 210 例病例，为了达到最佳减灭术，有 18 例（8.6%）做了脾切除。脾切除手术一般需请普外科医师协助。

（5）肠切除术。晚期卵巢癌肿瘤细胞减灭术有时需要切除大肠或是小肠，以乙状结肠或直肠切除多见。肠切除作为肿瘤细胞减灭术的一个组成部分，各家报道不一，但大多数报道Ⅲ C 期或Ⅳ占 25% ~ 50%，其中直肠乙状结肠或乙状结肠切除占 30%，小肠切除占 10%，近端大肠切除占 10%。

卵巢癌肠切除技术上没有特殊要求，但在施行结肠转移癌手术时，盲目切除过多的正常肠管并不能达到预期的治疗效果。总的要求做到肉眼伍肿瘤的肠管进行肠吻合。

肠道转移肿瘤可能会累及肠系膜淋巴结，切除受累肠管区域淋巴引流的淋巴管和淋巴结，有利于肿瘤细胞减灭术。需要做肠切除时，同时对邻近肠系膜做楔形切除。

大肠和小肠上常出现多发的肿瘤结节，应根据全部切除肿瘤的可能性，施行逐个病灶切除（腹膜剥脱）或部分肠管切除。一般来说，卵巢癌手术没有理由切除超过一般的小肠或大肠，超过 2 次或 3 次吻合可能太危险。完全切除回肠比多次切除吻合保留部分回肠要安全。

（6）肝切除。主要适用于孤立性肝脏转移灶。常采用的术式为楔形切除和肝段切除。简介如下。

楔形切除：游离和暴露肝脏后，通过触摸肝脏后决定切除范围，距离肝肿块 1 ~ 2cm 处用电刀或超声刀切开肝包膜和肝实质，遇到大于 2mm 的胆管和血管予以结扎，而后做楔形切除。充分止血后用 2-0 号可吸收线缝合创面。

肝段切除：实施解剖性单一或多个肝段切除时，可应用术中超声和触摸探明肿块所在肝段。根据肝段间的解剖界限，采用电刀或超声刀切开肝实质，所遇管道应注意其行走方向，证明是进入须切除肝段的管道后，予以钳夹、切断、结扎，保护供应和引流残余肝段和胆管。切除需切除的肝段。充分止血后用 2-0 号可吸收线缝合创面。

肝叶切除：根据肿瘤肝实质转移位置范围，选择肝左外叶切除，右半肝切除和左半肝切除。此种术式在卵巢癌缩瘤术中很少应用，如需要实施，可请肝胆外科医师共同探查实施。

（7）胰腺切除。晚期卵巢癌患者受累的网膜在左象限达脾脏，可在脾脏下级形成个实性肿块，于脾门处直接附着于远端的胰腺。此时需要切除远端的胰腺和脾脏，以完全清除左上腹部肿瘤。

4.腹膜后淋巴结切除

具体步骤见本书"Ⅲ类扩大子宫切除术之一：腹膜内盆腔淋巴结切除术和子宫广泛切除术及腹主动脉旁淋巴结切除术"。

（陈惠祯　陈　红　闵晓红）

6.8　卵巢癌二次剖腹探查术

6.8.1　适应证

上皮性卵巢癌二次剖腹探查术（second-lock laparatomy），简称二探术，是指在首次肿瘤细胞缩减术后，患者按计划完成了化疗，但临床检查及影像学检查均无疾病证据的情况下进行的再次手术探查。近年来，国内外学者将二探术纳入上皮性卵巢癌的总体治疗方案中，其主要目的是确定患者当前的疾病状态，为指定进一步的治疗计划提供客观依据。因为通过二探术，一方面可以判断一线化疗的病理反应，另一方面还可识别具有复发危险的患者。若癌瘤已完全缓解，可考虑停止化疗或进行巩固治疗。若病情进展，可考虑其他的补救治疗，如更改化疗方案或选择放疗，部分患者还可通过广泛的肿瘤细胞缩减术而受益。

6.8.2　手术范围

二探术不仅要充分了解盆腔及腹腔是否有残余癌，还要尽可能做盆腔及腹主动脉旁淋巴结清扫术或活检术。对残余癌及复发癌应行缩瘤术。若肠道或泌尿道或其他腹腔器官受累，必要时也要切除。

6.8.3　手术方法与技巧

二探术是一种非常有条理和精致的手术操作，需由妇科肿瘤专家施行，术者需熟悉病史、癌症的播散方式及初次的手术结果。

手术方式与卵巢癌分期探查术相似。进腹后，首先取腹水检查癌细胞。如无腹水，则用生理盐水冲洗盆腔、左右结肠旁沟以及横膈等处，收集冲洗液进行细胞学检查（图 6-53，图 6-54）。每侧可用 100ml 生理盐水冲洗，各处的冲洗液应分装检查。横膈下面的冲洗液用橡皮导管收集较为容易。

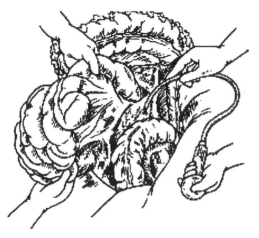

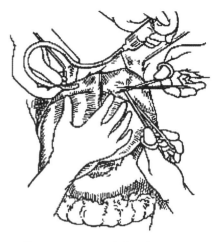

图 6-53　二探术中腹腔细胞学检查及腹腔检查　　　　　图 6-54　膈下细胞学检查及活检

　　分离粘连，应全面检查盆腔和腹腔，包括腹膜表面、横膈下、肝、脾、大小肠及肠系膜、残存的网膜及腹膜后淋巴结。

　　探查时，应充分利用冰冻切片检查。对有代表性的粘连标本及可疑处应做活检。对肝脏表面和横膈处的检查可用腹腔镜及乙状结肠镜。对盆腔陷凹、盆侧壁、两侧结肠旁沟、残存网膜、横膈、主动脉旁淋巴结、双侧骨盆漏斗韧带及圆韧带残端等处可行多点活检（图 6-55，图 6-56）。若子宫、宫颈、附件和网膜仍存在，二探时均应切除，对肉眼可见病变，应尽可能行最佳二次缩瘤术（图 6-57，图 6-58）。如果部分肠管及泌尿道已受肿瘤侵犯，必要时也应切除。尿道及肛门改道，部分肝脏切除以及其他生命器官切除的利弊得失，应根据患者的具体情况进行权衡。

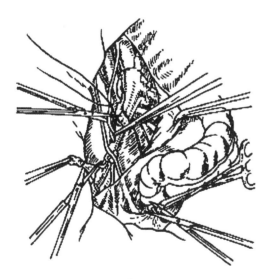

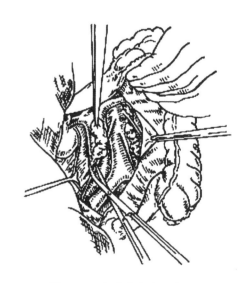

图 6-55　盆腔漏斗韧带、盆腔淋巴结及腹膜陷凹　　　　　图 6-56　主动脉旁淋巴结活检
　　　　　　活检技术

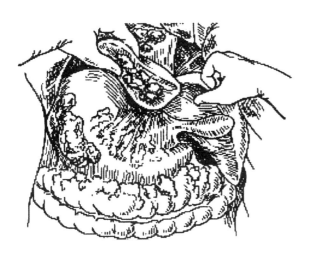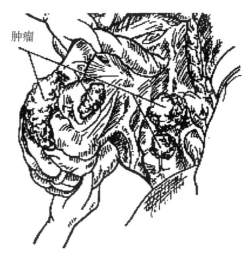

图 6-57 二探术中遇到不能满意切除的肉眼观肿　　图 6-58　腹内肉眼观病变累及小肠和大肠
瘤时可终止手术

（江大琼　孙黎黎　陈少娟）

6.9　卵巢癌二次肿瘤细胞减灭术

6.9.1　定义

二次细胞减灭术是患者在完成全疗程的化疗时仍有持续性的疾病存在或随后出现临床复发而施行的手术。

6.9.2　类型

已经尝试过的二次细胞减灭术，总的来说有以下 4 种情况。

第一种：间歇性大块肿瘤切除术，指首次细胞减灭术腹盆腔内残留大块肿瘤，在短期化疗后进行二次细胞减灭术，称间歇性肿瘤细胞减灭术。

第二种：首次治疗后临床病灶隐匿，但在二次剖腹探查手术时发现有可切除的病灶而行肿瘤细胞减灭术称二探术肿瘤细胞减灭术。

第三种：完成首次手术和化疗后临床上有明显复发病灶而进行二次细胞减灭术，称复发性肿瘤细胞减灭术。

第四种：首次细胞减灭术后，初次化疗期间仍呈进展的病灶而进行二次细胞减灭术，称进展性二次肿瘤细胞减灭术。

许多学者认为，第一种和第二种病例最适合施行二次细胞减灭术。越来越多的证据表明，间歇性大块肿瘤切除术确实有利于延长患者的生存期。第二种患者接受二次探查术时，切除隐匿的病灶亦是可取的，其并发症少，且有利于延长生存期第三种病例经选择后亦同样适合于行二次细胞减灭术。其中效果最好的是那些复发前有长时间无瘤期的患者，因为有长的无瘤期的患者二线化疗药物可能有很高的反应率。第四种是指在初次化疗间有进展病灶的患者，二次细胞减灭术是无作用的（4组）。这些患者的预都很差，对其施行细胞减灭术将会增加术后病率而没有长期效益。

（江大琼　孙黎黎　陈少娟）

参考文献

[1] DONALD R OSTERGARD MD, MICHAEL L BERMAN MD, BILLYEE MD. 妇科手术图谱 [M]. 纪新强, 译. 北京: 人民卫生出版社, 2003: 280-285.

[2] 汤春生, 李继俊. 妇科肿瘤手术学 [M]. 沈阳: 辽宁教育出版社. 1999: 530-552.

[3] 陈惠祯, 江大琼, 汤春生. Ⅲ、Ⅳ期上皮性卵巢癌的手术治疗 [M]// 陈惠祯, 蔡红兵, 张蔚. 陈惠祯妇科肿瘤手术学. 北京: 科学出版社, 2014: 352-372.

[4] 陈惠祯, 汤春生, 江大琼. 常见妇科恶性肿瘤手术方法与技巧 [M]// 陈惠祯, 蔡红兵, 毛永荣, 等. 妇科肿瘤学. 2 版. 武汉: 湖北科学技术出版社, 2011: 1029-1093.

[5] 张帆, 陈红. 卵巢癌二次剖腹探查术 [M] // 陈惠祯, 李诚信, 吴旭峰. 妇科肿瘤手术图谱. 武汉: 湖北科学技术出版社, 2000: 150-152.

[6] 冯春生, 李俊继. 妇科肿瘤手术学 [M]. 沈阳: 辽宁教育出版社, 1999, 59: 530-552.

[7] 沈峰. 肝切除术 [M]. 罗开元. 普通外科手术策略与技巧. 北京: 科学出版社, 2009: 529-534.

[8] BEREK JS. Interval debulking of epithelial ovarian cancer: an interim measure[J]. N Engl Med, 1995, 332: 675-677.

[9] BLYTHE JG. Debulking surgery: Does it increase the quality of survival [J]. Gynecol Oncol, 1982, 14: 396.

[10] BROMD E, PEARLMAN N. Electrosurgical debulking of ovarian cancer: a new technique using the argon beam coagnlator[J]. Gynecol Oncol, 1990, 39: 115.

[11] COLOMBO N. Controversial issues in the management of early epithelial ovarian cancer: conservation surgery and role of adjuvant therapy[J]. Gynecol Oncol, 1994, 55: 247.

[12] DIRE F, FONTANELLIT, RASPAGOIESI F, et al. Pelvic and paraortic lymphadenectomy in cancer of the ovary [J]. Ballieres Clin Obstet Gynecol, 1989, 3: 131.

[13] DEPPE G, MALVIYA V K, BOIKE G, et al. Use of Cavitron surgical aspirator for debulking of diaphragmatic netastases in patients with advanced ovarian carcinoma of the ovaries[J]. Sury Gynecol Obstet, 1989, 168: 455.

[14] FANNING J, HILGERS R D. Loop electrosurgical excision procedure for intensified cytoreduction of ovarian cancer[J]. Gynecol Oncol, 1995, 57: 188.

[15] GUNTER D. Surgical approach to diaphragmatic metastases from ovarian cancer[J]. Gynecol Oncol, 1986, 24: 258.

[16] GRIFFITH CT. New development in the surgical treatment of ovarian cancer[M] //ZNG Griffith CT ed. Surgery in gynecologic oncology. Martinas: Nifhoff Publishers, 1984: 260-275.

[17] HEINTZ APM, HACKER NF, BEREK JS, et al. Cytoreductive surgery in ovarian carcinoma: feasibility and morbidity[J]. Obstet Gynecol, 1986, 67: 783.

[18] NICKLIN JL, COPELAN LJ, O TOOLE RV, et al. Splenectomy as part of cytoreductive surgery for ovarian carcinoma[J]. Gynecol Oncol, 1995, 58: 244.

[19] VERGOTE I, GROP TV. Surgery in advanced ovarian cancer[M] // Lgnace V, Uma KD. Atlas of gynacecological cancer surgery. New Delhi: Jaypee brothers medical publishers, 2009: 177-207.

7 盆腔脏器切除术

7.1 概述

盆腔脏器切除术（pelvic exenteration，PE）是将盆腔内凡肿瘤可能侵犯的器官组织切除，从而彻底清除盆腔内病灶，使患者能够长期生存。Brunschwig 和 Meigs 于 1948 年首次报道了 PE 手术用于治疗盆腔癌瘤，但当时的治疗结果与人们的期望大相径庭，术中死亡率达 20% 以上，而 5 年生存率却低于 20%。因此，当时认为 PE 手术是一种姑息性手术。经过几十年的探索，人们不断改进术式，随着麻醉技术的提高、一级抗生素的普遍应用，PE 手术的开展已经越来越普遍了。

20 世纪 80 年代以后为 PE 手术的成熟时期，PE 手术的 5 年生存率已达到 50% 左右，而手术死亡率则降至 2%～5%，PE 手术对盆腔恶性肿瘤不仅可以达到缓解疼痛等姑息治疗的目的，也可以达到治愈的目的，这一点已达成共识。此后，人们着重开始降低并发症，同时兼顾手术疗效和术后生活质量。在手术范围上，也废弃了既往的超广泛切除手术，而是遵循肿瘤治疗的个体化原则，结合放疗、化疗的综合治疗模式。

只有对此领域具有高度责任感和丰富经验的妇科肿瘤医生才能施行这样复杂的超根治手术。不仅妇科肿瘤医生的经验非常重要，在诊治患者数目较多的医院施行手术，可以获得更好的治疗效果及更低的伤残率和死亡率。而且，通过对所有可能的并发症进行总结之后，可以发现，多科学协作，对包括术前及术后护理在内的患者的管理至关重要。例如包括经验丰富的麻醉师，足够的血库设施，经验丰富的术后护理，重症监护病房，训练有素的造口护理师以及足够的心理社会支持。

仅仅当其他治愈性治疗手段无法选择的情况下，才考虑进行盆腔脏器切除术。作为一种对患者身体创伤极大的手术方式，盆腔清扫术是患者最后一次治愈的机会。外科医生面临着权衡手术范围的困境。并且，另一个难度在于肿瘤生长的多样性，因此手术操作也随之多样化。

没有哪次盆腔器切除术跟之前的操作是一样的。这就是为什么外科医生需要带着精湛的医术去施行手术。这一章将会阐述为什么对于一部分肿瘤患者，盆腔清扫术可以作为一项可接受的治疗选择。

7.2 术前评估及手术禁忌证

7.2.1 术前评估

一旦准备施行盆腔脏器切除术，术前的评估就要开始了。其中最重要的一项是对患者进行心理 – 社会咨询。医生必须向患者充分解释清楚手术治疗的获益和风险，直到患者彻底理解。尤其需要重点关注手术对于生活质量以及性生活的影响。可以请一位造口师向患者解释造口的所有细节，以及造口可能导致的并发症比如尿频或排便。需要就身体意象及生活方式的改变为女性患者做好心理准备。在这个阶段，接触一些曾接受过同样手术的患者可能可以带来一些帮助。在向患者解释手术的操作及对性生活的影响时，需要与患者讨论阴道重建手术的可能性。

术前请泌尿外科医生、大肠外科医生及整形科医生会诊，讨论重建手术的可能性。向患者告知如何进行泌尿道、肠道以及阴道的重建可以增加患者接受手术的意愿。

术前评估包括一套全身体格检查。需要仔细检查所有可以触及的区域性淋巴结，尤其是锁骨上及腹股沟淋巴结。需要对所有可以触及的转移可疑的淋巴结进行细针穿刺（细胞学）或者切除活检（组织学）评估。

能否手术切除由盆腔检查决定。医生需要回答一个关键的问题，癌灶是否固定在盆腔侧壁的肌肉骨骼上。先对受累严重的一侧做出判断，然后对另一侧做出判断。最佳的盆腔检查是在麻醉时进行，以便评估保留直肠肛门直肠部的低端或泌尿生殖道的可能性。除此之外，需要排除远处转移灶的存在。因此，术前需要进行胸部、腹部及盆腔的 CT 或 MRI 检查，以评估癌灶本身、周围组织的浸润情况以及是否存在转移灶。

术前实验室检查需要包括血色素、白细胞计数、血小板计数及肝肾功能（表 7–1）。

术前需要请麻醉师会诊，决定麻醉方式。术前流质饮食及抗生素清洁肠道。并且，术前需要使用弹力袜及低分子肝素以预防深静脉血栓形成。

表 7–1 术前评估

全面体格检查
双重盆腔检查（麻醉下或非麻醉下）
区域淋巴结
影像学检查：胸腹部 CT 检查
实验室检查：Hb，白细胞计数，血小板计数，肝肾功能
临床分期：肝脏、肾脏、主动脉周围淋巴结、髂中动脉淋巴结、盆腔淋巴结、癌灶以及其周围组织

7.2.2 盆腔脏器切除术的作用

盆腔脏器切除术对复发性或难治性宫颈癌有中心复发患者的治疗最理想。其疗效分为治愈性和姑息性两种。但必须指出，目前的观点是手术治疗既要能延长患者的生命，也要使患者获得良好的生活质量，仅仅延长一个痛苦的生命并不可取。

全盆腔脏器切除术特别适用于治疗宫颈癌的中心复发，而且对其他类型的原发性或复发性肿瘤也能治疗，如起源于子宫内膜、膀胱、尿道、外阴、直肠的肿瘤，罕见的卵巢上皮性肿瘤、黑色素瘤和各种类型的肉瘤。

各类盆腔脏器切除术常施行于妇科恶性肿瘤病变。因此，由妇科肿瘤医师主持施行手术对患者有好处。当然，由于受专业知识的限制，必要时请肿瘤外科（或普外科）和泌尿外科医师协同完成手术也是很有必要的。

（陈少娟　袁　程　邹东平）

7.3　术前评估手术切除的可能性

7.3.1　病史

首先应注意患者总的健康状况，其次要注意患者的年龄，特别是生理年龄，因为这比实际年龄更加重要。但对于 70 岁以上的患者引起足够的重视，因为该年龄组的患者手术后一旦发生并发症，就有可能因继发一系列的并发症而无法救治。

还要注意的一点是，患者从初始治疗到复发的时间也是很重要，假若这一时间很短，可能是由于患者的分期或免疫力低下，治愈的可能性很小。初始治疗时，Ⅰ、Ⅱ期病又较Ⅲ期病变复发的患者治疗效果好。另外，患者短期间内体重减轻明显、贫血、腿部肿胀且伴有向下肢放射的疼痛，也表示肿瘤切除的可能性很小。

7.3.2　身体状况

有行走困难的老年衰弱患者，一般难以承受 PE 手术。另外，过度肥胖的患者不仅使手术操作困难，且术后护理也很困难。病变有任何盆腔外的扩散，都是手术的禁忌证。当肿瘤从中线向盆壁扩展，并发症的发生率升高，生存率则下降。再者，一个大的复发性癌瘤伴有感染，即使在应用强有力的抗生素的情况下，也有继发脓毒血症的可能。

7.3.3　实验室检查

术前检查同子宫广泛性切除术。除三大常规，血液生化，心、肺功能及肝肾功能外，还需做的检查有如下几种。

（1）全身体格检查排除明显的远处转移。

（2）胸部 X 线以排除胸膜外或纵隔淋巴结转移。

（3）必要时行淋巴造影、CT 或 MRI 检查。

（4）疑累及膀胱者，行膀胱镜及静脉肾盂造影检查。

（5）疑累及直肠或结肠，应行纤维结肠镜、钡餐胃肠道造影及钡剂灌肠造影。

（6）诊断困难者可行放射性核素显像技术，如 PET 检查，有利于及时发现隐匿病灶。

7.3.4　术前准备

手术医师应在术前向患者及其家属交代清楚手术方式，使患者对手术有所了解，以建立充分的心理准备，增强治疗疾病的信心，消除疑虑。

手术前要在患者腹壁上标记各个造口的部位。过度肥胖的人，应在站立位置标记造口部位，手术前应做阴道准备和肠道准备。术前 2～3 天开始进行阴道冲洗加肠道清洗。有不全梗阻的患者还应服泻药，术前以清洁灌肠为佳。口服肠道抗生素 3 ～ 5 天，以甲硝唑加新霉素或小檗碱为宜。注意改善代谢状况，纠正水、电解质失衡和贫血。术前还应请麻醉医师会诊，以协助改善患者状况，做好充分的术前准备。

施行盆腔脏器切除术的患者，由于各种原因，一般情况都较差。加之手术范围大，手术和麻醉的危险性都较大。因此，手术麻醉应请有经验的麻醉医师主持，整个麻醉期间，应进行各项指标的监测，如心脏监护、中心静脉压监测以及失血量监测等。在输尿管切断之前，应记录尿排出量。输尿管切断之后应从切断观察排尿情况。为此，输尿管切除之后不结扎是很重要的。手术中应注意补充水和电解质以及血容量。

当估计患者须施行腹会阴联合切除术时，应先取截石位。

7.3.5　手术切除的可能性

通过术前各项检查及评估，临床医生对于手术切除的可能性有了初步的评估，但最终能否真正切除肿瘤，还需术中探查后才能决定。一般而言，剖腹探查能给复杂病变切除的可能性提供迅速而准确的判断。手术中先作一个探查切口，由于肉眼不能准确判断是否有转移，在术中淋巴结清扫后，应待冰冻结果回报后进一步决定是否行 PE 术以及手术方式，淋巴结有转移会显著降低治愈的可能。有盆腔外淋巴结、腹腔或远处转移是手术的禁忌证。若累及相邻组织如乙状结肠、回肠、输卵管或卵巢，则可一并切除，并非手术禁忌证。还须指出的是，复发性宫颈癌患者腹主动脉旁淋巴结转移者，17% 有斜角肌淋巴结的亚临床转移，所以，有些专家建议在局麻下行斜角肌淋巴结活检，这有一定有意义。

必须注意的是既往做过放射治疗的患者，加上伴有不同的炎症，盆腔已产生不同的纤维化以及组织结构的固定，即使有经验的手术者也难以鉴别复发和转移肿瘤存在的范围。如果肿瘤与大血管固定，手术切除相当困难，或者根本不能切除，或者仅能做姑息性切除。必须指出，在决定切断输尿管和结肠之前，应慎重做出判断。即一旦输尿管和结肠切断之后，手术就只能继续进行下去而无退缩的余地。当然，这要求手术医师应该有相当丰富的经验和准确的判断力。但是，即使是最好的医师也难免会有作出错误判断的时候。

7.3.6　盆腔的评价

对于盆腔的受累情况也要做出准确的评价。探查膀胱、直肠周围的骶骨区，直达盆腔深部肿瘤累及的情况。熟悉盆腔筋膜间隙及其周围大血管的解剖，才能准确的评价切除的可能性。此外，还应了解盆侧壁的受累情况。先对受累严重的一侧做出判断，然后对另一侧做出判断，必要时可进行钻孔活检（punch biopsy）、针吸活检（needle biopsy）、针吸细胞学（aspiration cytology）或切取活检（open biopsy）。从固定于盆腔壁的深位点取材，或从肛提肌筋膜处取材，可获得有价值的报道，阳性者一般不可治愈，临床医生可根据情况决定放弃手术。

当病变累及骶骨、骶丛、髂腰肌和盆侧壁以及覆盖在肛提肌上的耻骨直肠或耻骨尾骨肌上的筋膜受累时，虽然可以较容易地与标本一起整块切除，但效果仍很不好。若病变已累及肛提肌，则切除的可能性就很小。

一般来讲，应避免施行姑息性脏器切除术。因放射性坏死导致直肠膀胱阴道瘘的患者，也可以是手术的适应证。盆腔周围有淋巴转移的患者，术后生存率低，而且并发症的发生率很高。另外，同一淋巴链中发生转移的淋巴结有数个，较两个不同淋巴链各有一个淋巴结转移的预后要好。双侧盆腔有转移时疗效更差，若有骨转移存在则应放弃手术。仔细的探查可筛去 28.2% ～ 51.6% 的初选病例。

7.3.7 其他问题

静脉内肾盂造影对判断预后有意义。虽然输尿管、膀胱连接处有梗阻，并不影响预后，但是，当梗阻部位在盆腔后侧时，预后较差。有肾盂积水时，则表示病变进展引起输尿管全梗阻，治愈的可能性很小。应该指出，初次施行根治性手术的患者，术后对肿瘤侵犯或淋巴结转移明显的部位补充根治性放疗可以提高疗效。

炎性癌被认为是乳腺癌的综合征，以淋巴管转移为特征。但是，盆腔晚期癌瘤是否伴有炎性癌的问题往往未引起临床上的注意。当观察到盆腔腹膜颜色发红、血管扩张，有类似早期腹膜炎的表现，这种临床征象的实质并不是感染所致，而是由于广泛的淋巴管内癌性充盈所引起的，是炎性癌的标志。盆腔腹膜有炎性癌存在时，预后不良。

一些外阴、阴道和结肠的复发性宫颈癌可施行前盆腔脏器切除术。但是，复发性宫颈癌以全盆腔脏器切除术为最好。治疗复发性宫颈癌最重要的是要切除阴道，可以保留裸露的膀胱和输尿管。但是，必须要预防膀胱因缺血而发生坏死，不然仍以施行全盆腔脏器切除为宜。

（闵晓红　龚　静　林从尧）

7.4 手术方式、适应证、手术范围及手术方法

7.4.1 前盆腔脏器切除术

1.适应证

前盆腔脏器切除术主要适用于膀胱区周围的癌瘤，主要包括：

（1）宫颈癌放疗后中心部位复发累及膀胱；或手术治疗中心部位复发累及膀胱，经放疗未控制者。

（2）晚期外阴癌和外阴复发癌累及阴道前壁而不能保留膀胱功能者。

（3）累及膀胱的阴道癌。

2.手术范围

切除前盆腔脏器，包括盆腔淋巴结、膀胱、子宫广泛性切除，输尿管回肠吻合，回肠腹壁造瘘，必要时行全阴道切除。

3.手术方法与技巧

（1）体位及切口。取滑橇式体位（图7-1），其优点是可同时做腹式和阴式手术。采用绕脐左下腹正中切口至耻骨联合上缘。无菌术野要包括整个腹部及会阴、阴道区，铺巾时暴露腹部和会阴部，以便同时做两处手术。

（2）从正中或旁正中切口切开腹壁、腹

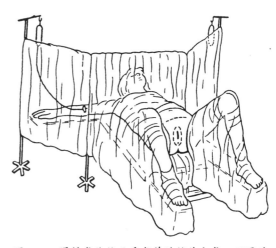

图7-1　滑橇式体位及手术单的铺盖方式，可同时施行腹部和会阴进路手术

腔、暴露术野，依次探查上腹部、腹主动脉旁和盆腔脏器以及淋巴结。注意对癌可疑部位行多点活检，清除盆腔淋巴结及广泛性切除子宫，方法与宫颈浸润性癌根治术相同。

（3）切断双侧输尿管。向腹中线方向牵拉已切开的后腹膜内侧缘，提起输尿管，在靠近膀胱处以两把直角血管钳钳夹输尿管，两钳间剪断（图 7-2）。

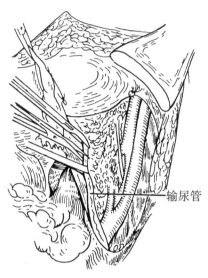

图 7-2　切断输尿管

（4）强调在盆腔淋巴结清除后切断输尿管，以防因转移的淋巴结和输尿管多处被浸润而影响输尿管的长度，导致输尿管回肠吻合失败，游离输尿管时，注意保护其表面鞘膜，以免影响其血运而致输尿管瘘。

（5）放置导尿管。因有些患者存在细菌性肾盂积水，为防止盆腔组织感染，切断输尿管后，将剪成侧孔的 8 号导尿管经近端输尿管插入，用丝线将其缝扎固定于输尿管断端（图 7-3）。

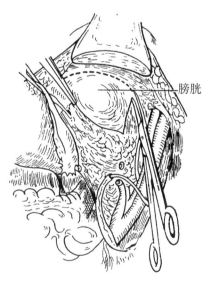

图 7-3　放置导尿管

（6）分离膀胱（图 7-4）。用纱布裹上示指，上推膀胱周围的脂肪组织及腹膜至膀胱顶部，此时，可见到膀胱前壁粗大的肌纤维，表面有静脉，此处应充分止血，钳夹出血点，以 4 号丝线缝扎。在侧脐韧带近膀胱处，连同两侧脐韧带一并切断并双重结扎，也可用 4 号丝线贯穿缝扎。

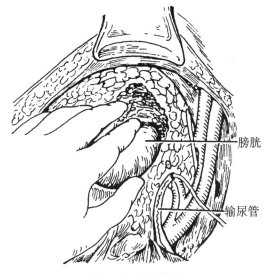

图 7-4　分离膀胱

（7）分离直肠（图 7-5）。将子宫牵向耻骨联合方向，剪开子宫骶骨韧带表面及直肠反折处的腹膜，用手指或剪刀分开直肠阴道间隙至阴道穹隆下 3cm。

（8）断扎子宫骶骨韧带（图 7-6）。分开直肠侧窝，游离子宫骶骨韧带外侧缘，紧靠骶骨处钳夹、切断子宫骶骨韧带，以 7 号丝线缝扎，一般切除该韧带的 3/4 即可，可分两次完成，同法处理对侧。

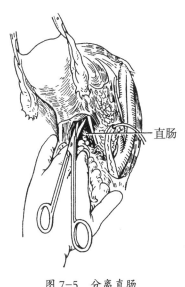

图 7-5　分离直肠

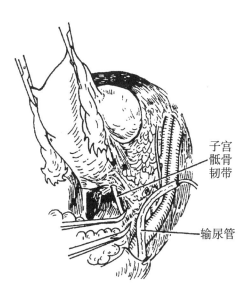

图 7-6　断扎子宫骶骨韧带

（9）断扎主韧带（图 7-7）。继续分开膀胱侧窝，暴露主韧带前缘。将输尿管推向外侧，分离该韧带外侧缘表面的结缔组织以缩小主韧带，在靠近盆壁处钳夹、切断主韧带，残端以 7 号丝线缝扎，同法处理对侧。

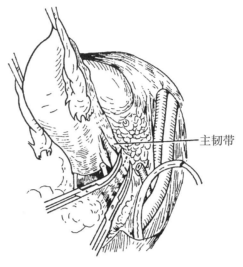

图 7-7　断扎主韧带

（10）切断尿道及阴道（图 7-8）。沿骨盆侧壁游离尿道周围的支持组织，切断膀胱侧韧带及其内的血管，4 号丝线缝扎。在耻骨联合下缘切断尿道，以 4 号丝线结扎。在相当于盆底处切断阴道，取出手术标本，用 1 号肠线锁边缝合阴道，中间留孔作引流用。在切断阴道前注意检查阴道下 1/3 处有无癌灶，若有则切除的部位应更低。此时，盆底可见尿道、阴道残端、直肠前壁和输尿管（图 7-9）。

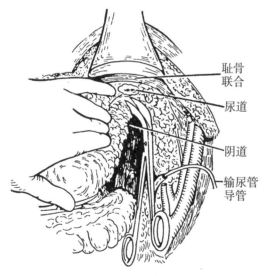

图 7-8　切断尿道和阴道

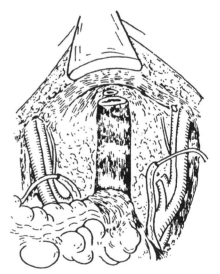

图 7-9　脏器切除完毕

（11）游离回肠并切断肠管（图 7-10）。为避免术后发生阑尾炎，应做阑尾切除术。然后，在距回盲瓣 8 ～ 10cm 处分离长约 15cm 的回肠袢，保留肠动脉及一级弓形血管，以确保其血供。然后在回肠切除缘的两侧各用两把肠钳钳夹肠管，肠钳与肠管纵轴约成 45°，以保证游离回肠段血供并防止吻合口狭窄。在两钳间切断肠管，移去带蒂的肠管，用生理盐水洗去肠内容物，再用活力碘稀释液（1：40）或无水酒精冲洗肠腔（以固定腺体，减少肠腔分泌物，避免感染）。

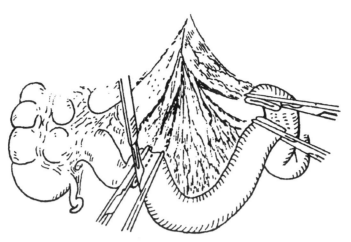

图 7-10　游离回肠、切断肠管

（12）缝合回肠后壁。为恢复回肠连续性，切肠钳处旋使两端肠浆膜靠紧，用 1 号丝线缝合肠壁浆肌层，从肠系膜对侧开始，缝线距切缘约 0.5cm，保留两侧缝线（7-11）。再用 1 号丝线从吻合口一角开始，全层间断缝合肠管后壁。

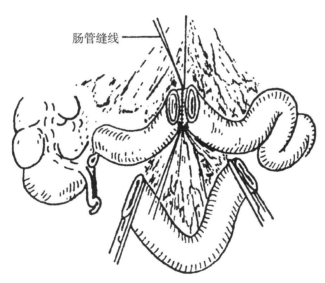

肠管缝线

图 7-11　缝合回肠后壁

（13）缝合肠前壁全层。做全层间断内翻缝合，从一侧保留的缝线开始，缝合时由黏膜向浆膜穿出，由对侧浆膜向黏膜穿入，缝至对端的保留的缝线处。

（14）缝合回肠前壁浆肌层。用 1 号丝线间断缝合前壁浆肌层，在吻合口两角加固数针，以免发生吻合口瘘。

（15）缝合回肠系膜并检查吻合口。缝合时注意保持游离肠段系膜的血运，以免游离肠段坏死而发生吻合口瘘（图 7-12），以拇指和示指检查吻合口大小，一般以能通过一拇指为宜。

（16）缝合游离段回肠近端。用 4 号丝线间断或连续全层缝合游离回肠段近端（图 7-12），间断缝合肠管浆肌层。

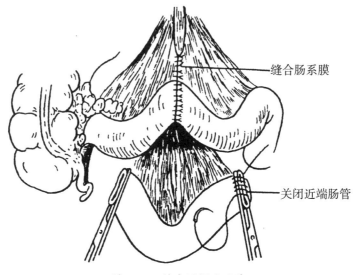

图 7-12　缝合近侧端肠壁

（17）游离输尿管。在骨盆入口处游离双侧输尿管数厘米长，使之达到既无张力又不过长，够做吻合即可。注意应尽量保持其周围筋膜的完整性。将左侧输尿管经腹膜后乙状结肠系膜根部牵至乙状结肠系膜内侧。

（18）输尿管回肠吻合。采用输尿管回肠法是于回肠可输送尿液而不发生反流。在游离回肠段适当部位的肠系膜对缘上做 2 处环形开口（图 7-13），开口处必须保证输尿管植入到回肠后吻合无张力。可从任一部位开始吻合，将 4-0 可吸收缝合线由浆膜向黏膜穿入，又由对侧黏膜向浆膜穿出，如此全层缝合 4-8 针（图 7-14，图 7-15）。

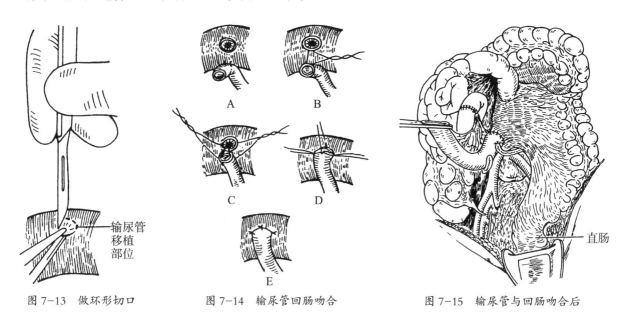

图 7-13　做环形切口　　　　图 7-14　输尿管回肠吻合　　　　图 7-15　输尿管与回肠吻合后

（19）回肠腹壁造瘘。在右下腹另作一小切口进入腹腔，将游离的回肠远端从切口拉出体外约 4cm，与腹壁切口缝合固定，以便装置尿袋。先用 1 号丝线将肠管浆膜层与腹膜缝合 4-6 针，再将远端回肠浆膜层分别与腹直肌前鞘和皮肤用 1 号丝线缝合 4-6 针。清洗腹腔，将输尿管回肠吻合口置于腹膜外，缝合后腹膜。在腹腔内再将游离的回肠系膜游离缘与侧腹膜妥善缝合，以免发生内疝。

（20）固定游离的回肠。将回肠的近端即封闭端固定于后腹膜，注意勿使肠段扭曲，以免张力过大而使游离的回肠移位，致输尿管回肠吻合失败。至此，完成输尿管移植回肠及回肠腹壁造瘘（图7-16）。

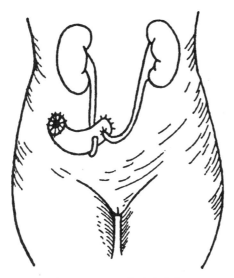

图 7-16　回肠腹壁造瘘术

7.4.2　后盆腔脏器切除术

1. 适应证

后盆腔脏器切除术适用于癌瘤及直肠阴道隔和直肠部位，主要包括：

（1）宫颈癌放疗后中心部位复发累及直肠，或手术治疗后中心部位复发累及直肠，经放疗未控制者。

（2）累及直肠的阴道癌。

2. 手术范围

切除后盆腔脏器（包括盆腔淋巴结），子宫广泛性切除，直肠和乙状结肠切除，乙状结肠腹壁造瘘，必要时做全阴道切除。

3. 手术要点

（1）麻醉后切开腹壁，探查腹腔，暴露术野，盆腔淋巴结清扫和子宫广泛性切除同前盆腔脏器切除术。

（2）游离乙状结肠。将已暴露的双侧输尿管用两根橡皮片向两侧牵拉，以防损伤。将乙状结肠推向右侧，提起肠系膜，游离痔上动脉，予以钳夹，两钳间切断（图7-17），以4号丝线结扎。将乙状结肠从后腹膜游离达骶骨胛处，钳夹并切断系膜中存在的脂肪组织和血管，用4号丝线结扎（图7-18）。

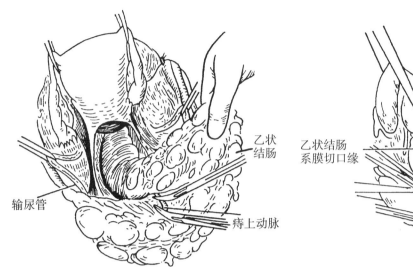

图 7-17 游离乙状结肠，结扎痔上动脉

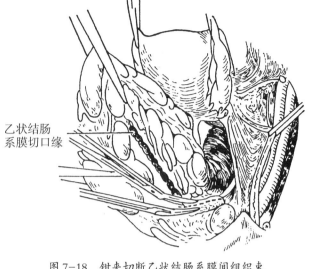

图 7-18 钳夹切断乙状结肠系膜间组织束

（3）切断乙状结肠（图 7-19）。在预定的切线处，以两把 Dennis 钳横夹乙状结肠，两钳间切断，以 7 号丝线缝扎远端肠管，以免污染盆腔。

（4）游离直肠（图 7-20）。直肠深筋膜与盆壁筋膜之间有一间隙，称直肠后间隙或骶前间隙，内含有疏松结缔组织，易被手指分开，因此，游离直肠时应在此间隙内小心进行，避免进入盆腔筋膜深面，损伤骶前静脉及骨盆神经丛。具体方法为：提起乙状结肠及其系膜，术者右手将直肠、直肠深筋膜连同其所包裹的脂肪淋巴组织从骶前分离，向下达尾骨尖及两侧肛提肌平面。

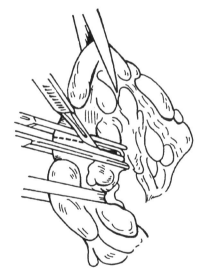

图 7-19 切断乙状结肠

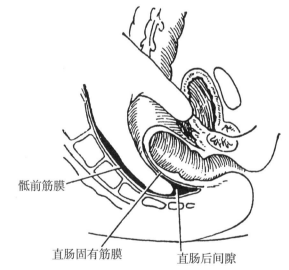

图 7-20 游离直肠，直肠后间隙内疏松结缔组织
易被手指分开

（5）断扎子宫骶骨韧带（图 7-21）。分开直肠侧窝，游离子宫骶骨韧带处侧缘，在靠近骶骨处钳夹、切断子宫骶骨韧带，以 7 号丝线缝扎，分 2 次进行，切除韧带的 2/3 即可。

（6）断扎主韧带（图 7-22）。将输尿管推向外侧，在靠近盆壁处钳夹、切断主韧带，以 7 号丝线缝扎。

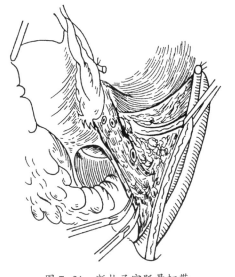

图 7-21　断扎子宫骶骨韧带

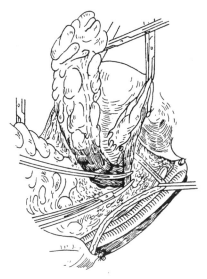

图 7-22　断扎主韧带

（7）切断直肠两侧侧韧带（图 7-23）。向外侧牵拉输尿管，分别钳夹、切断直肠两侧侧韧带，以 4 号丝线缝扎。

（8）切断直肠远端（图 7-24）。在预定的切除肠管线处以两把肠钳夹肠管，两钳间切断，近侧端直肠以 7 号丝线结扎，以免污染盆腔。

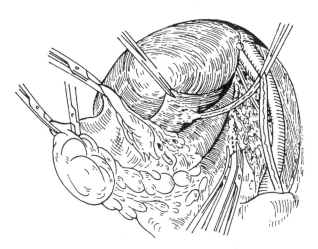

图 7-23　断扎直肠两侧侧韧带

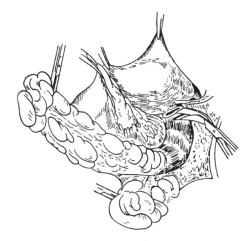

图 7-24　切断直肠远端

（9）切断阴道。横断阴道 1/2（图 7-25），以 1 号肠线锁边缝合，中间留孔以引流。移去切除的乙状结肠、直肠和子宫，缝合直肠残端。以 4 号丝线做全层间断缝合，1 号丝线做浆肌层间断缝合，如阴道下部，直肠远端无癌瘤，亦可行乙状结肠、直肠吻合，用直肠吻合器完成。

（10）乙状结肠造瘘（图 7-26）。若不能行乙状结肠、直肠吻合，则将乙状结肠近端拉出左下腹切口外，注意腹壁外的肠段应长短适中，一般为 3 ～ 4cm。将腹膜与乙状结肠系膜及乙状结肠系膜游离缘与侧腹壁缝合，关闭左结肠沟处的空隙，避免发生内疝。

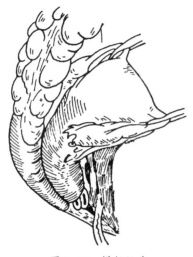

图 7-25 横断阴道

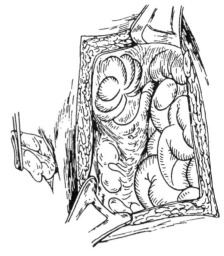

图 7-26 乙状结肠造瘘

（11）若癌肿侵及阴道下部或直肠末端，则不能在腹腔内完成会阴部手术，须从外阴部行阴道和直肠全切除（图 7-27，图 7-28），最后缝合后腹膜及腹壁各层。

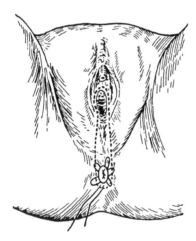

图 7-27 会阴切口线

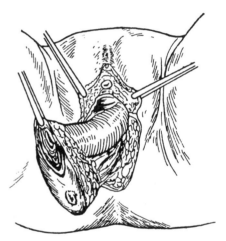

图 7-28 阴道和直肠解剖完毕

7.4.3 全盆腔脏器切除术

1.适应证

全盆腔脏器切除术适用于盆腔癌瘤同时累及膀胱和直肠者，主要包括：

（1）宫颈癌治疗后中心复发累及膀胱和直肠者。

（2）晚期阴道癌。

（3）晚期复发性子宫内膜癌。

（4）放射性坏死导致直肠膀胱阴道瘘者。

（5）选择性用于黑色素瘤患者。

（6）高计量放射治疗后，准确测定宫颈周围组织中复发性肿瘤的位置较困难。有时肉眼并不能证实膀胱和直肠受侵犯，而组织学检查其侵犯率则高达 40% ～ 50%。即使保留膀胱或直肠，因手术游离所致的相对血运阻断，加上放疗生产的动脉内膜的管腔闭塞，可引起局部缺血，术后瘘管发生率可高达 20% ～ 25%，为预防该并发症及提供最好的治愈率，以施行全盆腔脏器切除术为佳。

2. 手术范围

切除全盆腔脏器，包括盆腔淋巴结、膀胱切除、子宫广泛性切除，输尿管乙状结肠吻合，直肠切除，乙状结肠及降结肠造瘘。

3. 手术要点

（1）腹部切口采用正中绕脐切口，一般不用脐耻间的横切口。Symmonds 主张正中直切口的理由有：①该切口便于上下延长充分暴露术野；②便于游离大网膜用于覆盖盆腔；③亦方便利于横结肠代膀胱；④特别是下腹部曾做过放疗有适于下腹造口的患者。

（2）探查、盆腔淋巴结清扫、子宫广泛性切除、切断输尿管、放置导尿管、分离膀胱等步骤同前盆腔脏器切除术。注意冲洗盆腔和上腹部，并收集冲洗液做细胞检查。游离乙状结肠、切断乙状结肠、游离直肠、断扎子宫骶骨韧带及主韧带、断扎直肠两侧侧韧带等步骤同后盆腔脏器切除术。

（3）横断阴道及尿管。同前盆腔脏器切除术。

（4）切断直肠（图 7-29）。横行切断尿道和阴道后，再切断直肠。至此，盆腔脏器切除完毕，以 4 号丝线全层间断缝合直肠残端，再以 1 号丝线缝合浆肌层，若直肠远端和阴道下部无癌瘤浸润，乙状结肠足够长度，可行乙状结肠直肠吻合术，以恢复肠道连续性，若手术操作困难，可用吻合器做吻合。吻合完毕后，应常规作充气实验，以检查有无瘘的存在。如须经会阴切除直肠，其方法与直肠癌会阴部的手术方法相同。

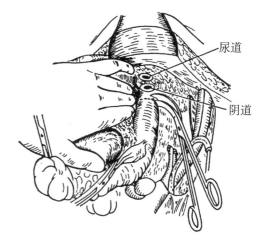

图 7-29 切断直肠

（5）切取乙状结肠（图 7-30）。游离一段长约 15cm 的乙状结肠，保留该段动脉的一级弓形血管，结扎肠系膜上的出血点。

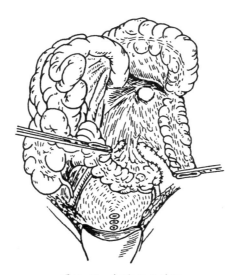

图 7-30 切取乙状结肠

（6）缝闭乙状结肠近端、输尿管乙状结肠吻合：方法与回肠代膀胱相同。

（7）乙状结肠腹壁造瘘。方法与回肠代膀胱远端腹壁造瘘相同（图7-31）。

（8）人工肛门：降结肠造瘘的方法与乙状结肠造瘘方法相同（图7-31）。

（9）覆盖盆腔创面。肿瘤切除后，为避免肠梗阻（小肠在盆腔粘连固定引起）及会阴创口小肠脱垂（图7-32），应采用有效的创面覆盖方法。目前多采用带蒂大网膜填塞法：将一段带蒂的大网膜缝到闭孔内肌的耻骨支及前方的耻骨联合上，并在骶骨筋膜上固定数针。

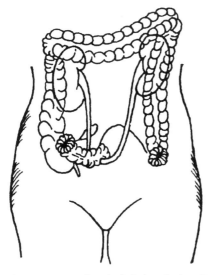

图7-31　乙状结肠腹壁造瘘，降结肠腹壁造瘘

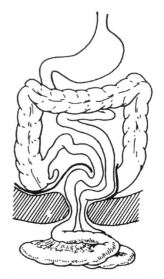

图7-32　小肠自会阴伤口脱出

此法简单实用，且带蒂大网膜片有血管完整的优点。也可用腹膜覆盖法：分离一块8cm×10cm前腹壁腹膜片，放置于空虚的盆腔底，以3-0号可吸收线将其侧部与肛提肌切缘缝合。将腹膜移植物下面的腹膜伤口用凡士林浸透的纱布填塞。腹膜覆盖法安全、简单、易行。

（10）缝合后腹膜和腹壁各层。

（林从尧　龚　静　陈惠祯）

8 妇科癌症患者的泌尿道重建

8.1 简介

由于生殖器官与泌尿道在胚胎发育和解剖位置上的相近，在女性盆腔手术中易出现泌尿道损伤。这类损伤既可能是意外也可能是不可避免的。妇科癌症患者在施行盆腔手术过程中，可能需要（部分）切除上尿路和／或下尿路，因此，尿路重建需要采用不同的手术策略，并尽可能保持生活质量。这类外科重建往往需要多学科共同完成。

本章主要介绍最常用的几种泌尿道重建方式，以恢复泌尿系连续性，改善患者生活质量。

8.2 手术相关的泌尿道损伤及一般处理原则

8.2.1 上尿路损伤

75% 泌尿道损伤发生于妇科手术中。盆腔非恶性疾病手术中，0.4% ～ 2.5% 的人出现输尿管损伤，其中只有 1/3 在手术当中被发现。未被及时发现的输尿管损伤可能带来严重的后果，如腹膜炎、发热、肾绞痛和二次手术。

为避免输尿管损伤，有些措施必不可少。如果手术部位靠近输尿管，术前由泌外医生放置输尿管支架能有效降低并发症。不过，有时输尿管损伤不是出于意外，而是为了更好地控制肿瘤必须切除一段输尿管。卵巢癌或宫颈癌的侵入性生长可能阻断输尿管，对此类患者，必须行输尿管部分切除。此类上尿路重建是妇科癌症手术的一部分，最好由有经验的重建泌尿外科医生完成。

针对不同部位的输尿管缺损，手术方式有所不同。如果缺损部位较短，两断端能无张力对合，即可进行单纯的斜面端 – 端吻合，留置双"J"管。如果缺损段较长，则需要采用腰大肌悬吊或膀胱补片。这些方法都需要利用膀胱或膀胱补片连接输尿管断端和膀胱，用于输尿管盆端缺失（中 1/3 输尿管）。如果出现高位损伤，或膀胱不能上移到足够高度，且同时需要切除部分膀胱，就需要行输尿管 – 输尿管端侧吻合术。此种情形应尽量避免，因为一旦出现吻合口问题（狭窄、漏尿等），双侧上尿路都会受影响。不过，所有关于输尿管重建的公开资料均显示很高的手术成功率。输尿管损伤的临床管理见图 8–1。

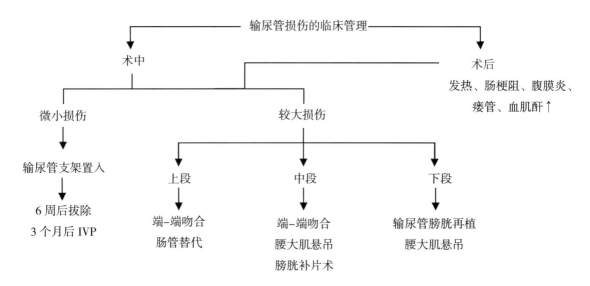

图 8-1　输尿管损伤重建的方式选择

8.2.2　下尿路损伤

不同的盆腔重建方式取决于下尿路被切除的具体部位。

肛提肌下的剜出术会造成尿道缺乏和盆底功能丧失。因此，需要选择回肠流出道或可控性尿流改道。理想状态下，阑尾可用于构建可控转流膀胱（阑尾输出道可控性膀胱）。如果阑尾已经切除或内腔太小，则可采用改良的 Mainz 膀胱术。

如果尿道结构及神经均未受影响（阴道前后壁保留完好），可施行原位膀胱重建术。不同原位膀胱术均采用肠管重建，如小肠、大肠或二者联用。传入支顺蠕动方向的小肠储尿囊—N—pouch常采用。患者需严格筛选，因为存在很高代谢紊乱和手术并发症风险，且夜间尿失禁发生率高达25% ～ 30%。远期可能出现尿潴留（10% ～ 25%），需要行清洁间歇性自我导尿（CISC）。

如果膀胱部分被切除，须行膀胱扩大术。前提是尿道完整，患者排尿功能尚可，能自主排尿。此类患者术后有 20% 需接受 CISC。如果尿道切除，或无法使用，则行可控膀胱重建（阑尾输出道可控膀胱，或改良的 Mainz 膀胱）。

8.2.3　泌尿道重建的手术方式

妇科癌症患者的盆腔尿路重建手术极具挑战性。因为大部分人有过手术史或放疗史，20% ～ 30% 患者出现术后并发症，患者应被告知再次手术干预可能。不过，如果能针对不同情况选择合适的手术方式，泌尿道重建手术亦可取得很高的成功率。

8.3　泌尿道重建的手术方式

8.3.1　最常用的非可控性膀胱替代方式

8.3.1.1 回肠代膀胱术

回肠仅作为输尿管的延伸部分，具备长度足够、血供充足、操作相对简单以及感染、代谢紊乱、肾功能受损概率少等优点，是目前应用最多的非可控性膀胱替代方式。但因患者多接受过放疗，可能发生输尿管狭窄、吻合口漏、瘘管形成或造口坏死。

回肠代膀胱术方式多样，最常用的是 Bricker 回肠代膀胱及其改良术。距回盲瓣约 20cm 游离一段长 15 ～ 20cm 的回肠，保留回盲部动脉。若患者肥胖或输尿管较短，则所需肠管会更长。在切断近端回肠前行皮肤造口，利于保证足够的长度、输尿管肠吻合时的稳定性、减少造口张力。先行回肠端端吻合恢复回肠连续性，再在其前方行输尿管回肠端侧吻合。一般先吻合较难的左侧输尿管。吻合完毕之前放入输尿管支架。皮肤造口可选择直接末端回肠乳头造口或 Turnbull 造口，后者多用于腹壁较厚或肠系膜较短的患者。

8.3.1.2 横结肠代膀胱术

横结肠代膀胱术在妇科肿瘤中应用较广。因横结肠极少位于放疗范围内，故该术式适于有放疗史的患者；也适于肥胖或输尿管短的患者。顺肠蠕动方向，最合适的造口部位为左上腹。若行右下腹造口（通常因其方便护理而最常采用），则结肠代膀胱必须为逆向蠕动，以免结肠中动脉扭曲而使所取肠段缩短。

透照法选择中段结肠，保留结肠中动脉及其两侧分支以保证肠管血供。吻合器截取肠管 15 ～ 20cm，并吻合肠管断端。可吸收线间断缝合肠吻合处的肠系膜防止小肠疝。输尿管穿过小肠系膜，4-0 可吸收缝线间断与结肠行端侧吻合。输尿管支架置入方法和结肠末端乳头造口同回肠替代膀胱术（图 8-2）。

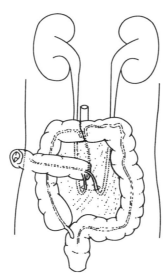

图 8-2　选取带血管蒂的中段结肠 15 ～ 20cm 作为替代膀胱，一端封闭，另一端行皮肤造口。双侧输穿过肠系膜与结肠行端侧吻合

8.3.1.3 空肠代膀胱术

因并发症多，空肠代膀胱术在妇科很少用。其中最典型的并发症是空肠综合征，即钾和尿素重吸收、钠和氯丢失、醛固酮增多所致电解质失衡。

空肠代膀胱术主要用于不能用回肠和结肠替代膀胱的患者，如严重的回肠放射性损害、结肠憩室炎等结肠感染性疾病。其操作与回肠代膀胱术相似。为尽量减少并发症取得好的效果，所取空肠应尽可能短。

8.3.1.4 乙状结肠代膀胱术

此法在妇科肿瘤手术中不常用。大多数行尿流改道手术的妇科癌症患者都接受过盆腔放疗，乙状结肠存在血供受损、严重纤维化等明显的放射损伤，可用于替代膀胱的肠段缩短。盆腔全切的患者采用低位结直肠吻合可避免结肠造口粪便改道，但使用乙状结肠尿流改道后，结肠往往不够与直肠吻合。受以上因素所限，接受乙状结肠代膀胱的患者只能是无盆腔放疗史、不适于其他类型改道手术者。

手术操作同前。通过透照法确定保留乙状结肠动脉的肠段，长度约 15 ～ 20cm。若行结直肠吻合，吻合肠管与替代膀胱的位置取决于造口部位。即右下腹造口时，吻合肠管位于替代膀胱之后；左下腹造口时，则相反。

8.3.1.5 输尿管皮肤造口术

输尿管皮肤造口术并非严格意义上的膀胱替代术，通常是在不能行其他手术的条件下，采用的一种快速、暂时的尿液转流方式。当患者肾功能正常、预期寿命长时，应将此暂时转流改为肠道替代的尿流改道。常见并发症为造口坏死、回缩、狭窄及泌尿系感染。

输尿管皮肤造口有单口造口和双口造口两种。前者是将一侧狭窄的输尿管以端侧吻合的方式吻合于另一侧输尿管，该输尿管穿出皮肤行外翻造口（图 8-3）。后者是将两输尿管末端连接在一起，一起穿出皮肤造口。

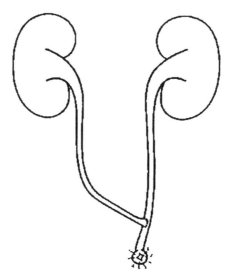

图 8-3　狭窄的输尿管与对侧行端侧吻合，
对侧输尿管穿出皮肤外翻造口

8.3.1.6 非可控性尿流改道的并发症及处理

一般而言，虽然非可控性尿流改道并发症较多，但仍不失为一种安全的治疗措施。并发症的发生与患者一般状况、放疗史、尿流改道时手术涉及的范围及转流手术方式有关。按并发症出现的时间分为早期并发症（术后 6 周以内）和晚期并发症（术后 6 周以上）。

（1）早期并发症。最常见的早期并发症包括术后引流尿量减少、漏尿、感染、小肠并发症和造口并发症。引流尿量减少常出现于术后 24 ～ 48 小时，多为术中出血未得到及时补充、血容量降低所致。若液体量补充足够而尿量仍少，则应考虑尿液转流某一环节的梗阻，如黏液栓堵塞或造口水肿造成的尿液流出口梗阻。另外，输尿管肠吻合口水肿、黏液栓堵塞或支架管纠结也可导致输尿管吻合口梗阻而出现尿少。如果持续少尿，应行放射检查排除输尿管梗阻或吻合口漏尿。

其中较为严重的并发症是替代膀胱漏尿，据文献报道，其发生率为 5% ～ 20%。虽然有少数患者漏尿能自行闭合，但多数需干预促进漏口处愈合。漏尿的发生与术前是否接受放疗、手术技巧、患者营养状况、是否放置输尿管支架有关。多数人的经验证明，留置输尿管支架可大大降低漏尿的发生率。尿液渗漏表现为：①尿液从会阴（盆腔器官切除术后）插管造口处或从腹腔引流管流出；②盆腔脓肿；③造口处引流尿量减少，而肌酐、尿素氮正常；④腹胀、体温升高或肠梗阻。

一旦证实为漏尿，宜保守治疗。因为盆腔全切术后早期再次手术的死亡率可高达 50%。最好的解决方法是经皮肾穿刺造瘘。经造瘘完全转流尿液后，一般 2 周漏尿能愈合。感染是最常见的并发症，5% ～ 20% 的患者可出现急性肾盂肾炎。术前有梗阻或慢性肾盂肾炎的患者更易发生，而留置输尿管支架会增加感染风险。使用抗生素、良好的肠道准备及充分水化能减少感染。

小肠并发症很普遍，如肠梗阻、肠吻合口漏。肠吻合口漏与所选肠段受过放射线照射有关，且与尿漏相互影响，应受到高度重视。

5% 左右的患者会出现造口并发症，如造口回缩、坏死、狭窄。早期因肠管接受过射线照射或肠系膜游离过多，血供不足，造口色泽变暗甚至无光泽，一般数天后缓解。如果造口变黑或持续灰暗，应行膀胱镜检了解替代膀胱情况。造口时，避免肠系膜张力过大、保证腹壁隧道垂直、筋膜切口足够通过两指，有助于减少并发症。

（2）晚期并发症。晚期并发症包括造口并发症、输尿管肠吻合狭窄、感染、结石形成、电解质紊乱和肾功能减退。晚期并发症主要由尿液转流的固有特点所决定，并随时间延长而增多。最常见的并发症是造口部位皮肤湿疹样改变，因尿液渗漏刺激皮肤以及频繁更换集尿袋或皮肤对黏附剂过敏所致。

小肠较结肠易发生造口狭窄，而 Turnbull 造口可降低造口狭窄的发生率。轻度狭窄可行定期扩张改善，若狭窄引起尿液流出受阻或难以安置集尿袋时，需重新行造口。

有关资料显示，输尿管狭窄的发生率差异很大，从 1.5% ～ 18.4%。狭窄最易出现在肠吻合处，多因外科技术欠缺、有放疗史、漏尿导致严重感染瘢痕形成所致。为尽早发现梗阻避免肾功能损害，每 6 ～ 12 个月复查血肌酐和肾脏 B 超或 IVP。梗阻部位确定后，可从经皮肾造瘘口放入输尿管支架或行球囊扩张。放置输尿管支架的患者，每 4 ～ 6 个月更换 1 次。基本不考虑手术处理，除非患者预期寿命长肾功能良好，且梗阻严重。

尿路感染也是常见的晚期并发症，尤其对于存在尿液反流或尿液存积的患者。因尿路有长驻细菌，尿液培养并非可靠依据，只要患者出现急性肾炎表现，均应行治疗。

2% ～ 9% 的尿液转流患者会出现结石。相关因素包括慢性尿液存积，反复或慢性感染及尿钙增高。替代膀胱内的结石形成还与缝合时使用非吸收线有关。

肾功能正常的患者术后很少出现电解质紊乱。常见的电解质失衡是肠管对尿液吸收致高氯性酸中毒。可口服碳酸氢钠预防。

慢性梗阻、反复尿路感染可致肾功能损害。

8.3.2 可控性尿液改道术

鉴于非可控性膀胱的诸多并发症及患者对需使用集尿袋的不满，人们期望一种更为理想的膀胱替代方式，即能维持膀胱内低压、抗反流及感染，不需外接集尿袋，且患者能方便地排空尿液。1978 年，Kock 等首先采用一段去管腔化的回肠作为低压膀胱，将肠道套叠形成乳头瓣，起到抗反流和控制尿液的作用。他们切断肠管环形肌扩大膀胱容量，且能维持低压状态。这种肠管去管腔化的方式成为其后各种不同可控性低压尿液转流术的基础。但 Kock 膀胱手术操作复杂，需要建立两个回肠乳头瓣，一个输入瓣用于抗反流，另一个输出瓣用于控制排尿。并发症多与乳头瓣有关，如乳头瓣吻合口结石形成、乳头瓣脱垂或狭窄。其改良手术 Skinner 术式降低了并发症的发生。据 Skinner 报道，Kock 膀胱的平均容量为 600 ～ 1400ml，静态压力为 6cmH$_2$O，最大灌注压为 40cmH$_2$O，基本满足可控性膀胱的主要技术指标：抗反流，容量＞ 600ml，可每 6 小时导尿 1 次。近 20 年来，出现了各种利用右半结肠和末段回肠作为可控性储尿囊袋的结肠代膀胱术，其中使用最广的为 Miami 膀胱、Indiana 膀胱和 Mainz 膀胱。迄今为止，还难以比较回肠膀胱和结肠膀胱的优劣，但回肠膀胱有其特定的适应证：①用于不能行结肠代膀胱者，如慢性结肠炎、结肠肿瘤；②输尿管太短不能植入结肠代膀胱内者。

8.3.2.1 Kock 膀胱

（1）距离回盲瓣约 15cm，选择一段长 78cm 回肠段，游离两端肠系膜后，切断肠管，并切除两断端各 5cm 的肠管，增加肠吻合和构建贮尿囊袋的灵活性。其中，中段 44cm 回肠对折成"U"形，建立回肠袋；近端 17cm 用于输尿管移植和建立抗反流的肠套叠乳头瓣；远端 17cm 用作建立回肠皮肤造口和控制尿液的肠套叠乳头瓣。各分界点用细丝线缝合 3 针作为标记（图 8-4）。

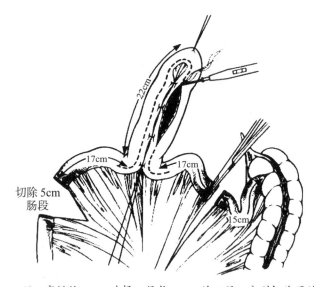

图 8-4　距回盲瓣约 15cm 选择一段长 78cm 的回肠，分别切除两端相邻的
5cm 的肠管，中段 44cm 对折成"U"形建立回肠袋，近远端各 17cm 分别作
为输入端和输出端

（2）中间 40cm 对折成"U"形的回肠在系膜缘对侧切开，并向输入端及输出端分别延伸 2cm和 3cm，使以后形成的两个肠套叠乳头瓣位置错开，以及避免打金属钉时累及后壁缝线。3-0 可吸

收缝线将肠管相邻的内侧壁缝合在一起形成回肠囊袋后壁（图 8-5）。

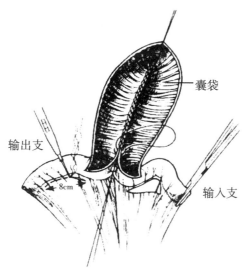

图 8-5　"U"形回肠在系膜缘对侧切开，并分别向输入端和输出端
延伸 2cm 和 3cm，缝合相邻的肠管壁形成回肠囊袋后壁

（3）两侧回肠支打洞，游离肠系膜 7～8cm，止血钳分别于两侧穿过肠系膜，将 2.5cm 宽的医用尼龙带拉出。两把组织钳伸入输入段肠管的 1/2 或 2/3 处，夹住肠壁的 6 点和 12 点处将其套叠入回肠袋内，用于构建约 5cm 的乳头。用 PI-55 缝合器，4.8mm 金属钉，去掉邻近直臂的 6 个钉子。用组织钳提起乳头瓣，在前 180° 打两排平行的钉子，每排 5.5cm 长，保证肠套叠乳头瓣至少 5cm 长，同时保证最后一个钉子不紧靠回肠袋的边缘，以免影响回肠袋的关闭。从回肠袋的外面接近肠系膜的位置将缝合器插入乳头瓣，打 4 排钉子将乳头瓣后壁固定到回肠袋的后壁（图 8-6）。

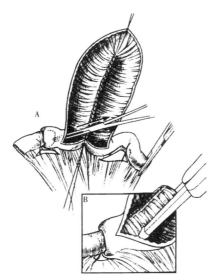

图 8-6　利用医用尼龙带和缝合器，构建输入端的抗反流肠套叠乳头
瓣和输出端控制尿液的肠套叠乳头瓣。

（4）插入 F30 乳胶管至乳头瓣，细丝线间断缝合将两条医用尼龙绸条环形固定，其输入端固定于回肠袋浆肌层，输出端固定于回肠段的浆肌层。

（5）游离双侧输尿管，从盆腔中部开始游离至 $L_3 \sim L_4$ 水平，注意避免损伤输尿管鞘膜和纵行营养血管，从输尿管远端钳夹切断，与回肠输入支进行端侧吻合。在完成输尿管吻合前置入支架管，上达肾盂，下从输出端乳头引出体外，并用 4-0 可吸收线缝合固定于回肠袋黏膜。若支架管剪短留在膀胱内，以后则需用膀胱镜取出（图 8-7）。

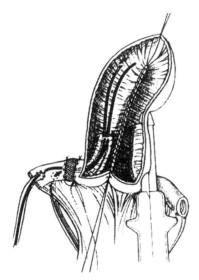

图 8-7　双侧输尿管与回肠输入支行端侧吻合，吻合
完成前置入支架管

（6）拔除乳胶管，将回肠袋上下对折，3-0 可吸收缝线连续内翻褥式缝合关闭回肠袋（图 8-7）。缝合完毕后，将 300ml 亚甲蓝生理盐水注入回肠膀胱内检查其完整性和连续性。输入支根部缝合固定于骶岬、后腹膜和邻近组织上。

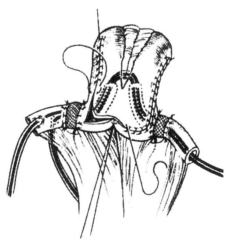

图 8-8　上下对折回肠袋，可吸收线连续
内翻缝合，形成完整囊袋

（7）选择与输出段垂直的腹壁处行回肠末端造口用两条 0 号可吸收线分别于腹直肌鞘的内外侧穿过输出支上的尼龙绸带并固定，将输出段从腹壁隧道引出，确保无扭曲或成角。用 2cm 宽的医用尼龙带穿过回肠输出支下方的肠系膜，并借此将肠系膜缝合固定于前腹壁上。此措施有利于预

防腹壁造口旁疝形成及固定输出乳头瓣有利于以后插管排尿。修剪多余回肠，3-0合成缝线将黏膜与皮肤间断缝合，形成与腹壁平的回肠造口。回肠袋内置入导尿管引流尿液及黏液，并与输尿管支架一起固定于腹壁造口处（图8-9）。

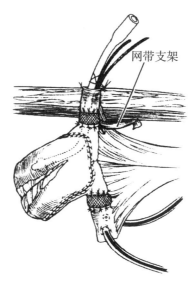

网带支架

图8-9　输入支根部固定于骶岬，后腹膜和邻近组织；输出支穿出腹壁隧道，
回肠末端行皮肤造口；医用尼龙带穿过输出支下方的肠系膜将其固定于前腹壁；
导尿管与输尿管支架管均固定于腹壁造口处

8.3.2.2 Indiana 膀胱

取25cm盲肠及升结肠和15～18cm末段回肠，若盲肠不够长或狭窄，则延长所取回肠段，用于扩大盲肠袋；行回结肠吻合恢复肠管连续性；沿系膜缘对侧剪开大肠3/4或更多，切除阑尾；隧道法行输尿管囊袋后壁吻合并留置输尿管支架作为引流；去管腔化的肠管上下对折并"U"形缝合关闭形成完整囊袋；在末段回肠，用F12导管作为支架，3-0丝线每0.5cm间距间断浆肌层纵行折叠缝合，3-0丝线连续缝合第二层，放置F16～18导尿管至贮尿袋，注入300～400ml水后拔除导尿管，压迫贮尿袋试验抗溢尿效果；若有溢流，可用3-0丝线做间断第三层加强缝合。盲肠与邻近盆壁固定，盲结肠袋固定于腹壁，末段回肠穿出左下或右下腹壁造口。F22～24导管放入囊袋引流2～3周，与输尿管支架一起固定于皮肤（图8-10～图8-13）。

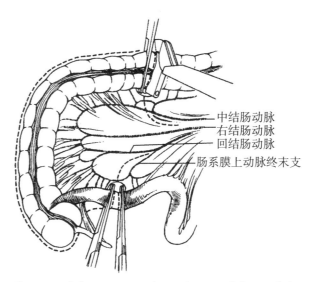

中结肠动脉
右结肠动脉
回结肠动脉
肠系膜上动脉终末支

图8-10　选取15～18cm的回肠和25cm的盲肠及升结肠
用于构建囊袋

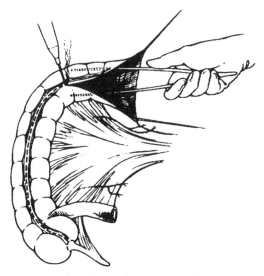

图 8-11　沿系膜缘对侧剪开 3/4 或更多；切除阑尾；
采用隧道法将输尿管吻合于囊袋后壁

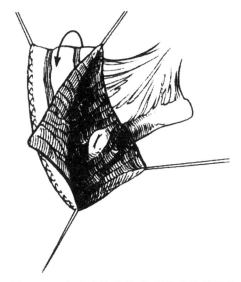

图 8-12　上下对折并"U"形缝合关闭形成
完整囊袋

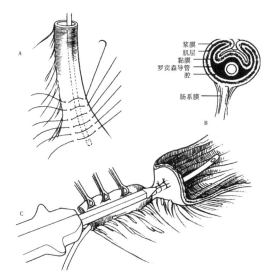

图 8-13　以 F12 导管作为支架，将末段回肠纵
行折叠缝合构建抗溢尿机制

8.3.2.3 Mainz 膀胱

1986 年，Thuroff 等提出了 Mainz 膀胱术，采用 12cm 长的盲肠、升结肠和两段等长的末端回肠，小肠去管腔化，侧侧吻合形成大容量低压膀胱。输尿管黏膜下隧道法植入结肠抗反流，保留阑尾作为尿控机制。若阑尾不适合，则回肠套入形成乳头瓣抗反流。接受过放疗的患者转流术后并发症发生率高，尿液输出袢并发症发生率为 25%，输尿管并发症为 22%，造口并发症为 39%。考虑到妇科肿瘤患者大多数接受过盆腔放疗，故现在较少采用该术式。

8.3.2.4 Miami 膀胱

自 1988 年以来，Miami 膀胱因其技术要求低，控尿功能好而被广泛采用。

膀胱的构建：距回盲瓣 15 ～ 20cm 切断末端回肠；游离盲肠升结肠、结肠肝曲，于结肠中动脉起始处切断横结肠；回结肠吻合维持肠管连续性；切除阑尾；沿结肠带切开结肠，对折形成"U"形，两内侧缘可吸收线缝合形成囊袋后壁，输尿管末端潜行 1cm 后与后壁黏膜吻合；F14 橡胶导尿管插入末段回肠作为支架，组织钳牵拉系膜缘对侧肠管，吻合器纵向缩窄管腔至 F14 橡胶导尿粗细；在回盲瓣处，2-0 丝线浆肌层缩窄缝合 3 层加强闭合功能。

术后早期，需每 2 ～ 4 小时冲洗回结肠膀胱防止黏液栓堵塞出口；术后 2 ～ 3 周后，若无漏尿、输尿管反流和梗阻，可拔除输尿管支架和导尿管。患者每日须自行插管导尿 5 ～ 6 次，避免膀胱过度充盈导致感染和出口梗阻。

8.3.2.5 可控性尿流改道的并发症

比较而言，结肠膀胱较回肠膀胱操作简便、容量大、并发症少。但是，与非可控性尿流改道相比，可控性膀胱手术操作复杂，手术时间长，出现并发症的风险增高。其并发症类型与非可控性膀胱相似。

（1）早期并发症。主要为血容量不足、梗阻或漏尿所致尿少以及泌尿系感染。漏尿表现为引流尿液减少，腹腔或盆腔引流增多。确诊后一般选择保守治疗，可在 CT 或 B 超引导下穿刺引流积液。尿路感染的发生率为 15% ～ 30%。出现急性肾肾炎时，及时抗感染治疗，应警惕输尿管或尿液出口梗阻、结石形成、肾功能受损的可能。术后 2 ～ 3 周拔除输尿管支架，若需长期放置支架，则每 4 ～ 6 个月更换 1 次。

（2）晚期并发症。包括输尿管狭窄、尿失禁、感染、结石形成、导尿困难。输尿管狭窄是可控性膀胱最常见的并发症，发病率为 10% ～ 20%，如未能及时察觉，可能导致感染、结石，甚至肾功能丧失。定期泌尿系统检查（每 6 个月）排除无症状梗阻。姑息性处理可行球囊扩张，膀胱镜逆行或经皮肾穿刺顺行上入支架管。否则，行输尿管重新移植或修整。

尿失禁源于回盲瓣功能下降或膀胱压力升高，尿流动力学检查可鉴别此两种情况。前者不需开腹，修整造口即可；后者则需回肠扩大膀胱，增加膀胱容量，降低压力。但多数情况为充溢性尿失禁，增加导尿次数即可。

5% ～ 10% 回结肠膀胱的患者出现自我导尿困难，主要是患者导尿技术欠缺或造口解剖异常。

8.3.3 原位尿流改道

原位尿流改道，又称为正位可控肠代膀胱术，是指新膀胱（储尿囊）位于小骨盆，取代被切取膀胱的位置，通过尿道外括约肌与腹压的共同作用完成储尿及排尿过程。该术式在行膀胱全切的膀胱癌患者中常见，现其适应证已扩展到妇科肿瘤。施行该手术的前提是尿道外括约肌结构功能正常，能自主排尿；原位重建不影响妇科癌症手术；切口边缘无癌症浸润。一般采用回肠重建膀胱。

（张　琳　杨志伟　丁克家　解　晨）

参考文献

[1] 汤春生，李继俊. 妇科肿瘤手术学 [M]. 沈阳：辽宁教育出版社，1999，211-252.

[2] BECKLEY S，WAJSMAN Z，PONTES JE，et al. Transverse colon conduit：A method of urinary diversion after pelvic irradiation [J]. J Uro，1982，128：464-468.

[3] BEDDOE AM，BOYCE JG，REMY JC，et al. Stented versus nonstented transverse colon conduits：A

comparative report [J]. Gynecol Oncol, 1987, 27: 305-315.

[4] BUZBY GP, WILLIFORD WO, PETERSON OL, et al. A randomized clinical trial of total parenteral nutrition in malnourished surgical patients: The rationale and impact of previous clinical trials and pilot study on protocol design [J]. Am J Clin Nutr, 1988, 47: 357-365.

[5] FALLON B, LEONING S, HAWTREY CE, et al. Urologic complications of pelvic exenteration for gynecologic malignancy [J]. J Urol, 1979, 122: 158-159.

[6] HANCOCK KC, COELAND KJ, GERSHENSON DM, et al. Urinary conduits in gynecologic oncology. Obstet Gynecol [J], 1986, 67: 680-684.

[7] HENSLE TW, BREDIN HC, DRETLER SP. Diagnosis and treatment of a urinary leak after ureteroileal conduit diversion [J]. J Urol, 1986, 116: 680-684.

[8] HUSAIN A, CURTIN C, BROWN D, et al. Continent urinary diversion and low-rectal anastomosis in patients undergoing exenterative procedures for recurrent gynecology malignancies [J]. Gyencol Oncol, 2000, 78: 208-211.

[9] KOCK NG, NILSON AE, NORLEN L, et al. Urinary diversion via a continent ileum reservoir. Clinical experience [J]. Scand J Urol Nephrol Suppl, 1978, 49: 23-31.

[10] LINDENAUER SM, CERNY JC, MORLEY GW. Ureterosigmoid conduit urinary diversion [J]. Surgery, 1974, 75: 705-714.

[11] NEAL DE. Complications of ileal conduit diversion in adults with cancer followed up for at least five years [J]. BMJ, 1985, 290: 1695-1697.

[12] OAKLEY GJ, DOWNEY GO, TWIGGS LB, et al. Urinary diversion in pelvic exenteration: The role of conduit choice in postoperative morbidity [R]. Paper presented at Society of Gynecologic Oncologists 22nd Annual Meeting, Orlando: 1991, FL.

[13] ORR JW JR, SHINGLETON HM, HATCH KD, et al. Urinary diversion in patients undergoing pelvic exenteration [J]. Am J Obstet Gynecol, 1982, 142: 883-889.

[14] PENALVER MA, ANGIOLI R, MALIK R. Management of early and late complications of ileocolonic continent urinary reservoir (Miami pouch) [J]. Gynecol Oncol, 1998, 69: 185-191.

[15] PODRATZ KC, ANGERMAN NS, SYMMONDS RE. Complications of ureteral surgery in the non-irradiated patient [M] // Delgado G. Oncology. New York: John Wiley, 1982.

[16] SCHMIDT JD, BUCHSBAUM HJ, JACOB ED. Transverse colon conduit for supravesical urinary tract diversion [J]. Urology, 1976, 8: 542-546.

[17] SIMON J. Ectopia vesicae (absence of the anterior walls of the bladder and abdominal parietes): Operation for directing the orfices of the ureters into the rectum; temporary success; subsequent death; autopsy [J]. Lancet, 1852, 2: 568.

[18] SKINNER DG, LIESKOVSKY G, SKINNER EC, et al. Current Problems in Surgery. Urinary Diversion [M]. Chicago: Year Book Medical Publishers, 1987.

[19] SKINNER DG. The Kock pouch for continent urinary reconstruction focusing on the afferent segment and the reservoir [J]. Scand J Urol Nephrol, 1992, 142: S77.

[20] SULLIVAN JW, GRADSTALD H, WHITMORE WF JR. Complications of ureteroileal conduit with radical cystectomy: Review of 336 cases [J]. Urol, 1980, 124: 757-763.

[21] UORALES P, GOLIMBY M. Colonic urinary diversion 10 years of experience [J]. J Urol, 1975, 113: 302-307.

[22] WILSON TG，MORENO JG，WEINBERG A，et al. Late complications of the modified Indiana pouch [J]. J Urol，1994，151：331-334.

[23] WRIGLEY JV，PREM KA，FRALEY EE. Pelvic exenteration：Complications of urinary diversion [J]. J Urol，1976，116：428-430.

9 外阴和阴道成形术

自从 1948 年 Brunschwig 首次提出利用盆腔脏器切除术治疗复发的妇科恶性肿瘤以来，随着手术技术、抗生素和术后护理等方面的不断改善，由疾病及手术本身导致的死亡率逐年下降。而随着手术技术的进一步发展，手术主要目的也由最初的控制疾病转为重建患者的解剖和功能，解决患者的性生活问题。用于外阴、阴道重建的组织可填补大的手术创面及无效腔，提供新的血液供应，有利于术后创面的恢复，减少手术并发症的发生；且外阴、阴道重建后有助于早期放化疗，提高患者的整体生存质量，也对患者的心理产生积极的影响。

经多年的临床实践，传统常用于外阴、阴道重建的手术方式类别有厚皮片移植术、肌皮瓣转移术、带蒂皮瓣转移术、肠管阴道重建术等。腹腔镜技术与人工阴道成形术结合，使手术逐步微创化用人工合成组织做人工阴道，减少了手术对患者机体的创伤；组织工程学的迅速发展给阴道再造带来了希望。

9.1 外阴成形术

9.1.1 分层厚移植皮片（STSG）外阴成形术

此成形术适用于大面积单纯性外阴切除术后，仅需较小皮片移植者。

1. 供皮部位选择

供皮区域应宽阔而平坦，故常选择臀部及股内侧为供皮区。一般情况下，最适宜的供皮区为股前内侧区或股后内侧区；如选择臀部为供皮区，术中需重新调整体位。

2. 手术方法

（1）取皮法。供皮区常规消毒、铺巾，用取皮刀取下所需面积大小的皮片，并将皮片置于含抗生素的生理盐水中备用，供皮区创面用无菌凡士林纱布和干纱布覆盖、包扎。取皮时注意：STSG 取皮后面积会缩小大约 20%，皮片的理想厚度为 0.02 ～ 0.04cm，取皮前可在供皮区皮下注射生理盐水使局部更为平坦。

（2）植皮与固定。外阴受皮区仔细止血，皮片缝合打包固定于受皮区创面，缝合前可在皮片上打孔以利引流。3 ～ 5 天后拆除敷料，观察皮片成活情况。

9.1.2 易位皮瓣外阴成形术

易位皮瓣与外阴组织相近，包括皮肤及皮下组织，由小血管的真皮下血管网供血，易于成活，在外阴成形术中应用较广泛，适用于外阴恶性肿瘤根治术后，创面不能缝合覆盖者。临床上应用较多的易位皮瓣有菱形皮瓣和股会阴皮瓣。但经放疗治疗后，患者因局部皮肤的放射影响，不宜做皮瓣转移。

1. 菱形皮瓣

菱形皮瓣是报道最多、最常用于妇科肿瘤手术的易位皮瓣，是 Z 成形术的一种衍生类型，可用于修复外阴上外侧、下部和肛门周围的皮肤缺损。但其最多用于修复阴道与肛门之间的创面。这些创面多为圆形或椭圆形，并常越过中线位置。由于创面邻近组织活动度的限制及基于美观的考虑，此创面常需应用双侧皮瓣修复。

（1）皮瓣设计。标准的菱形皮瓣，其宽度和高度均与菱形的短径相同，但如修复一圆形创面，皮瓣面积可相应减小。皮瓣设计时首先在创面缺损处描画一个菱形，然后测量出缺损的横径（AB 线长度，为菱形的短径），再画出菱形横径在邻近皮肤的延伸线 AE 线，长度与 AB 线相等，最后画一条长度与 AE 线相等且与 AE 线成 60° 的 EF 线（图 9-1A）。EF 线在 AE 线的上方还是下方由邻近的组织状况及延伸线决定。如果需两块皮瓣修复缺损部位，则可于缺损部位的两个半区各构建一个菱形皮瓣以修复创面。

（2）游离并将皮瓣移位。沿 AE 及 EF 线切开皮肤及皮下组织，将 DEAF 区的皮瓣游离，把皮瓣移至缺损区，并于 AF 点缝置一针以去除皮瓣张力。供皮区创面可利用周围组织的延伸性直接闭合。将周围的皮下游离可加大皮瓣的活动度并利于闭合供皮区创面（图 9-1B）。如皮瓣张力过大，可于旋转点 F 行短小的逆行切口以减小皮肤张力。缝合创面前应放置大小合适的引流管。

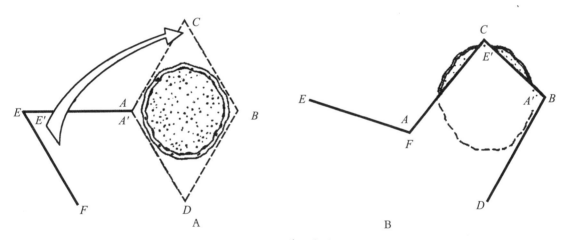

图 9-1　菱形皮瓣

2. 股会阴皮瓣

股会阴皮瓣为菱形皮瓣的一种类型。对于外阴癌局部复发或新发的患者，如需将会阴皮肤切除至唇脚沟，则多采用该类皮瓣修复创面。此皮瓣用来修复会阴部创面时，皮瓣与股部纵轴方向越一致，供皮创面越易缝合。

（1）皮瓣设计。皮瓣设计如图 9-2A 所示，皮瓣可设计成椭圆形或图示的三角形。如缺损创面的顶端较宽，则皮瓣相应加长、加宽。为使皮瓣移位顺利且较易缝合创面，一般需将皮瓣邻近皮肤皮下组织游离。

（2）游离并将皮瓣移位。将 BC 及 CD 线作为切线，游离皮瓣后向前旋转覆盖于创面之上，皮瓣基底部及供皮区邻近组织可行皮下游离，以便于皮瓣覆盖创面及缝合供皮区创面。如皮瓣张力过大，可在 D 点行一较短的逆行切口来增加皮瓣的活动度（图 9-2B）。皮瓣缝合时，应先缝合 D、E 两点，去除皮瓣张力。移位后如皮瓣产生皱褶而影响远端血供，可只缝合皮瓣的一侧皮缘（通常是外侧缘），而另一侧需靠肉芽组织生长渐渐愈合封闭。缝合黏膜与皮肤部分时，应使用缓慢溶解可吸收缝线。供皮区创面缝合完毕之前，应留置闭式负压引流，避免加压包扎而减少血流灌注。

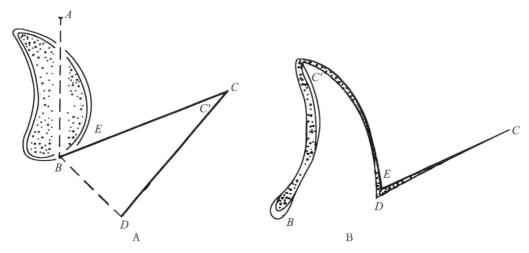

图 9-2　股会阴皮瓣

9.1.3　推进皮瓣外阴成形术

推进皮瓣外阴成形术为一种带有皮下蒂的岛状皮肤，其可移动的距离决定于皮下组织的游动度。此类皮瓣实际应用较少，偶尔会用于年老患者或减肥后皮肤松弛的患者。如图 9-3 所示，皮瓣呈三角形，创面边缘形成三角形的底边。三角形的高度为底边的 1.5～2 倍。皮瓣设计后，切开皮肤、皮下组织直至筋膜层。为增加皮瓣的移动度，可分别将皮瓣前缘及尾端行皮下游离，游离范围为皮瓣长度的 1/3。创面周缘的皮肤亦可行皮下游离，使皮瓣与创面周缘缝合时无张力。三角形皮瓣推移后形成的创面可行 I 期缝合，整体效果如图 9-4 所示。

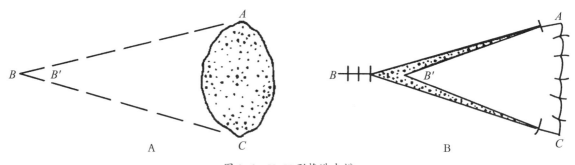

图 9-3　V-Y 形推进皮瓣

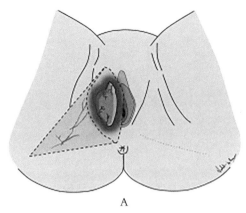
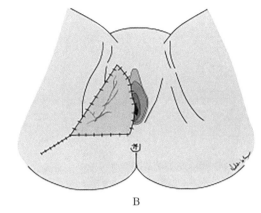

A   B

图 9-4　V-Y 形推进皮瓣效果

V-Y 形前移 GF（gluteal fold flap）皮瓣：A.V 形的组织缺损（灰色区域）和皮瓣设计（深色区域）用虚线表示。B.皮瓣提升后外阴外观，V-Y 形向缺损区推进。

9.1.4　穿支皮瓣

1.股前外侧皮瓣

股前外侧皮瓣在盆腔复杂性缺损的修复中效果良好，是一种可以提供大量组织、血供可靠的局部皮瓣。如图 9-5 所示，患者保持仰卧位，在髂前上棘和髌骨外上角之间连线，一连线中点为圆心，3cm 为半径画圆，确定旋股外血管降支穿支体表投影区。做前内侧切口向下切开至股直肌浅层的筋膜，寻找肌间隔穿支，剥离旋股外侧血管的降支，随后做后外侧切口，获取皮瓣。皮瓣可经过股直肌深部，沿股内侧皮下隧道转移至会阴区修复其皮肤缺损，如图 9-6 所示。也可剥离腹股沟韧带，将股外侧肌经腹壁转移至腹腔填充盆腔死腔，皮瓣转移后留置引流，分层闭合切口。

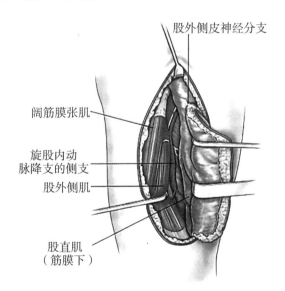

图 9-5　股前外侧皮瓣的正面图

包括皮肤，软组织、筋膜和偶见的小肌袖。追踪穿支到股外侧肌与股直肌之间的隔膜，沿其内上追踪股外侧血管的降支。

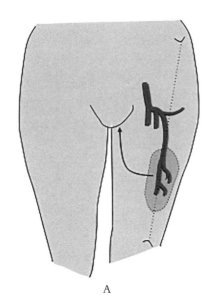
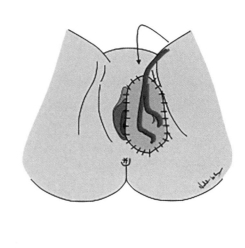

A   B

图 9-6　股前外侧皮瓣

A. 股前皮瓣设计（深灰色区域）。虚线表示髂前上棘（ASIS）与髌骨外侧角的连接线，是分离的标志。箭头表示皮瓣的运动方向。B. 重建后外阴的术后外观。

2. 股后侧皮瓣

股后侧皮瓣依赖于股深血管的穿支供血，其中股深动脉穿支皮瓣被推荐，适用于腹部皮瓣受限的患者，由于解剖较困难，该皮瓣并非外阴重建中的一线皮瓣，且创面愈合并发症发生率较高。

9.1.5　轴型皮瓣

轴型皮瓣由单条连续的皮下动脉血管供血，其长度可与为其提供血运的轴动脉长度一样。

1. 阴部外动脉表浅支皮瓣

阴部外动脉发自于股动脉，走行于耻骨结节和腹股沟管皮下环之间，并沿腹中线两侧上行至脐，其于阴阜部与对侧阴部外动脉相交通，吻合支位于脐与耻骨连线的下 1/4 及下 1/2 处。阴部外动脉也与同侧的腹壁浅动脉相交通，后者发自于腹股沟韧带下方 2.5cm 处，呈弧形走行，于耻骨结节内侧 1～2cm 处向上移行于脐，止于腹中线两侧 2cm 处。故依照位于腹中线附近的交通支或沿向脐方向的分支设计制备横向或纵向的皮瓣，此两种皮瓣均可旋转移位修复会阴部创面。Spear 等设计的横向阴部外动脉皮瓣跨过阴阜之后，平行并位于腹股沟上方，皮瓣面积为 4cm×15cm（图 9-7）。皮瓣过大可引起创面缝合困难。游离皮瓣应深达腹外斜肌腱膜部以确保阴部外动脉位于皮瓣内。

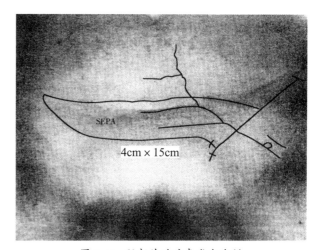

图 9-7　阴部外动脉表浅支皮瓣

此皮瓣既可横向，亦可沿腹中线血管分支呈垂直方向设计，可应用 Doppler 超声帮助确定皮瓣范围。图右画线示腹股沟韧带及阴部外动脉表浅支自股动脉起始处。

2. 臀下筋膜皮瓣

筋膜皮瓣是在皮瓣的层次上，再加上深筋膜，即包括皮肤、皮下组织（浅筋膜）和深筋膜。臀下筋膜皮瓣由髂内动脉分支轴型臀下动脉终末分支提供营养。该动脉供血的皮肤范围为10cm×35cm，几乎覆盖了股后部全部范围。其向下可延伸至腘窝内8cm区域皮肤。该皮瓣的神经为股后侧皮神经，在臀大肌中点出肌间隙，沿股后中线下降位于深筋膜深面，沿途向两侧发细支穿出深筋膜至浅筋膜和皮肤。故该皮瓣为具有神经感觉的易位轴型皮瓣。皮瓣沿臀大肌下缘皮瓣血管蒂旋转，因此，可将臀大肌向上分离8～12cm至坐骨切迹的梨状肌下缘部分，此点即是血管蒂的显现位置。皮瓣以此为旋转点可修复会阴区创面。应用此皮瓣切勿先前结扎、切除或栓塞髂内动脉系统，除非经血管造影证实该血管系统仍为通畅者。

（1）皮瓣设计。患者取膀胱截石位，相对近臀大肌下缘处，沿坐骨结节及股骨大转子画一连线（图9-8）。血管蒂即位于靠近此线中点位置的臀大肌下缘处。皮瓣的正中轴线自血管蒂从臀大肌下方发出点开始向膝后方向延伸，止于半腱肌及半膜肌内外缘中间的位置。为避免截石位影响皮肤及骨性标志之间的关系，可于俯卧位标记正中轴线。皮瓣的内外缘对称于正中轴线，于远端逐渐靠拢，以便于缝合供皮区。皮瓣所需的长度由旋转点至会阴区创面最远点的距离而决定。

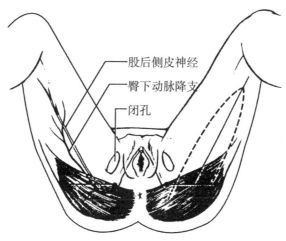

图9-8　臀下筋膜皮瓣

患者取膀胱截石位。自坐骨结节至股骨大转子画一连线。臀下筋膜皮瓣的中轴线平分此连线，图示患者左下肢已描画较长的易位皮瓣。右下肢图示此皮瓣的神经及血管分布走行。

（2）游离皮瓣。切开皮肤、皮下组织及阔筋膜后，游离阔筋膜及皮肤，应确认神经及神经外侧的血管蒂并予以保护，且在游离过程中注意保护不要让阔筋膜和皮肤之间脱套致皮肤血供障碍，可采取边游离、边缝合固定阔筋膜和皮下组织之间的方法。当皮瓣游离至臀大肌的后尾端时，即可将皮瓣旋转移位至会阴创面，如仍需增加皮瓣的长度和活动度时，则先于臀大肌边缘确认神经血管蒂结构后，沿血管蒂方向切开臀大肌即可。也可于皮瓣基底缘做一朝向外侧缘的逆向切口来增加活动度。另外，此皮瓣亦可通过较宽大的皮下隧道引至创面位置，但位于隧道内的皮瓣部分需行去上皮处理（图9-9）。

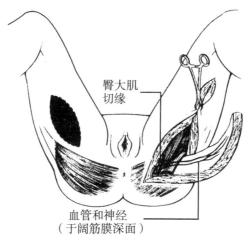

图 9-9　臀下筋膜皮瓣

　　左下肢图示游离后的易位皮瓣，于皮瓣内缘将臀大肌切开以增大皮瓣旋转弧度，注意所示位于筋膜及肌肉深面的血管及神经。另如患者右下肢图示。臀下筋膜皮瓣可制成游离皮瓣。

　　（3）缝合供皮区。根据皮肤的延伸性及皮瓣宽度的不同，有时须行皮下游离才能缝合供皮区创面。在缝合皮瓣之前需先将供皮区的内外侧缘缝合，这可去除皮瓣旋转后的张力。

9.1.6　肌皮瓣外阴成形术

　　肌皮瓣由来自于肌肉轴血管的穿支供血，这些穿支血管营养肌肉上方及肌肉旁 2 ～ 3cm 的皮肤。肌皮瓣最大优点是可提供放疗区域及肿瘤切除范围之外来源的丰富血液供应。故这类皮瓣多以其丰富血供确保重建部位的创面顺利愈合。也用于修复邻近皮瓣无法修复的巨大皮肤或肌肉筋膜创面。肌皮瓣的缺点是体积较大，故不适于肥胖患者。临床上可用于外阴成形的肌皮瓣有腹直肌皮瓣、股薄肌皮瓣、阔筋膜张肌皮瓣等，各肌皮瓣的切取方法见阴道成形术。

9.1.7　游离皮瓣外阴成形术

　　当没有足够的局部皮瓣可以使用时，考虑使用游离皮瓣，利用显微缝合技术处理血管，来填补盆腔以及重建外阴多区域缺损。因此，常需要较大的皮瓣尺寸和体积，可选择股部较大的复合肌皮瓣与臀部受区血管吻合进行修复，以及背阔肌皮瓣与臀部血管吻合来修复会阴区缺损。

（蔡　林　周　伟　汤春生）

9.2　阴道成形术

9.2.1　传统手术

9.2.1.1 分层厚皮片阴道成形术

　　因该类方法术后病残率低，并适用于盆腔组织间隙不能容纳的较大移植皮瓣者。故阴道切除术后，无论是合并子宫切除还是外阴切除，均可经移植重建阴道。STSG 阴道成形术可在盆腔手术同时行Ⅰ期手术或Ⅱ期手术重建阴道。两者结果无明显差别。手术中应用 STSG 行阴道成形的主要优点是避免Ⅱ期手术；而延期行阴道成形可确保创面彻底止血，并更好地适应模具。临床上应依据患者创面是否适于植皮及患者的一般情况，甚至手术时间来决定是否于术后即行Ⅰ期阴道成形术或近期行Ⅱ期手术。

（1）植皮区的准备。阴道缺损创面植皮的先决条件是止血必须彻底。如创面未能彻底止血，难在创面留置阴道模具，应于 48 小时后再行植皮术。行前盆腔器官切除术的患者，STSG 的后壁可直接附于直肠上，如已行直肠重建术，阴道模具则需用大网膜包绕，以覆盖直肠低位吻合口。行后盆腔器官切除术时，可以膀胱作为阴道重建时的前壁。与直接将 STSG 移植于创面比较，于膀胱、输尿管和移植皮片之间填充一层大网膜效果更好。

（2）供皮部位的选择。从美观角度考虑应于臀部取皮；但从手术角度考虑，于大腿内侧取皮更为方便。所切取的皮片大小以 10cm×20cm、厚度以 0.04 ～ 0.045cm 为宜。

（3）阴道模具。有多种材料可用于制备阴道模具。如白软木、金属、特氟隆（Teon）、硅橡胶、氯丁橡胶及斯太洛泡沫（Styrofoam），最常用的是套有一只或两只避孕套的海绵状橡皮和可调节大小的硅胶模具。硬质或可扩张的模具有引起膀胱出口梗阻，或压迫皮片和输尿管而引起组织坏死可能。因此，应于盆腔间隙内留置一条合适的引流管。另外，所有模具术后均有可能自创面脱出，即使使用 T 形绷带捆扎固定或穿紧身内裤，均不能保证模具不发生脱落，故应将模具缝于皮肤或阴道外口。

（4）手术步骤。切取两瓣大小分别为 5cm×8cm 及 10cm×20cm、厚度为 0.04 ～ 0.045cm 的皮片，将其置于庆大霉素生理盐水中浸泡展开。然后将准备好的皮片覆盖在模具上，以 3-0 可吸收缝合线连续缝合皮片相连接处，模具全长及其一端应用皮片覆盖。必须强调的是，皮片表面应朝向模具，而切割缘应暴露在外；另外，应注意勿将皮片缝于模具之上，否则，取出模具时，可引起皮片撕裂。再重新检查受皮区止血情况，以抗生素生理盐水冲洗后，将模具及皮片留置于预留组织间隙内。如行盆腔器官切除，则将大网膜包裹缝合于模具四周形成囊袋状，其开口一端缝合于阴道外口处，并将网膜囊袋缝置于直肠、乙状结肠或骶骨前，使模具居中并防止脱垂。不管应用何种类型阴道模具，均应防范其突然脱出，最方便的方法是用丝线将阴道外口缝合关闭，缝线下可垫一纱布。如患者未行尿道转流手术，均必须留置导尿管。

（5）术后处理。术后应卧床休息 2 ～ 14 天，予患者缓泻药，并进行低渣饮食，术后 5 ～ 14 天取出模具，过早取出模具可能破坏皮片与创面间尚脆弱的血运。取出模具时，应检查皮片成活与否，并用生理盐水或稀释的碘附液冲洗创面。脱出于阴道外口处的多余皮片应予剪除。为防止术后阴道挛缩，取出模具观察皮片成活情况后，应开始每日用温生理盐水灌洗阴道，并佩戴模具至术后 6 个月，新形成的阴道上皮外观达到或接近正常阴道上皮外观，并有糖原产生，需要 4 ～ 6 个月的时间。起初 2 ～ 3 周必须每天佩戴，此后 3 ～ 4 周每天晚上佩戴即可，以后改为每周佩戴 2 ～ 3 次。为促进新形成阴道上皮化及糖原产生，术后可局部应用雌激素霜。阴道重建成功术后 8 ～ 12 周可开始性生活。如有阴道短缩，也可应用适度的扩张器行阴道扩张。

9.2.1.2 肌皮瓣阴道成形术

肌皮瓣阴道成形术是较为普遍应用的一种手术方式。它可根据皮肤缺损的大小增加长度，以满足无或低张缝合切口的需要。此外，尚能填塞无效腔，并为受皮区提供新的血液供应，有利于术后修复。可用作阴道重建的肌皮瓣有腹直肌皮瓣、股薄肌皮瓣、阔筋膜张肌皮瓣、臀大肌皮瓣、外阴球海绵体肌皮瓣等，前两类临床应用较多，下面予以分别介绍。

1.腹直肌皮瓣阴道成形术

阴道成形术盆腔器官切除术时，用腹直肌皮瓣行阴道成形与用股薄肌皮瓣相比，具有多种优点。腹直肌皮瓣取材容易，移向会阴部径路短，单一皮瓣即可完成；且更易用于肛提肌上盆腔器官切除术者；另外，缝合腹部切口时，可一同缝合供皮区切口。缺点是缝合供皮区切口较为困难；不便于腹壁造瘘；且因不能在同一手术野同时行两组手术，故手术时间较长。

（1）应用解剖。腹直肌位于前正中线两侧，前后为腹直肌鞘包裹，上端附着于第5、6、7肋软骨及剑突的前面，下端附着于耻骨联合。成人腹直肌平均长度为30cm。腹壁上动脉为胸廓内动脉的直接延续，经胸肋三角入腹直肌鞘内，行于腹直肌和肌鞘后叶之间，然后血管穿入肌质，在肌内于脐附近与腹壁下动脉吻合。血管起点至肌门的长度为46mm，起点外径为2.1mm，肌门与人体正中线的距离为37mm。腹壁下动脉起自髂外动脉的前壁，于半环线前方入鞘内，在鞘后叶与腹直肌之间上行。起点到肌门的血管长度为109mm，起点处外径为2.7mm。肌门距前正中线为34mm，肌门的平均高度均在半环线之上。腹壁下动脉较粗大，可营养整块肌肉及其上的皮肤，而腹壁上动脉只能营养肌肉的上2/3部分。腹直肌的静脉为与同名动脉伴行的静脉，每条动脉均有2条伴行静脉，其外径较同名动脉为粗。来源于肌肉的血供可营养肌肉之上的皮肤，外侧至腋前线，内侧可越过中线直至对侧腹直肌的外侧缘。

（2）皮瓣设计。此皮瓣可设计成垂直位斜向上方、斜向下方或横位。此处介绍延长的斜向腹直肌轴型皮瓣。由脐向上至侧胸壁再至肩胛下角的顶点，画一条倾斜的中轴线，代表皮瓣的长轴。以轴线为对称，皮瓣的基底越过脐，皮瓣的外侧缘逐渐变窄，并向中线汇集。如此构建的皮瓣可延伸至胸壁的腋前线或超出此线，其宽度可达15cm或更多（图9-10）。阴道成形术所需面积约10cm×15cm。

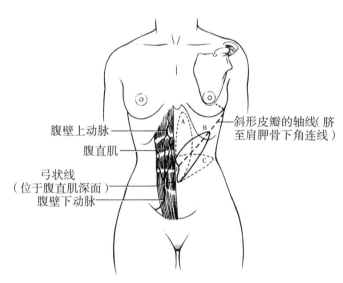

图 9-10 延伸的腹直肌皮瓣

患者腹部右侧图示腹直肌及其血供。左侧描画3种类型的皮瓣（A、B、C），所有皮瓣均以脐为基底。B示延伸的腹直肌皮瓣，其以自脐至肩胛下角连线作为中轴线。

（3）手术步骤。沿设计的切口线分别向上和向下做皮肤切开，深达腹直肌前鞘及腹外斜肌腱膜上方筋膜间隙。继沿腹直肌前鞘区延长上缘切口，此时，可识别腹直肌的外侧缘。自腹外斜肌腱

膜将皮瓣上端分离至腹直肌外缘，再将前鞘游离
1～2cm。在皮瓣上缘切口处切断腹直肌，注意保
持腹直肌后鞘的完整性。如遇到腹壁上动脉可予
以分离结扎。沿腹直肌前鞘而非沿腹直肌继续延
长下缘切口至弓状线水平。自皮瓣上端至下端分
别于腹直肌内侧缘约1cm和外侧缘1～2cm，将
腹直肌前鞘切开。接着自腹直肌后鞘游离腹直
肌，肌肉与后鞘之间除腱化区域需锐性分离之
外，其余均易于分离。将腹膜切开达腹直肌于耻
骨上附着处，于弓状线远端腹直肌后方找到并保
护好腹壁下动脉（图9-11）。将皮瓣缠绕于1个
60ml的注射器上围成阴道外形。用可吸收缝线缝
合相邻皮缘，并缝闭管形结构的远端。将皮瓣旋

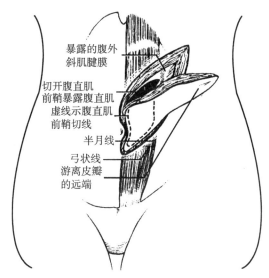

图 9-11　延伸的腹直肌皮瓣

转移位至盆腔，管形结构的远端即为重建阴道的近端（图9-12）。此时，可将下腹部的腹膜作一
横行切口以便于皮瓣旋转易位。为防止发生重建阴道脱垂、移位，应将重建阴道近端缝合固定于耻
骨弓或骶前筋膜上，并于中线处左右对称地缝合固定（图9-13）。

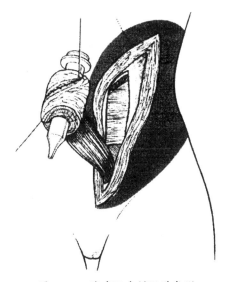

图 9-12　腹直肌皮瓣阴道成形

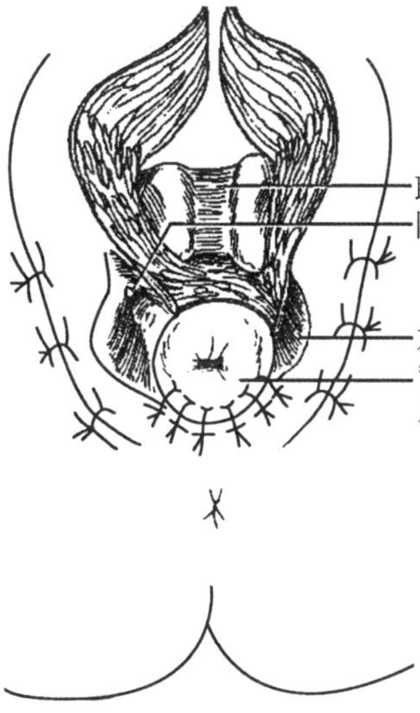

图 9-13　腹直肌皮瓣阴道成形

耻骨联合
阴蒂及右侧阴唇

左侧小阴唇
管状腹直肌皮瓣
成新建阴道

2. 股薄肌皮瓣阴道成形术

　　股薄肌皮瓣阴道成形术的优点包括供皮区易于缝合；血管蒂不因盆腔或腹部手术而受损；皮瓣
及血供部位均极少位于妇科恶性肿瘤放疗区域；且可2组医师同时手术，手术时间较短。其缺点包
括肌肉远端血供不良；皮瓣旋转易位时血管蒂易发生痉挛或阻塞；需两块皮瓣重建阴道；重建阴道
有发生阴道脱垂可能。此方法不适于行肛提肌以上水平盆腔器官切除术后阴道重建。也有基于股薄
肌皮瓣的创新式天使翼皮瓣法阴道及外阴修补术被报道。

　　（1）应用解剖。股薄肌是股内侧肌群中位置最浅的长带状肌，起于坐骨及耻骨下支，止于胫

骨粗隆内侧面。股薄肌为多源性血供类型，其主要营养动脉为股深动脉的股薄肌支其起始点在腹股沟韧带中点下方约9cm，自股深动脉发出后，斜向下内经长收肌深面，到股薄肌的上、中1/3交接处，在外侧面近前缘处入肌。动脉肌外长度约7.4cm，起始处外径约3mm。股薄肌的主要营养动脉入肌后，在肌肉的下行过程中，沿途发出3～5条肌皮动脉穿支，穿过肌肉和浅筋膜进入皮肤，以营养皮肤和皮下组织。此皮瓣的最大面积约10cm×25cm，但由于供应远端1/2或1/3肌肉之上皮肤的血管较小，故其血供不可靠（图9-14）。

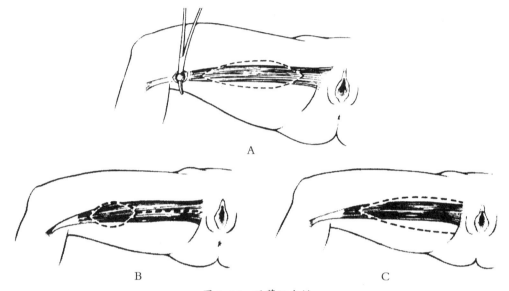

图9-14　股薄肌皮瓣

　　A图示对称于肌肉中段2/3部分的典型椭圆形岛状皮瓣，于股远端下缘作一小切口，并紧张股薄肌肌腱，可确定股薄肌行径，此皮瓣可易位至腹股沟或经皮肤桥状连接至会阴区。B图示远端岛状皮瓣，但由于位于肌肉远端1/3～1/2处表面皮肤血供不确定，故此种皮瓣无临床价值。C图示如皮瓣与会阴巨大创面相邻接，此皮瓣可直接旋转移位至创面。皮瓣的近侧缘即为创缘。

　　（2）皮瓣设计。患者取膀胱截石位，在两大腿内侧股薄肌投影区设计两个皮瓣。皮瓣一般呈椭圆形，宽约6cm，在皮瓣的最近端与外阴之间应留有一段皮肤桥状连接。

　　（3）手术步骤。从皮瓣的前部开始，沿设计线先切开皮瓣前部近侧半上方皮肤至阔筋膜，如遇大隐静脉则提示所取皮瓣位置过于靠前。于切口上缘可触知内收长肌的轮廓。然后切开阔筋膜和内收长肌筋膜，在内收长肌与股薄肌间隙内，小心寻找出肌皮瓣的主要血管蒂，此蒂被内收长肌和内收短肌的筋膜层覆盖。在切口近端横行切断内收长肌，保护血管蒂，切开覆盖内收长肌的筋膜并分离该肌。在内收长肌与内收大肌之后，可提起股薄肌前缘，向远侧切开和分离肌皮瓣前缘，找到横跨该肌的缝匠肌，在其下横断股薄肌，再切开和分离肌皮瓣的后侧缘。在后侧切口内，可将半膜肌筋膜连同股薄肌皮瓣一并切除，向近端解剖。应将血管蒂从周围筋膜中分离出来，以使肌皮瓣得到较大的旋转。游离皮瓣近端与外阴之间的皮肤而形成一宽大的隧道，使盆腔器官切除术后会阴创面与皮下隧道相连。然后将皮瓣向后旋转，使其远侧端经隧道穿出并移位于会阴创面（图9-15）。可先用1号丝线间断缝合后缘的皮下组织，再用3-0可吸收线间断缝合后缘皮肤，继用3-0可吸收线缝合前缘皮肤，1号丝线间断缝合皮下组织，做成新阴道（图9-16）。通过会阴创面，将重建的阴道向后上移位，于耻骨联合下置入盆腔。因股薄肌皮瓣较重，为使其固定，可于缝合会阴创面之前，于耻骨弓下方将其缝合于肛提肌及韧带之上（图9-17）。修剪皮瓣的外侧部分以适合会阴创面，接着将皮缘缝合，至此完成阴道重建（图9-18）。

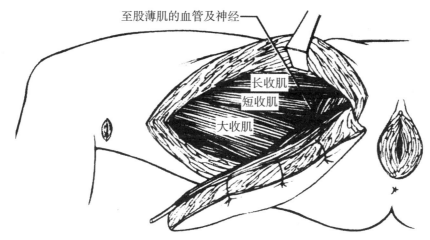

图9-15　双侧股薄肌阴道成形

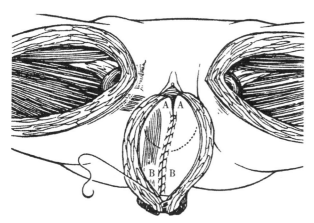

图9-16　双侧股薄肌阴道成形

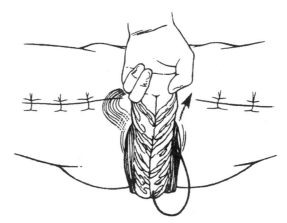

图9-17　双侧股薄肌阴道成形

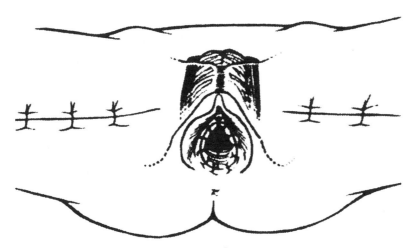

图9-18　双侧股薄肌阴道成形

9.2.1.3 轴型皮瓣阴道成形术

阴股沟皮瓣（后阴唇动脉皮瓣）具有血管恒定、操作简便及感觉功能良好的优点。单侧阴股沟皮瓣还可用于外阴成形术。但与肌皮瓣相比，其不足之处在于皮瓣体积较小，不能满意地填充盆腔。另外，有些患者此区有毛发，不便于植入成形阴道。

（1）应用解剖。两侧腹股沟向下延续，大腿与会阴之间的皱襞、阴唇外侧及股内侧无毛区为阴股沟，其供养血管为多源性，主要来自股动脉的阴部外动脉，旋股内侧动脉皮支，股内侧主要动脉支，以及来自阴部内动脉支的肛动脉（直肠下动脉）和会阴动脉的阴唇后动脉皮支，构成丰富的血管网络。阴唇后动脉解剖位置恒定，位于大阴唇后端距皮面约 16mm 处。

（2）皮瓣设计。患者取膀胱截石位，在双侧阴股沟区以阴沟股沟皱襞为轴线，向两侧旁开 3cm，设计 13cm×6.5cm 大小的皮瓣，皮瓣内侧设计在大阴唇外缘无毛区，下方平阴道口。

（3）手术步骤。沿设计线切开皮瓣的外侧缘，在股动脉内侧 1.5cm 向下 5cm 处找到阴部外动脉，切断结扎。再切开皮瓣的上方及内侧缘至深筋膜层，提起远端皮瓣深筋膜下由远端向近端分离解剖皮瓣，至蒂部时，于大阴唇外侧下 15mm 处找到阴唇后动脉，辨认血管进入皮瓣后加以保护，同时切开皮瓣近端，血管蒂部应保留较多的软组织，使整个皮瓣完全游离。用同样方法解剖游离对侧皮瓣。于两侧大阴唇下方游离各形成一皮下隧道，将两侧皮瓣修剪去除部分皮下脂肪后分别经过隧道引至会阴部创面。将两皮面内翻缝合，形成皮瓣朝内的口袋状，最后将新形成的阴道于耻骨弓下方送入盆腔。

9.2.1.4 "天使之翼"皮瓣阴道整形术

"天使之翼"皮瓣（阴部内动脉穿支皮瓣）形状设计巧妙，符合会阴亚单位重建的原则，利用上翼修复阴道缺损，下翼修复外阴、臀部缺损，可有效改善术后外阴形态及功能。阴部内动脉穿支位置深，不易受肿瘤侵犯和手术损伤（图 9-19）。

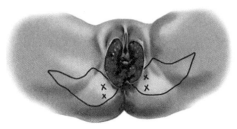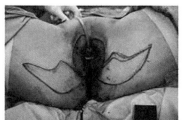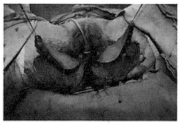
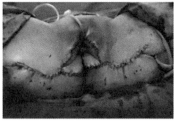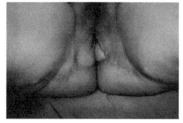

图 9-19 "天使之翼"皮瓣

用手持式多普勒在缺损处附近标记穿支动脉，双侧设计相应大小的"天使翼"皮瓣。将皮瓣由远端抬高至近端，保留穿支周围软组织。皮瓣转位至缺损处，供区基本封闭，3-0 可吸收缝合材料缝合，术后恢复良好。

（1）应用解剖。阴部内动脉是髂内动脉前干的分支，出梨状肌下孔后绕坐骨棘及骶棘韧带，经坐骨小孔入坐骨直肠窝，分布于会阴部。

（2）皮瓣设计。患者取膀胱截石位，于坐骨结节、尾骨尖、阴道外口后侧围成的三角形区域内，用多普勒超声探测仪定位阴部内动脉穿支。在股薄肌走形区域表面皮肤设计皮瓣轴线，根据每侧外阴和臀部缺损情况，分别设计两侧皮瓣。

（3）手术步骤。在深筋膜下逆行解剖皮瓣，结扎进入皮瓣内的股动脉或者股深动脉穿支，至坐骨直肠窝内需精细解剖蒂部，避免损伤穿支。根据需要适当修薄皮瓣周围，左侧皮瓣顺时针旋转90°，右侧皮瓣逆时针旋转90°重建外阴、阴道和臀部。供瓣区直接拉拢缝合，术后需佩戴阴道模具6～12个月。

9.2.1.5 乙状结肠阴道成形术

盲肠、小肠、乙状结肠、直肠均被用于阴道成形。乙状结肠因其位置方便、易于取材、管径较大、黏膜分泌物较少而最常用于阴道重建。但放射线照射后乙状结肠易发生坏死，故放疗后患者不适于应用乙状结肠代阴道。

乙状结肠阴道重建术：患者取膀胱截石位，选择系膜较长、血供较好的一段乙状结肠，分离，切取长15～18cm的肠管待阴道重建用。然后将乙状结肠与直肠端端吻合，恢复肠道连续性。再游离肠管系膜血管弓较短一端，用丝线全层连续缝合，外面再用1号丝线做浆肌层间断缝合，形成盲端；肠管另一端牵至阴道口，将浆肌层与会阴部皮下组织间断缝合4～6针，肠管开口处管壁全层与皮肤间断缝合。最后，将肠管与邻近组织固数针。

9.2.2 腹腔镜的应用

腹腔镜技术与阴道再造结合，克服了传统术式复杂、须开腹的缺点。优点是术野暴露充分；盆腔内环境保持了相对稳定；切口小、美观，患者痛苦小，并发症少，术后恢复快平均住院日短等。

9.2.2.1 腹腔镜腹膜阴道成形术

在腹腔镜监视下找到尿道、膀胱与直肠的间隙，确定盆底腹膜的游离范围，分离隧道及游离盆底腹膜、下推，用腹膜推进器，使腹膜完整推移至前庭隧道口，在腹膜与隧道外口黏膜缝合后十字切开腹膜，形成新阴道外口。

9.2.2.2 腹腔镜下肠道代阴道成形术（乙状结肠、回肠）

腹腔镜下带血管蒂肠祥移植阴道成形术包括全腹腔镜手术及腹腔镜辅助手术。全腹腔镜带血管蒂肠祥阴道成形术需要直线切割闭合器（Endo-Cutter 或 Endo-CIA）及肠吻合器等，在镜下缝合关闭肠吻合口。腹腔镜辅助手术须加腹部小切口，在腹腔外处理截取的肠管。

9.2.3 人工合成组织的应用

人工阴道穴腔形成后，用人工真皮覆盖穴腔，术后第10天起用bFGF喷雾剂喷敷人工阴道，以加速其上皮形成过程。术后约20天，人工阴道被覆一层很薄的上皮样组织，伴有新生血管形成，从阴道口起向内有近2cm的上皮近似正常。术后50天，组织学检查证实人工阴道上皮为鳞状上皮。

9.2.4 组织工程学技术的应用

组织工程学是应用工程学和生命科学的原理，将体外培养扩增的组织细胞种植于天然的或人工合成的细胞外基质，形成能够修复、维持或改善损伤组织功能的生物替代物。其核心是建立由细胞和生物材料构成的三维空间复合体。迄今应用组织工程技术已成功地构建了皮肤、骨、血管、神经组织、膀胱和尿道等。组织工程学的迅速发展，给阴道再造带来了新的希望，倘若成功，其优势是其他方法无法比拟的。

9.2.5 激光技术的应用

激光具有迅速封闭血管、切割及凝固作用，其以出血少，创伤小，无须切开缝合等优势，用于阴道成形术等生殖道整形手术，可以提高手术的安全性和疗效，而且减少患者术后不适和并发症。与传统手术比较出血少、血肿形成少，恢复快，并且操作简单，容易掌握，术后瘢痕形成小，性交痛少。

9.2.6 3D 打印技术的展望

3-D 打印（three-dimensional printing）技术，是基于计算机三维数字成像技术和多层次连续打印技术的一种新兴应用技术。因其能将复杂三维结构数字化，并精确地打印成实物，有望解决一系列工程学和构建科学的问题，被誉为新的工业革命。目前，3D 生物打印已在组织损伤修复和器官移植等领域取得了一定的成果，被应用于皮肤、人造血管、牙齿、心脏组织和骨质结构的再生与重建。3D 打印技术的进展将会给器官修补再造带来划时代的改变。

（蔡 林 周 伟 王细文）

9.3 其他整形术

9.3.1 Z 成形术

该手术方式是一种局部组织重建的基本方法。多用于松解挛缩的瘢痕组织，或松解位于阴道远端与成形阴道间缩窄环。Z 成形术包括两个步骤：一个是将瘢痕组织伸展开来；另一个是将其旋转至最小张力位置。Z 成形术将构建一平行四边形，其中挛缩的瘢痕即为其短径（图 9-20）。将瘢痕

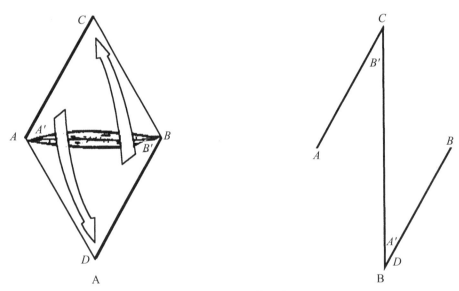

图 9-20 Z 成形术

A. AB 线为已切除的线形瘢痕，作为 Z 字的中线。以 AB 线为共同底边，描画等边三角形 ABC 及 ABD。沿 AC 及 BD 线切开（或 BC 及 AD 线），则形成二边相等的 Z 字。B. 将 BAC 及 ABD 三角皮片皮下游离并易位，使原中线位置呈 90° 移位。

两端各画一等腰三角形，将瘢痕及平行的两线切开即形成"Z"形。将三角形皮瓣连同皮下组织一并剥离并易位，即可将瘢痕延长 75%。新形成的中线 *AB* 与原 *AB* 线垂直相交，并与皮肤的张力线平行。边线与中央线之间的角度越小，皮瓣的移动性越大，但如果 < 60°，则皮瓣坏死的可能性增大。如瘢痕较长，可行多个 Z 成形术减轻横向缩短的距离，分散张力。

9.3.2 会阴及腹股沟整形术

（1）厚皮片整形术。应用厚皮片重建外阴及会阴后部的手术，适用于会阴部虽切除大部皮肤但皮下组织或阴唇脂肪垫仍保留完好的患者。由于腹股沟区常受放疗或术后股动、静脉裸露，故厚皮片多不适用于修复该区创面。

（2）肌皮瓣整形术。因腹直肌皮瓣应用可靠、适应范围广等优点而适用于修复会阴前部及对侧腹股沟创面。应用时，应将供皮区与创面之间皮桥下间隙充分游离形成隧道，以便皮瓣可经隧道引出至创面区域而不影响其血运。

（3）股薄肌皮瓣整形术。股薄肌皮瓣的优点在于其可向后旋转移位修复外阴及会阴区域；而向前旋转，可修复部分患者阴阜区创面，并轻易修复腹股沟内侧区创面。相对于股薄肌皮瓣用于阴道整形，用其修复会阴及腹股沟创面的并发症较少。但放疗后患者创面常延迟愈合。

（4）阔筋膜张肌皮瓣整形术。阔筋膜张肌皮瓣除面积较大及应用可靠等优点之外，将其移植于邻近创面时还具有感觉功能。向前方旋转，其可修复整个腹股沟区、耻骨区及会阴区至肛门区域。而在妇科肿瘤治疗中，当不便应用同侧的股薄肌皮瓣时，则最常用该皮瓣修复放疗后阴阜创面，以及修复不能用对侧腹直肌皮瓣修复的腹股沟区创面。

（周 伟 蔡 林 常 宏 汤春生）

参考文献

[1] 程新德，赵天兰，李光早. 薄型阴股沟皮瓣移位阴道成形术 [J]. 实用美容整形外科杂志，1999，10（6）：302-304.

[2] 郭群，于举华，程新德. 阴股沟皮瓣阴道成形术的临床应用 [J]. 蚌埠医学院学报，1998，23（5）：316.

[3] 何清濂，林子豪，刘麒. 阴股沟皮下蒂皮瓣Ⅰ期阴道成形术 [J]. 中华整形烧伤外科杂志，1998，14（1）：3-5.

[4] C PAUL MORROW，JOHN P CURTIIV. 妇科肿瘤手术学 [M]. 汤春生，李继俊，译. 沈阳：辽宁教育出版社，1999，253-299.

[5] 伍冀湘，李斌，李文志，等. 腹腔镜下带血管蒂回肠移植阴道成形术 [J]. 中国微创外科杂志，2006，6：

[6] 熊宙芳，陶凯雄，王国斌，等. 腹腔镜乙状结肠代阴道成形术的手术改进及文献回顾 [J]. 中国妇幼保健，2006，21：423-424.

[7] 李静然，王建六. 激光技术在妇科生殖整复中的应用 [J]. 中国妇产科临床杂志，2016，17（4）：289-290.

[8] 李青峰. 3-D 打印技术在整形外科的应用 [J]. 中国修复重建外科杂志，2014，28（3）：266-267.

[9] BAKER DP，CAPEN CV. Principles of valvoplasty put into practice. Contemp Ob Gyn，35：75 Beemer W. Hopkins MP，Morley GW. 1988. Vaginal reconstruction in gynecologic oncology [J]. Obstet Gynecol，1990，72：911.

[10] BEREK JS，HACKER NF，LAGASSE LD，et al. Delayed vaginal reconstruction in the fibrotic pelvis following radiation or previous reconstruction [J]. Obstet Gynecol，1983，61（6）：743-748.

[11] CRUIKSHANK SH. Reconstructive procedures for the gynecologic surgeon [J]. Am J Obstet Gynecol，1993，

168：469.

[12] DELMORE J E，TURNER D A，GERSHENSON DM，et al. Perineal hermia repair using human dura [J]. Obstet Gynecol，1987，70：507–508.

[13] EMILE D，OLIVIER T，OLIVIER B，et al. Anatomic and functional results of laparoscopic perineal neovagina construction by sig moid colpoplasty in women with Rokitansky's syndrome [J]. Hum Reprod，2003，18：2454–2459.

[14] FERRON G，MARTEL P，QUERLEU D. Vaginal reconstruction after pelvic exenteration：when and which techniques?[J]. Bull Cancer，2003，90（5）：435–440.

[15] FLIEGNER J R，ZEPLIN A J. Congenital absence of the vagina：surgical treatment and perioperative care [J]. AORN J，1989，49：789.

[16] GLEESON NC，BAILE W，ROBERTS WS，et al. Pudendal thigh fasciocutaneous flaps for vaginal reconstruction in gynecologic oncol–ogy [J]. Gynecol Oncol，1994，54（3）：269–274.

[17] GUZIN Y，MESUT. Neovaginal construction with buccal mucosal grafts [J]. Plast Reconstr Surg，2003，111：2250–2254.

[18] HAWIGHORST–KNAPSTEIN S，SCHONEFUSSRS G，HOFFMANN S O，et al. Pelvic exenteration：effects of surgery on quality of life and body image–a prospective longitudinal study [J]. Gynecol Oncol，1997，66（3）：495–500.

[19] HELM CW，HATCH KD，PARTRIDGE EE. The rhomboid transposition flap for repair of the perineal defect after radical vulvar surgery [J]. Gynecol Oncol，1993，50：164.

[20] HOFFMAN MS，LAPOLLA JP，ROBERTS WS. Use of local flaps for primary anal reconstruction following perianal resection for neo–plasia [J]. Gynecol Oncol，1990，36：348.

[21] HURWITZ DJ，ZWIEBEL PC. Gluteal thigh flap repair of chronic perineal wounds [J]. Am J Surg，1985，150：386.

[22] IKADA Y. Challenges in tissue engineering [J]. J R Soc Interface，2006，3：589–560.

[23] JURADO M，BAZAN A，ELEJABEITIA J，et al. Primary vaginal and pelvic floor reconstruction at the time of pelvic exenteration：a study of morbidity [J]. Gynecol Oncol，2000，77（2）：293–297.

[24] PRIBAZ JJ，CHESTER CH，BARRALL DT. The extended V–Y flap [J]. Plast Reconstr Surg，1992，90：275.

[25] RIETIENS M，MAGGIONI A，BOCCIOLONE L，et al. Vaginal reconstruction after extended radical pelvic surgery for cancer：comparson of two techniques [J]. Plast Reconstr Surg，2003，111（3）：1364 –1365.

[26] SIMMAN R，JACKSON IT，ANDRUS. Prefabricated buccal mucosal–lined flap in an animal model that could be used for vaginal re–construction [J]. Plast Reconstr Surg，2002，109：1044–1051.

[27] SONG C，CRAMER MS，BROMBERG BE. Primary vaginal reconstruction after pelvic exenteration [J]. Plast Reconstr Surg，1973，51：509.

[28] SONG YK，CHANG FH，LAI YM，et al. Results of modified laparoscopically assisted nevaginoplasty in 18 patients with congenital absence of vagina [J]. Hum Reprod，1996，11：200–203.

[29] SPEAR SL，PELLEGRINO CJ，ATTINGER CE. Vulvar reconstruction using a mons pubis flap [J]. Ann plast Surg，1994，32：602.

[30] WANG TN，WHETZEL T，MATHES SJ，et al. A fasciocutaneous flap for vaginal and perineal reconstruction [J]. Plast Reconstr Surg，1987，80（1）：95–103.

[31] VIOLANTE DD，CARLOTTA B，EMANUELE C，et al. Vulvo–vaginal reconstruction after radical excision

for treatment of vulvar cancer: Evaluation of feasibility and morbidity of different surgical techniques [J]. Surg Oncol，2017，26（4）：511-521.

[32] LAZZARO L，GUARNERI GF，RAMPINO C，et al. Vulvar reconstruction using a "V-Y" fascio-cutaneous gluteal flap：a valid reconstructive alternative in post-oncological loss of substance [J]. Archives of Gynecology and Obstetrics，2010，282（5），521-527.

[33] FILOBBOS G，CHAPMAN T，KHAN U. Split anterolateral thigh（ALT）free flap for vulva reconstruction：A case report [J]. JPRAS，2012，65（4）525-526.

[34] SANG WK，WON ML，JEONG TK，et al. Vulvar and vaginal reconstruction using the "angel wing" perforator-based island flap [J]. Gyne Oncol，2015，137（3）：380-385.

10 腹腔镜在妇科肿瘤中的应用

10.1 概述

临床医学发展到今天，随腹腔镜技术的发展，腹腔镜的临床应用日益广泛，越来越受到重视，腹腔镜手术已是妇科肿瘤手术治疗的一部分。

1910年腹腔镜术首次应用于人类。腹腔镜临床应用初期，主要用于内科诊断，发展缓慢，使用效果也不满意；1947年法国医生Palmer R将腹腔镜引入妇科领域。20世纪60年代后，由于冷光源、光导纤维及CO_2充气技术的发展，使妇科腹腔镜术有了较大进展，但仍主要用于妇科诊断。20世纪70年代，德国Kurt Semm教授为腹腔镜器械和手术技巧带来革命性变化。

近年来，迅速发展起来的腹腔镜手术器械、设备及日益完善的腹腔镜手术操作技术，使一些妇科手术有从经典剖腹手术转向最少损伤的腹腔镜手术的趋势。

20世纪70年代末、80年代初，妇科腹腔镜术在国内逐步开展。由于腹腔镜手术腹壁切口小、损伤少、恢复快、住院时间短，大大减少了术后疼痛与不适，越来越受到广大患者的欢迎。

近年来，国内外学者对腹腔镜在妇科肿瘤诊断与治疗中的应用做了很多有益的探讨，腹腔镜技术不仅能诊治妇科良性疾病，而且在妇科恶性肿瘤方面也取得了显著的进展，在临床已广泛应用于妇科恶性肿瘤的早期诊断与治疗，其可行性，安全性及治疗效果已取得多数学者的认可。但腹腔镜视野及操作空间的限制，同时缺乏反馈与感觉功能，尚不能完全替代开腹手术。特别是早期宫颈癌腹腔镜手术和卵巢癌腹腔镜手术与开腹手术比较，其优劣尚未定论。我们必须更加客观地认识和思考微创手术在其中的价值。

初步结果证实，应用腹腔镜手术行广泛性子宫切除和盆、腹腔淋巴结摘除，能达到与开腹手术相同的效果。但腹腔镜手术治疗妇科恶性肿瘤的效果有待多中心、前瞻性、大样本的研究予以充分评价。

10.2 腹腔镜手术的适应证与禁忌证

腹腔镜在妇科肿瘤方面的应用范围在不断扩展，已可进行包括卵巢良性肿瘤的剥除与切除手术、卵巢癌的分期与再分期、子宫切除术、广泛性子宫切除及盆、腹腔淋巴清扫等手术。

腹腔镜手术禁忌证往往涉及患者能否耐受气腹，如呼吸功能不全、心功能不全、膈疝、急性腹膜炎、肠梗阻、腹部重度膨隆难以制造气腹者、晚期妊娠。对于难以耐受麻醉的病患、严重出血性疾病、肝功能代谢失调等不宜做剖腹手术的病例，也是腹腔镜手术禁忌证。

10.3　腹腔镜手术的麻醉

一般以气管插管全身复合麻醉为妥。因为它可随时调节肺通气量及血氧饱和度，术时患者无牵拉等不适感觉。较简单的手术也可在持续硬膜外麻醉下进行。但必须要在麻醉平面固定后才可摆成头低臀高位，以免麻醉平面过高，影响呼吸及血压。局麻只适用于诊断性腹腔镜术。

腹腔镜手术时除常规心电监护外，必须注意维持适当的潮气量，尤其当腹腔内压力增加及横膈进一步上抬时，以免吸收，潴留过多 CO_2，引起高碳酸血症、酸中毒及心律失常。

10.4　腹腔镜手术的基本步骤

（1）患者体位准备。与妇科肿瘤有关的手术，患者常需采取膀胱截石位，臀部抬高与水平面成 30°，双腿最好置于专用腿架上，使会阴及双腿之间的空间充分暴露，同时需放置举宫器，可向不同方向牵引子宫，使腹腔镜操作更为方便，如需要阴道操作时也不影响手术区域的暴露。

（2）选择腹壁穿刺点。用穿刺套管针（Trocar）在腹壁不同部位放置套管鞘，建立腹腔镜镜体及手术器械进出腹腔的通道是进行腹腔镜手术的基本条件。通常情况下选脐部为第一穿刺点，即腹腔镜镜体出入口，于右下腹相当于麦氏点部位为第二穿刺孔，于左下腹相对应部位为第三穿刺孔，作为辅助穿刺点，是腹腔镜手术器械的通道。如手术需要，尚可于耻骨联合上一横指处第四辅助穿刺孔，或下腹正中线 2～3cm 旁开处，分别作第四、第五辅助穿刺孔。

也有手术者选用李黄点为腹腔镜入口，就是在脐与剑突中间放入第一只套管，第二及第三辅助穿刺点放在脐孔两侧，第四及第五穿刺点放置在下腹部距离第二、第三穿刺点 8～10cm 的地方，使套管针形成钟形布置，放置穿刺套管，引入操作器械。其优点在于可以增加腹腔镜手术的距离，也可以增加器械活动的空间，避免器械间相互干扰，使镜头与操作器械保持足够空间，方便操作。

（3）建立气腹。置入气腹针，进行安全检查后，根据患者情况充 CO_2 气体 2～4L，建立气腹，手术中腹腔气体的压力维持在 14mmHg。脐部是最常用的气腹针穿刺点，有下腹部手术史者，脐旁左上方或左上腹是可供选择的穿刺部位。在所选择的部位进行穿刺时，一定要确保穿刺针在腹腔内、腹腔脏器之外。

（4）放置穿刺套管。建立气腹后在所选择的第一穿刺部位作 1cm 的切口，置入 10mm 穿刺套管，引入腹腔镜，立即检查穿刺部位有无出血征象。然后在腹腔镜监视下，放置操作孔部位辅助穿刺套管，引入操作器械，辅助穿刺套管可依据手术中所需手术器械的粗细，选用不同直径的穿刺套管针。

第一穿刺部位套管针穿刺为不在镜头监视下的手术操作，是腹腔镜手术最危险的操作步骤，有近一半的腹腔镜手术并发症与这一操作有关，可以采用密封式穿刺技术或开放式技术，各有其优缺点，手术者应根据自己所掌握技术的情况与程度选择不同的方式，最为重要的是避免腹膜后血管的损伤，一旦发生常常危及患者生命。

（5）盆、腹腔探查。腹腔镜探查过程与常规剖腹手术探查相近似，应按常规手术要求顺序检查盆、腹腔脏器，包括盆壁腹膜、肝表面、横膈表面，以及结肠旁沟，盆、腹腔血管周围淋巴结等。所不同的是腹腔镜进入腹腔后要首先观察第一穿刺部位周围有无损伤，尤其是腹膜后有无出血征象。

在腹腔镜探查过程中，除肉眼观察外，医生缺乏用手探查时的触觉，但操作者仍可用探棒或冲洗吸引器等腹腔镜手术器械"感觉"组织间的不同。

（6）标本处理。腹腔镜手术标本的取出常是一个不被理解的"问题"，需要认真对待。不正确的处理标本的方式，常常会延长手术时间，这一点不难理解。重要的是恶性病变标本不恰当的处理方式，可能会引致腹腔内或腹壁（包括腹壁穿刺孔）的播散，造成不良的后果。

小于或略大于套管鞘的良性病变标本，可以直接从套管鞘内取出，或将标本缩小后分次经套管鞘内取出，可以考虑扩张操作孔，更换较大的套管鞘帮助取出标本。

对于恶性病变或可疑恶性病变标本，包括已清扫的淋巴结标本需先置入标本袋内再取出。一般通过一个10mm套管鞘将标本袋置入腹腔内，取出标本袋的方法可以是经过已切除子宫的阴道断端，或是经适当扩大后的腹壁穿刺口，也可以是采用阴道后穹隆切口，在标本袋内将手术切除标本缩小后取出（图10-1）。

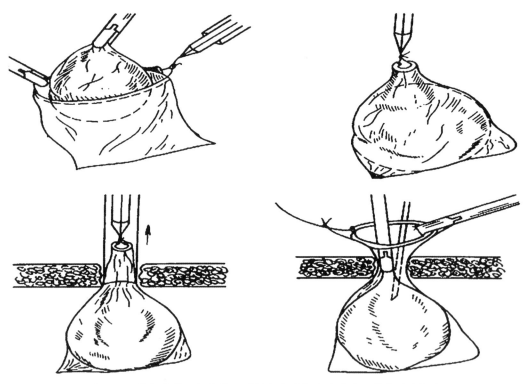

图10-1　将标本装入标本袋，并将标本袋拉出腹壁外，袋内缩小标本

（7）其他操作。腹腔镜手术结束前应冲洗腹腔，检查手术创面，并止血完全，直视下拔出辅助套管鞘。10mm以上穿刺口应逐层关闭。

如需腹腔内置管（引流或腹腔化疗）可在拔出辅助套管鞘前经套管鞘置入。

（李太旸　周　波　陈　红）

10.5　腹腔镜手术在妇科恶性肿瘤的应用

腹腔镜应用于妇科恶性肿瘤的治疗仍然存在有很多争议。20 世纪 70 年代初期，妇科肿瘤学家开始将腹腔镜应用于卵巢癌的手术治疗，但是由于既往认为该种方法手术野暴露不充分，并发症多，肿瘤复发部位活检受限，假阴性率较高等问题，人们并不完全接受腹腔镜可以替代开腹手术的观点，甚至将恶性肿瘤视为禁忌证。自从 1991 年 Querleu 等报告用腹腔镜完成盆腔淋巴结摘除以来，许多学者相继将腹腔镜手术应用于子宫颈癌、子宫内膜癌及卵巢癌的治疗，对早期患者进行了广泛性手术，并对妇科恶性肿瘤腹腔镜手术从适应证到预后等方面进行了探讨和评估，得出了一些结论。但目前与开腹手术进行前瞻性的对照研究较少或正在进行之中。

10.5.1　子宫颈癌腹腔镜手术

腹腔镜对于子宫颈癌的应用，主要在两个方面：一是协助浸润性子宫颈癌分期，另一是子宫颈癌的腹腔镜手术治疗。最初开展的子宫颈癌腹腔镜手术是选择晚期的病例于治疗前进行分期，此后一些学者便开始对早期宫颈浸润癌在腹腔镜下做广泛性子宫切除手术和盆腔淋巴清扫。

对早期宫颈浸润癌手术，一般采取 4 种手术方式。

第一种是应用腹腔镜行改良的经典式经腹广泛性子宫切除和盆腔淋巴清扫。

第二种是腹腔镜与经阴道广泛性子宫切除相结合，腹腔镜承担淋巴结清扫、子宫血管及上部子宫连接组织包括韧带的处理。

第三种是最近 Dargent 及其同事介绍的根治性子宫颈切除手术。将那些希望保留生育功能的早期浸润性宫颈癌，不按传统的手术方式，而是采取保留子宫体及双侧附件的手术，即在腹腔镜下行淋巴结清扫，经阴道行根治性子宫颈切除。这类手术，可以选择性的应用于Ⅰ A2 期及Ⅰ B 期子宫颈局部病灶小于 2cm 的病例。

第四种手术方法是子宫颈原位癌及镜下早期浸润癌可以行筋膜外子宫切除术，手术可以由腹腔镜完成。

第一和第二种手术方式适合于Ⅰ A2—Ⅱ A 期子宫颈癌病例。

10.5.2　子宫内膜癌腹腔镜手术

子宫内膜癌以手术治疗为主，标准的分期手术已为人们所熟悉，包括腹腔探查、腹水细胞学检查、筋膜外全子宫切除及双侧附件切除术、盆腔和腹主动脉旁淋巴结清扫。虽然已有资料证实盆腔及腹主动脉旁淋巴结清扫在子宫内膜癌治疗中的重要性，但仍存有争议。

腹腔镜手术治疗子宫内膜癌已经越来越受青睐。可选择腹腔镜作为子宫内膜癌的初次治疗（腹腔镜联合阴式子宫切除术，腹腔镜全子宫切除术），行腹腔镜下盆腔和腹主动脉旁淋巴切除术进行手术分期或开腹手术不完全分期后的再分期。

大多数子宫内膜癌临床诊断时病变尚局限于子宫体，现代妇科腹腔镜技术已能够较容易完成子宫内膜癌腹腔镜手术。

已证实腹腔镜子宫切除术比开腹子宫切除有优势，相似的淋巴结切除率，住院时间短，患者恢复快。当然我们还需要获得两者远期复发率与生存率的数据。

10.5.3 腹腔镜对卵巢癌的处理

腹腔镜在卵巢恶性肿瘤诊断与治疗中的应用存在很大争议，大多数学者不赞同应用腹腔镜手术处理卵巢癌，其理由在于腹腔镜几乎不可能行肿瘤的大块切除手术，原本局限的恶性肿瘤可能发生破裂而引起瘤细胞播散，不适当的手术治疗可能会导致再次手术和延误治疗，腹腔镜穿刺部位有瘤细胞种植复发的风险。

目前，腹腔镜在卵巢恶性肿瘤方面的应用主要局限于对附件肿块的评价，早期卵巢癌的分期与再分期，卵巢癌二探术以及评估晚期患者是否能完成首次最佳减灭术等四个方面。

1. 卵巢癌的分期与再分期

腹腔镜用于卵巢恶性肿瘤的分期和再分期是一个有争议的问题。卵巢癌再次分期手术发现有20%～30%的病例较初次手术的分期更晚。这类病例中，一个共同存在的问题是上腹部，尤其是右半膈下的病变不易被发现，而腹腔镜恰恰提供了对这一区域极为满意的观察。腹膜表面也容易经腹腔镜观察，腹膜后淋巴结也可经腹腔镜切除活检。

卵巢癌需要行手术分期与再分期的病例主要是：近期做过剖腹探查而未能确诊或已确诊的早期卵巢癌；在初次手术时未进行全面分期者。腹腔镜的目的是为了对早期卵巢癌进一步确诊和通过腹腔镜对初次手术分期进行再评价。

腹腔镜卵巢癌的分期与再分期手术，建立气腹时气腹针穿刺点建议选在左上腹，因为在理论上该区域很少发生粘连，其腹膜紧贴肋骨边缘，腹膜致密，气腹针容易刺入。

建立好腹腔镜镜体及器械进出腹腔通道后，按卵巢癌分期手术原则，顺序进行腹部探视、活检，如果有可疑病变，则可用匙状活检钳取活组织送冰冻切片以便确诊。临床上未发现可疑病灶者，腹腔镜应系统地对腹腔进行巡视及取活检，大多数情况下可用匙状活检钳取到组织，也可用分离器抓取并提起要活检的组织剪下。活检部位出血明显时应用双极电凝止血。大块组织的活检，例如大网膜及带蒂的活检断面，可用双极电凝、钛夹，或套圈结扎止血。

对于打算腹腔化疗病例，可经 5mm Trocar 通道在腹腔内置入可保留导管及皮下注射装置。

总之，在一般情况下，早期卵巢癌腹腔镜分期手术是由于术前认为是良性，但在术中探查时发现附件恶性肿瘤而进行的。因此，其初始手术可以首次采用微创手术，如冰冻切片提示为交界性肿瘤或恶性肿瘤应转开腹手术。再分期手术可根据具体情况采用腹腔镜再分期或开腹再分期，尚无统一意见。

2. 腹腔镜二次探查手术

目前对卵巢癌的治疗没有一个良好的监测指标，完成一个阶段的治疗后往往需要行二探术。

二探术的主要目的是探查残余病灶，较少进行扩大范围的手术如二次肿瘤细胞减灭术等。研究表明，应用腹腔镜进行二探术，可将粘连分解后暴露肿瘤复发部位，在疑有病变及包括盆腔及腹主动脉旁淋巴结在内的肿瘤转移区域活检取样。与开腹手术相比，具有出血少、术中术后病率低等优点。已有观点认为，应用腹腔镜可作为卵巢癌患者行二探术的首选方法。

腹腔镜二次探查手术，手术操作与卵巢癌的分期与再分期手术基本相同。卵巢癌第一次手术后残余瘤的变化（即种植瘤的大小及位置）是对治疗效果的一种客观评价，因此要求腹腔镜手术者在二次探查时应重点观察那些所关注的区域。

3.评估晚期卵巢癌是否需要进行新辅助化疗

经腹腔镜探查发现晚期卵巢癌具备以下1个或多个条件：腹腔广泛转移，小肠系膜受累，肝实质广泛转移，病变位于肝门或腹腔干的大血管等，患者适合新辅助化疗。因为直接行肿瘤细胞减灭术不会满意，对患者无任何益处。这些患者手术前最好给予3个疗程化疗。

有关子宫颈癌、子宫内膜癌及卵巢癌，腹腔镜手术在本书相关章节做了更为详细的叙述和讨论，供读者参考。

10.6 腹腔镜手术并发症

腹腔镜手术并发症可粗略地分为两大类：一是腹腔镜本身引起的并发症；二是与常规盆腔手术有关的并发症。

腹腔镜本身引起的主要是穿刺套管针穿刺引起的损伤，包括腹膜后血管损伤和腹壁血管损伤，腹膜后血管损伤常常是致命性的，在进行穿刺套管针穿刺，尤其是第一穿刺点的穿刺操作时，一旦发生生命体征变化，要想到腹膜后血管损伤的可能，积极的剖腹探查有可能挽救患者生命，开放性穿刺方法可以减少此类并发症发生。

超过10mm穿刺孔有发生与常规盆腔手术有关的并发症腹壁疝的可能性，关闭筋膜可以使其发生的机会明显减少。

妇科恶性肿瘤经腹腔镜手术引起腹壁种植者已有报道，发生率不到1%，但有腹水的病例发生种植的比率则相当高，目前尚无预防发生种植的办法。

与常规盆腔手术有关的并发症已为大家所熟悉，重要的是一旦发生肠管、输尿管或膀胱的损伤，最好在损伤部位用缝线标记后行开放性手术来进行处理。

10.7 结束语

腹腔镜手术应用于妇科肿瘤的诊断与治疗已有了相当的临床经验，治疗妇科恶性肿瘤技术已取得了很大的进展，但对其治疗的效果有待于大样本前瞻性随机临床研究进行评价。

对于气腹对恶性肿瘤手术的影响、恶性肿瘤在腹腔镜穿刺孔部位的复发与转移问题已在引起注意。腹腔镜手术中转为常规开腹手术是每一个腹腔镜手术均有可能面对的问题，同样是保证手术成功的重要举措。

（周　波　戴梦源　王　华）

参考文献

[1] DARGENT D F. Laparoscopic surgery in gynecologic oncology [J]. Surg Clin North Am，2001，81：949–964.

[2] COVENS A，ROSEN B，MURPHY J，et al. Changes in the dermographics and perioperative care of stage ⅠA2/ⅠB1 cervical cancer over the past 16 byears [J]. Gynecol Oncol，2001，81：133–137.

[3] 夏恩兰. 妇科内镜学 [M]. 北京：人民卫生出版社，2001.

[4] 温泽清，汤春生. 内视镜手术 [M] // 汤春生，李继俊. 妇科肿瘤手术学. 沈阳：辽宁教育出版社，1999：603-620.

[5] ORR J W JR. Radical hysterectomy：lessons in risk reduction [J]. Gynecol Oncol，2001，81：129-132.

[6] BEN SHACHAR I，FOWLER J M. The role of laparoscopy in the management of gynecologic cancers [J]. Gynecol Oncol，1999，73：691-716.

[7] SCRIBNER D R JR，WALKER J L，JOHNSON G A，et al. Surgical management of early stage endometrial cancer in the elderly：is laparoscopy feasible? [J]. Gynecol Oncol，2001，83：563-568.

[8] FRAM K M. Laparoscopically assisted vaginal hysterectomy versus abdominal hysterectomy in stage I endometrial cancer [J]. Int J Gynecol Cancer，2002，12：57-61.

[9] ELTABBAKH G H，SHAMONKI M I，MOODY J M，et al. Laparoscopy as the primary modality for the treatment of women with endometrial carcinoma [J]. Cancer，2001，91：378-387.

[10] CANIS M，BOTCHORISHVILI R，MANHES H，et al. Management of adnexal masses：role and risk of laparoscopy [J]. Semin Surg Oncol，2000，19：28-35.

[11] VERGOTE I，DE BRABANTER J，FYLES A，et al. Prognosistic importance of degree differentiation and cyst rupture in stageIinvasive epithelia ovarian carcinoma [J]. Lancet，2001，357：176-182.

[12] MANOLITSAS T P，FOWLER J M. Role of laparoscopy in the management of the adnexal mass and staging of gynecologic cancers [J]. Clin Obstet Gynecol，2001，44：495-521.

[13] SCARABELLI C，GALLO A，FRANCESCHI S，et al. Primary cytoreductive surgery with rectosigmoid colon resection for patients with advanced epithelial ovarian carcinoma [J]. Cancer，2000，88：389-397.

[14] VERGOTE I，DE WEVER I，TJALMA W，et al. Interval debulking surgery：an alternative for primary surgical debulking [J]. Semin Surg Oncol，2000，19：49-53.

[15] HUSAIN A，CHI D S，PRASAD M，et al. The role of laparoscopy in second look evaluation for ovarian cancer [J]. Gynecol Oncol，2001，80：44-47.

[16] VERGOTE I，DU BOIS A，AMANT F，et al. Neoadjuvant chemotherapy in advanced ovarian cancer：On what do we agree and disagree? [J]. Gynecol Oncol，2013；128：6.

[17] TASKIN S，GUNGOR M，ORTAC F，et al. Neoadjuvant chemotherapy equalized the optimal cytoreduction rate to primary surgery without improving survival in advanced ovarian cancer [J]. Arch Gynecol Obstet，2013，288（6）.

[18] CARLSON N L，KRIVAK T C，WINTER W E，et al. Port site metastasis of ovarian carcinoma remote from laparoscopic surgery for benign disease [J]. Gynecol Oncol，2002，85：529-531.

[19] CANIS M，BOTCHORISHVILI R，WATTIEZ A，et al. Cancer and laparoscopy，experimental studies：a review [J]. Eur J Obstet Gynecol Reprod Biol，2000，91：770-774.

11 腹腔镜子宫切除术

11.1 腹腔镜单纯全子宫切除术

11.1.1 适应证

主要应用于子宫肌瘤、子宫腺肌症、子宫内膜非典型性增生，Ⅰ期子宫内膜癌和宫颈上皮内瘤变Ⅱ、Ⅲ级。

11.1.2 手术范围

腹腔镜全子宫切除术（TLH）是指完全在腹腔镜下处理全部子宫韧带和血管，包括子宫血管，子宫体可以经阴道取出，在腹腔镜下缝合阴道残端。因此，TLH意味着在腹腔镜下完成全部手术过程。

11.1.3 手术方法与技巧

（1）手术探查。建立气腹后，腹腔镜探查一般按以下顺序：前腹壁腹膜—膀胱—子宫前壁—圆韧带—（举起子宫）左侧腹壁—乙状结肠—左输卵管、卵巢—阔韧带后—子宫后方—后穹隆—子宫骶骨韧带—直肠—对侧子宫骶骨韧带、阔韧带、附件、右侧腹壁—阑尾—肝脏—右膈下—胆囊—胃—左肝叶—左膈下—左侧腹壁—肠管。

（2）切断圆韧带（图11-1）。第一步是结扎侧方的圆韧带，可以使用的器械包括血管闭合器或者其他电凝设备，例如单极电凝。圆韧带需要完全离断，因为Sampson动脉紧贴圆韧带下方走行，切断前没有电凝的话，可能会导致出血。血管闭合器是闭合器械，能够用于电凝和结扎血管。ACE超声刀也可以用于血管闭合以及结扎。由于本手术的操作多靠近输尿管，而ACE超声刀的热扩散最小，更适于本手术。需要注意的是，切断圆韧带时圆韧带应保持张力。腹腔镜进行切割操作的关键是，助手反向牵拉形成张力以帮助切开。

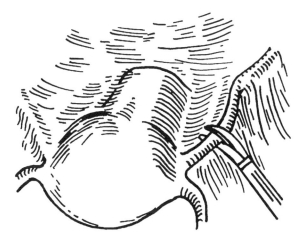

图11-1　电凝剪断圆韧带

（3）分离膀胱。用单极电剪刀向膀胱方向剪开膀胱子宫反折腹膜（图11-2），游离膀胱。注水或钳夹纱布球向下分离推开膀胱，电凝两侧的膀胱宫颈韧带（图11-3），将膀胱推至宫颈外口。分离时应层次清楚，若有出血应重新找到正确的层次，推开膀胱应该见到下方发白的宫颈筋膜，若有出血尽量不用单极电凝止血，防止损伤膀胱和输尿管。

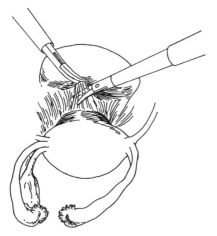

图11-2　剪开膀胱反折腹膜

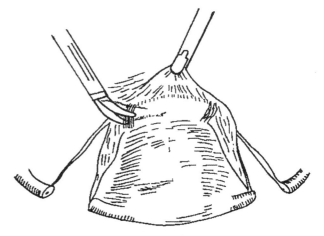

图11-3　电凝分离含有血管的膀胱柱

（4）处理子宫血管。接下来要仔细辨认和暴露子宫血管。推开膀胱达宫颈外口后在宫旁分离可暴露子宫峡部，找到子宫动脉；也可将子宫向对侧牵拉，在子宫旁1cm处加压冲水或直接分离找到子宫动脉（图11-4）。分离出子宫动脉后可以双极电凝后剪断（图11-5），或超声刀凝断，或用钛夹，也可缝合或用切割吻合器。

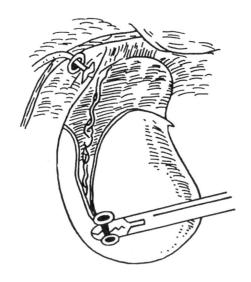

图11-4　暴露子宫血管

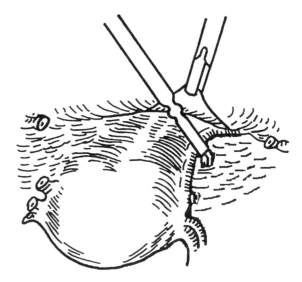

图11-5　双极电凝子宫血管

（5）切断主韧带及骶韧带。将子宫前屈，后压直肠，暴露子宫骶骨韧带。用血管闭合器、其他凝切器械或者内镜吻合器结扎子宫骶骨韧带。用超声刀靠近子宫颈切断主韧带和骶韧带，对于子宫次全切除术及筋膜内全子宫切除术者，则无须处理子宫主韧带和骶韧带。

（6）切开阴道壁。阴道内放置一个举宫杯，显示出阴道宫颈结合处的轮廓。用举宫杯使阴道前穹隆形成张力,行阴道前壁切开术,牵拉子宫暴露局部后电凝切开,同法切开后穹隆。如有漏气应在阴道内多塞几块湿纱布。

(7)切除子宫。阴道前后壁完全切开后,经阴道用单齿钩钳,抓住并取出子宫。子宫取出后,在阴道内放置合适的器械或者湿润的衬垫以重新建立气腹。

(8)缝合阴道壁。重新将纱布团塞入阴道建立气腹。钳夹提起阴道残断,用可吸收线缝合,最好将骶、主韧带残断和阴道壁缝在一起,既能加强术后盆底支撑,又能有效止血。检查阴道断端,用生理盐水冲洗盆腔,检查有无出血。注意观察输尿管的蠕动情况,检查导尿袋内有无气体或血尿。

(9)拔除各种穿刺套管。检查各穿刺孔有无出血,取出腹腔镜,放出腹腔内 CO_2 气体,缝合穿刺口。

(陈 红 李 蓁 闵晓红)

11.2 腹腔镜辅助下经阴道切除子宫

11.2.1 适应证
参照经腹全子宫切除术。

11.2.2 手术范围
经阴道切除全子宫,根据卵巢、输卵管有无病变及患者年龄决定附件是否切除。

11.2.3 手术方法与技巧
(1)腹腔镜探查。行子宫和双侧附件切除时,Trocar套管的型号及穿刺位置与卵巢切除术相似。首先应详细巡视盆腹腔,如果腹腔内有足够的液体做细胞学检查,则先将其收集起来,或用生理盐水冲洗后收集起来。可用各种器械抓取或牵拉组织,并允许手术者触探后腹膜增大的淋巴结。如果已知患者为低分化腺癌,或疑有淋巴结侵犯,则可在手术开始时打开后腹膜淋巴结活检。

(2)腹腔镜所承担的子宫切除。助手提起圆韧带,手术者用 Endo G I A(图11-6)分离,游离骨盆漏斗韧带成束并将输尿管隔离到一边,然后处理对侧。打开阔韧带(图11-7),剪开膀胱子宫腹膜反折(图11-8),钝性加锐性分离膀胱子宫下端间隙,使膀胱底部的子宫下段和宫颈暴露出来,可使用尖嘴弯形分离器轻轻分离。如果用电切(ESU)则必须十分小心。接下来是从Grave无血管区打开阔韧带腹膜后叶(图11-9),暴露输尿管将其避开,用钛夹钳(Endo G I A)横夹结扎骨盆漏斗韧带并切断(图11-10)。

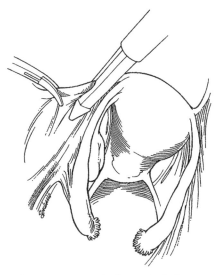

图 11-6 切断圆韧带及阔韧带前后叶

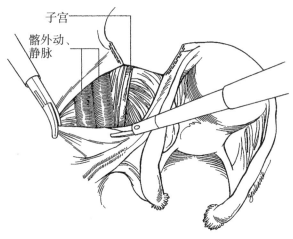

图 11-7　暴露腹膜外间隙，切开侧壁腹膜至卵巢血管处

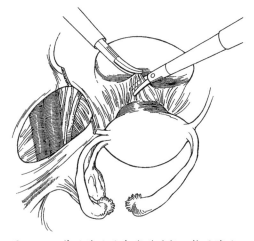

图 11-8　剪开膀胱子宫腹膜反折，推开膀胱，
暴露子宫下段

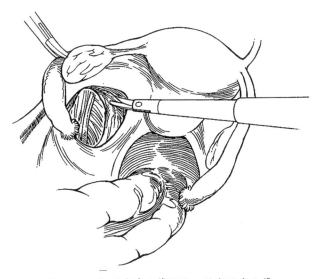

图 11-9　切开宫旁血管间隙，游离子宫血管

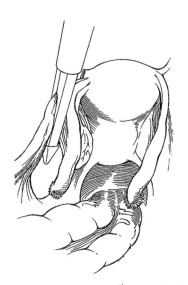

图 11-10　避开输尿管，用钛钉钳
钉合骨盆漏斗韧带

　　完成上述步骤后，连接子宫和附件的所有支持组织就被切断，并用钛夹钉合，也就是说，每侧共有 4 个断面须钉合，一是漏斗韧带的 2 个断面，二是圆韧带的 2 个断面。如果怀疑卵巢有肿瘤，则此时可切断子宫卵巢固有韧带，将卵巢置于子宫直肠凹，再经后穹隆取出行冰冻切片检查。

　　（3）切断处理子宫血管。根据子宫和阴道的松弛程度，手术者可继续应用腹腔镜，或者腹腔镜一直应用到经阴道将子宫切除。患者盆底比较松弛、子宫血管较易经阴道暴露者，则子宫血管没有必要由腹腔镜处理，因为腹腔镜处理易引起并发症。但如果患者盆底不太松弛，阴道暴露受限，由腹腔镜处理子宫血管，经阴道手术者处理阴道部分，这样更可靠。

　　如果手术者准备经腹腔镜结扎子宫血管，则阔韧带前后叶应进一步分离，并注意输尿管的位置，常可见到输尿管从子宫血管下方穿过，用弯剪或剥离器钝性加锐性分离该处，子宫血管便会清楚地暴露出来。应在直视下用钛夹钳钉夹子宫血管并离断（图 11-11）。这种先用钛钉结扎再行切断的方法，能比较准确地处理子宫切除术中最困难的步骤，较使用套圈和双极电凝更可靠。

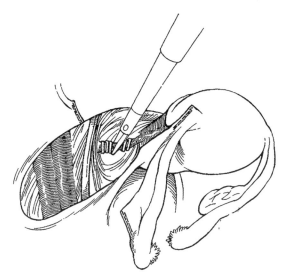

图 11-11　用钛钉结扎子宫血管并切断

（4）腹腔镜直视下骶韧带结扎、阴道后穹隆切开：手术进行到这一步时，应将膀胱和子宫下段分离好，腹腔镜要处理的便是子宫骶韧带切断、结扎。靠近子宫分离骶韧带，用 Endo GIA 或电切和剪刀分离、切断子宫骶韧带后，接着在直视下切开阴道后穹隆。切开后穹隆的方法有 3 种：①用钳子夹持一海绵，经阴道将后穹隆顶上去，腹腔镜下将其切开；②用 12mm Trocar 经阴道将后穹隆顶上去并穿透腹膜，腹腔镜下用剪刀剪开后穹隆；③经阴道切开后穹隆并作为阴道手术的一部分。后穹隆切开可能是阴道操作的最后一步，在切开前必须仔细检查所有结扎的断端以确保无活动性出血，因为后穹隆一旦切开，将导致气腹消失。手术者认为腹腔镜已完成其使命后，便可将腹腔镜器械取出，但 Trocar 套管应暂时保留。关闭 CO_2 充气装置，允许气体留在腹腔内。

（5）经阴道切除子宫。开始与通常的经阴道切除子宫一样，在直视下于宫颈反折处切开阴道黏膜。一般习惯于围绕宫颈注射催产素盐水（10U 催产素加在 20ml 生理盐水中），这样除有效止血效果外，可在切开前借助于液体分离子宫颈与膀胱无血管区的疏松间隙，子宫颈后壁间隙通过注水易于分离。由于仍保持气腹、反折腹膜呈膨胀状态，常可通过阴道切口看到。

打开子宫直肠反折腹膜后，阴道后壁及子宫直肠凹放一叶细长的重垂拉钩（Steiner 窥器），如果重垂拉钩放不上或子宫骶韧带还没有切断，那么在放重垂拉钩前先钳夹、切断并结扎子宫骶韧带，此时可将前穹隆打开，或在处理完子宫骶韧带后打开。按照操作步骤，接下去是子宫骶韧带和子宫血管的处理，即钳夹、切断、结扎。处理完双侧子宫血管后，子宫仅剩下很少的连接组织。将子宫翻转并经阴道拉出，在切断子宫主韧带和骶韧带之后，手术者一定要避免过分用力牵拉子宫。因为此时唯一与子宫连接的就是一些断端，应应阴道仔细检查每一断端，然后用 0 号 PGA 线缝合关闭阴道。腹腔镜协助下经阴道切除子宫的最后一步是经腹腔镜再检查手术创面和 trocar 部位有无出血，检查子宫切除后的韧带和血管断端，特别应注意骨盆漏斗韧带断端的结扎情况。

（6）撤出腹腔镜器械。手术结束后，Trocar 套管应在直视下取出，10mm 以上的 Trocar 穿刺伤口应逐层关闭，包括筋膜。

（邬东平　陈　红　袁　程）

11.3 广泛子宫切除术

11.3.1 适应证

ⅠB至ⅡA期子宫颈癌和Ⅱ期子宫内膜癌。

11.3.2 手术范围

手术范围与Ⅲ类扩大子宫切除术相似。

11.3.3 手术方法与技巧

（1）置入套管。建立气腹，腹腔内压力保持在15mmHg。在脐孔水平放置10～12mm套管，放入腹腔镜。既往有腹部正中切口的患者，进腹的第一个穿刺孔选在左侧锁骨中线肋缘下大约2cm处，以避免损伤粘连在前腹壁上的肠管。

（2）进入腹膜后间隙，全面探查盆腹腔，除外腹腔内转移。评估盆腔淋巴结有无明显转移：切除任何可疑的盆腔淋巴结并送术中快速冰冻病理切片检查。如果淋巴结转移阳性，则放弃根治性子宫切除术，改行腹主动脉旁淋巴结取样以决定放射治疗的范围。

（3）高位结扎切断卵巢血管。第二助手将子宫摆向盆腔前方，手术者右手用抓钳提起卵巢血管表面的侧腹膜，剪开腹膜并充分暴露输尿管，游离并推开输尿管，然后于卵巢血管的表面切开腹膜，游离卵巢血管，此时，可以清楚地看到此处的卵巢血管及髂总动脉。从输尿管及髂总动脉前方游离右侧卵巢血管，镜下用双极电凝使卵巢血管脱水，用剪刀或超声刀切断卵巢血管（图11-12）。

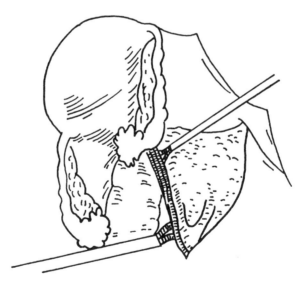

图 11-12 高位结扎、切断右侧卵巢血管

（4）处理圆韧带和阔韧带。离断卵巢血管后，沿髂外动脉走行切开盆侧壁腹膜，延长右侧后腹膜切口使之与圆韧带断端相连，靠盆壁处用超声刀锐面切断右侧圆韧带（图11-13），再向前内方向剪开阔韧带前叶至膀胱子宫反折（图11-14），再向后剪开阔韧带后叶至右侧骶韧带，直达膀胱腹膜反折。至此，右侧盆前、后腹膜已全部打开，充分暴露了髂血管区域，为随后进行的盆腔淋巴结清楚做了充分准备。用上述方法处理左侧卵巢血管及圆韧带。

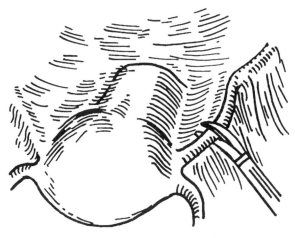

图 11-13　离断右侧圆韧带

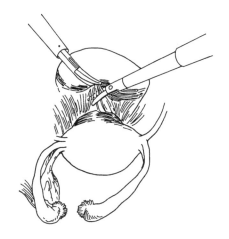

图 11-14　打开膀胱腹膜反折

（5）膀胱和直肠的游离。用超声刀之锐面分离膀胱与阴道间的疏松组织，直达子宫颈外口水平下 3 ～ 4cm，用超声刀切断双侧膀胱子宫颈韧带（图 11-15）。助手把子宫推向前方，充分暴露子宫后方及直肠，剪开腹膜使直肠与阴道后壁分离，直达子宫颈外口下 3 ～ 4cm（图 11-16、图 11-17）。

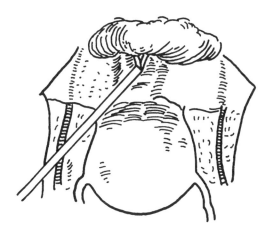

图 11-15　游离膀胱

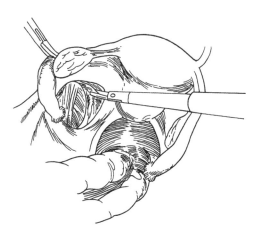

图 11-16　剪开子宫直肠腹膜反折

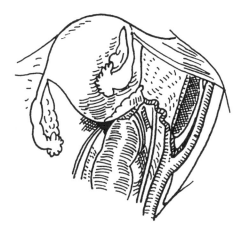

图 11-17　分离子宫直肠间隙

（6）子宫动静脉的处理。子宫动脉由髂内动脉发出，沿盆腔侧壁向内下方行走，进入子宫阔韧带两层之间，跨过输尿管的前方，接近子宫颈处发出阴道支至阴道。在其从髂内动脉分叉后的1cm处用双极电凝使其脱水，然后用超声刀切断（图11-18）。必要时用4号缝线双重结扎后，再用超声刀切断。尽量同时切除子宫动、静脉，要确保闭合完全。

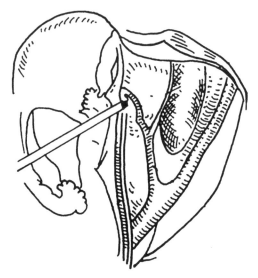

图 11-18　结扎切断子宫血管

（7）游离子宫颈段之输尿管。提起并上翻子宫动静脉，用弯分离钳轻轻钳夹子宫颈输尿管前的系膜（注意夹住的组织要少，避免误伤输尿管营养血管而增加输尿管瘘的危险），用超声刀的锐面剪开输尿管后方的粘连，至此，子宫颈的输尿管已完全游离（图11-19）。

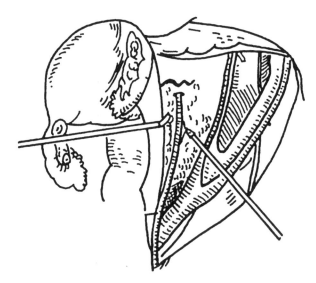

图 11-19　分离子宫颈段之输尿管

（8）处理骶骨韧带。用超声刀分离直肠侧窝结缔组织，将子宫骶骨韧带与直肠分开，助手可用弯分离钳将输尿管稍向外推开，用超声刀之平面距子宫颈3cm处，切断骶骨韧带，也可用4号丝线或0号 Vicryl 线镜下缝扎后剪短（图11-20）。

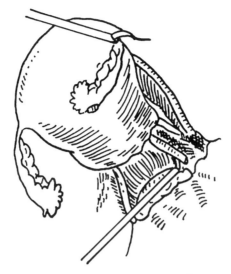

图 11-20　切断子宫骶骨韧带

（9）处理主韧带。膀胱侧窝的前、外侧为盆壁，后方为主韧带，内侧为膀胱。助手将子宫摆向右前方，用弯分离钳将输尿管拨向外侧，用超声刀平面贴近盆壁切断左侧主韧带，最好先用镜下缝扎主韧带后，再切断，这样止血效果更彻底，同法切断右侧主韧带（图 11-21）。

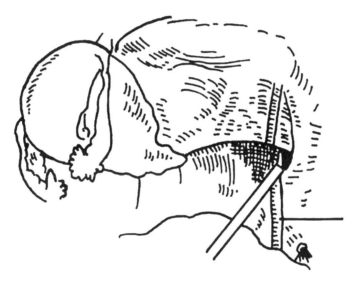

图 11-21　切断主韧带

（10）切除子宫。经上述处理后，子宫已完全与盆壁游离而仅与阴道项链，再用超声刀之锐面，将子宫颈外口以下 3cm 之阴道旁组织切断，游离上段阴道 3cm。在举宫器的协助下将阴道上段 2～3cm 宫颈和宫体一并切除并取出。切除前一定要检查盆腔内各断端有无出血。

（11）重建盆底。腹腔镜下冲洗盆腔，彻底止血后，将"T"形引流管分别置于盆腔的两侧，用可吸收线缝合后腹膜，并将后腹膜与阴道残端缝合，再与骶韧带缝合以重建盆底。

（李　蓁　董迪荣　戴梦源）

11.4 盆腔淋巴结切除术

11.4.1 适应证

（1）宫颈癌ⅠB、ⅡA期或其他期别术中发现有盆腔淋巴结转移者。

（2）子宫内膜癌。

（3）卵巢、输卵管恶性肿瘤、原发性腹膜癌全面分期手术。

11.4.2 手术范围

上界：髂内、外动脉交叉处上3cm处，切除髂总血管表面的髂总淋巴结；下界：旋髂深静脉横跨髂外动脉处，此处表面为腹股沟深淋巴结；外界：腰大肌表面；内界：输尿管外侧；底部：闭孔窝。该范围内的所有淋巴脂肪组织等均须全部切除。

对照盆腔淋巴结需切除的范围，术中要切除包绕在盆侧壁各大血管及其分支、神经周围的脂肪和淋巴组织。由于该区域有髂血管、闭孔神经，盆底静脉丛等；因而对术者操作要求甚高，稍有不慎，即有可能造成大血管和神经的损伤，特别是损伤盆底静脉丛时，常常导致难以控制的大出血甚至危及患者生命。因而要求术者对盆侧壁的解剖必须有清醒的认识并能正确和熟练地使用各种腹腔镜手术器械。

11.4.3 手术方法与技巧

腹腔镜下盆腔淋巴结切除可分为经腹腔内盆腔淋巴结切除以及经腹膜外盆腔淋巴结切除术。

11.4.3.1 腹腔镜经腹腔内盆腔淋巴结切除

（1）髂总淋巴结切除。髂总淋巴结位于髂总动脉的前外侧。打开盆腔后腹膜，推开其前面横过的输尿管，及上方的卵巢血管的残端，打开动脉鞘，于髂总动脉外侧用抓钳提起淋巴结组织，用超声刀切断与周围组织的连接和淋巴管，以及静脉血管分支，一般在髂总动脉分叉处上2～3cm处切断。切除的范围一般在腹主动脉分支一下的全程髂总动脉走行的区域。切除该组织淋巴结时注意勿损伤输尿管和回盲部肠管及髂总静脉（图11-22）。

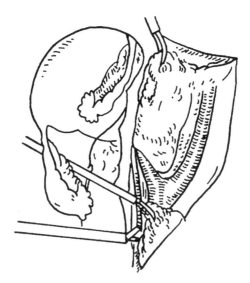

图 11-22　切除髂总淋巴结

（2）髂外淋巴结切除。髂外侧淋巴结位于髂外动脉和腰大肌之间，最靠前及固定的淋巴结是腿后外侧淋巴结。分离这些附着淋巴结时，容易损伤横跨髂外动脉远端处的旋髂深静脉。从此处起将淋巴链自腰大肌表明分离，注意保护位于腰大肌表面的生殖股神经。淋巴结切除的上端止于髂总血管分叉水平（图11-23）。

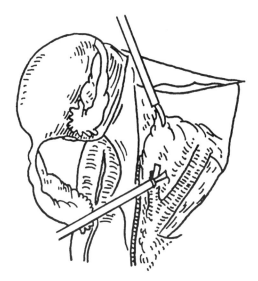

图 11-23　切除髂外淋巴结

（3）闭孔淋巴群切除。在髂外血管的中部抓住淋巴脂肪并向内侧牵拉，用剪刀轻柔地分开连接淋巴结与动静脉外层的疏松组织，直到它们被完全暴露。在髂外静脉下方继续行闭孔淋巴结的切除，前方经常见到闭孔静脉，根据血管的大小可以选择保留或夹闭，在夹子之间剪开或电凝切断。于髂外静脉深部淋巴束的内侧缘可以找到闭孔神经。前面可以看到耻骨韧带，淋巴链在此处与腿后内侧淋巴结分离。注意不要损伤前方的闭孔动脉。使用无损伤器械将淋巴结自神经表面清除，其中很重要的一点是不要使用单极电凝，以避免手术当中发生腿部运动及术后出现感觉迟钝。淋巴组织被逐渐从盆壁和神经上分离出（图11-24）。

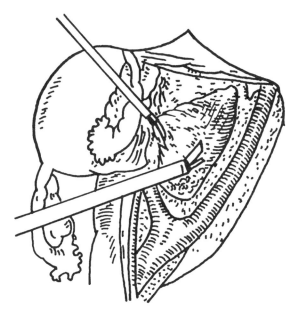

图 11-24　切除闭孔淋巴群

闭孔窝后部的淋巴组织切除是手术过程中的危险点。最好沿着髂内动脉向下清扫到闭孔神经水平，在这个水平，髂内静脉靠近神经，容易辨别及分离。前后淋巴结切除会合后，则髂外静脉和闭孔肌之间的淋巴结可以自膀胱上动脉上分离，这些淋巴结被切除前都隐匿于膀胱侧窝间隙内。

（4）髂内淋巴结切除。两侧髂外血管在髂总分叉水平向中间靠拢，应轻柔地清除沿髂内血管外侧分布的脂肪组织。

（5）标本取出。可以直接通过耻骨弓上方 10 ～ 12mm 套管自盆腔取出切除的淋巴结，如果淋巴结太大或可疑转移，可以使用内镜标本袋。

（6）卵巢悬吊。对于年龄在 45 岁以下的 ⅡA 期以内子宫颈癌患者，以及早期子宫内膜癌年龄在 40 岁以下者，可以保留双侧或单侧卵巢，此时需要行卵巢侧腹壁悬吊术。具体操作如下：卵巢与输卵管自子宫切离之后，沿着卵巢悬韧带剥离，剥离的距离必须让卵巢足以固定在外前侧腹壁，要求在脐水平以上 3 ～ 4cm 的位置，可避免放射线治疗时对卵巢造成伤害。两侧输卵管必须根除，而且留取腹腔冲洗液作为病理以及细胞学检查，以确定癌症尚未扩散转移。卵巢固定点必须有足以显像的标记以作为术后放射线治疗可以探测卵巢所在位置的根据。

（7）检查两侧的有无出血。由于开放的父母可以自行引流，所以不需放置引流管。彻底止血后放出 CO_2 气体后拔除套管，在 10 ～ 12mm 套管的位置严密缝合筋膜，关闭切口。

11.4.3.2 腹腔镜经腹膜外盆腔淋巴结切除

Daniel Dargent 主张自耻骨弓区域分别在双侧髂窝处放置 2 个 5mm Trocar。然而，在手术过程中，切除近端髂内外间淋巴结比较容易，而切除远端髂内外间淋巴结就比较困难。切除髂外淋巴结在这种方式下很难达到。

因而，泌外科医生发明了一种从肚脐放置 Trocar 的腹膜外的切除方式。这种方式使得切除髂外淋巴结以及远端髂内外间淋巴结较为容易，但是切除近端髂内外间淋巴结就变得很困难。

由于很难创造及维持一个良好的腹膜外的操作空间，以及经腹膜外淋巴结清扫容易引起术后的淋巴结囊肿形成等缺陷，腹腔镜下经腹膜外的盆腔淋巴结切除的应用较为局限，多用于既往由于盆腹腔手术导致严重盆腹腔粘连的患者。

（李 蓁 冯 忻 陈 宇）

11.5 腹主动脉旁淋巴结切除术

11.5.1 适应证

（1）宫颈癌 ⅠB2 至 ⅡA 期患者或其他期别术中发现有盆腔淋巴结转移者。

（2）附件恶性肿瘤全面分期手术。

（3）组织学分级 Ⅰ、Ⅱ级肌层浸润超过 1/2 及其以上的宫体内膜样腺癌患者、所有的宫体透明细胞癌、浆液性乳头状腺癌患者。

11.5.2 手术范围

切除双侧髂总淋巴结、腹主动脉分叉至肾血管间腹主动脉旁淋巴结。

11.5.3 手术方法与技巧

腹腔镜下腹主动脉旁淋巴结切除可分为经腹腔内腹主动脉旁淋巴结切除以及经腹膜外腹主动脉旁淋巴结切除术。

11.5.3.1 腹腔镜经腹腔内腹主动脉旁淋巴结切除

经脐部 Trocar 套管插入镜头，手术者和助手可用下腹部和耻上的 Trocar 通道插入器械操作。

这种配合法操作起来可能多少有些困难，因为是与盆腔操作相反的方向，故常常感到不顺手，关键问题还在于镜头的位置，及是否对准要观察的物体，手术者必须在镜头视野内工作，否则便不能使眼和手协调起来。另一种方法是将镜头经耻骨上的 10mm Trocar 套管插入，下腹部侧旁 Trocar 通道插入器械进行手术，患者采取膀胱截石位，并抬高 30° 使小肠坠至上腹部。

（1）暴露切除右侧淋巴结。切除下腔静脉前淋巴结最直接的方法是打开右侧髂总动脉上的腹膜，助手抓取并提起要剪开的腹膜一直剪开整个一侧（图 11-25），接着分离下腔静脉前脂肪垫，避开右侧输尿管，暴露腹膜后间隙。Hurd 等介绍用套圈扎住腹膜后提起以挡住肠管和大网膜。

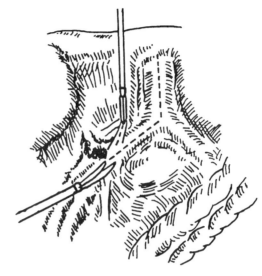

图 11-25　后腹膜切口经腹主动脉分支处达小肠系膜根部

避开输尿管，手术者抓取并提起脂肪垫，分离脂肪淋巴组织与腔静脉之间隙，并用尖嘴分离器钳夹或电凝的方法认真止血。当然使用那种方法止血，是根据可靠程度和手术者的习惯，一般分离至腹主动脉分叉以上 5cm（即相当于肠系膜下动脉的起始部或十二指肠水平）即可，Querleu 等建议在取出淋巴结之前应将卵巢血管钳夹切断。

继续分离下腔静脉前脂肪垫与腹膜后间隙，横过主动脉向上分离。最重要的解剖学标志是肠系膜下动脉和卵巢血管，上述间隙分离完毕，解剖标志识别无误后，随之将下腔静脉和腹主动脉间的淋巴脂肪组织抓住、提起并切除（图 11-26）。整个过程即将结束时应特别注意避免损伤肠系膜下动脉，该区域的淋巴结清扫完毕后，下腔静脉便很清楚地显露出来。

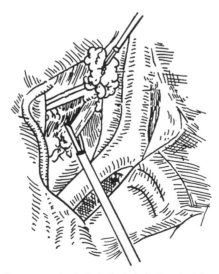

图 11-26　切除右腹主动脉旁淋巴脂肪组织

如果淋巴结有转移，该处的清扫和分离就比较困难。为慎重起见，对可疑的淋巴结可进行针刺抽吸以确定是否有转移，如果证实有转移，则可用钛钉将有转移的区域标记出来，以便术后进行外照射放疗，或剖腹探查行选择性的淋巴结切除。

（2）切除左侧淋巴结。左侧腹主动脉旁淋巴结清扫和活检一般都是在右侧之腔静脉旁淋巴结清扫和活检之后进行，左侧的清扫和活检是右侧的延续。手术者找到输尿管并将其拉向侧方，沿腹主动脉右侧切除左侧腹主动脉旁淋巴结。手术者沿左髂总动脉和腹主动脉下端的左侧抓取并提起淋巴结予以切除（图11-27）。此处应在切除前先用钛钉夹止血，因为该区域的淋巴结后面往往有血管连在腰大肌或脊柱旁的肌肉上。

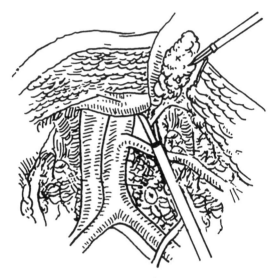

图 11-27　切除左腹主动脉旁及后方淋巴脂肪组织

关闭后腹膜：淋巴结活检完毕后，手术野创面应仔细检查止血，这种范围的分离在气腹消除之后应特别注意查看出血情况，因为气腹期间持续的15mmHg压力可能不会使静脉出血，仔细查看若分离区域无活动出血，则腹膜无必要关闭。但应用钛钉将分离的区域标记出来，以便术后放射治疗时设计照射野。

11.5.3.2 腹腔镜经腹腔外腹主动脉旁淋巴结切除

（1）最初的切口是在髂骨上下两指宽，横向延伸超过2cm。外斜肌、内斜肌和横肌沿着其纤维依次进入，直到腹膜可见为止。手术者用示指从横肌内侧和髂嵴深处，以及从左侧腰大肌内侧分离腹膜。在示指的控制下，12mm Trocar安装在肋缘和髂骨嵴中间的侧面。当Trocar安装后，气体被连接，腹膜外空间被充气到12mmHg。腹腔镜可以通过这个Trocar观察到腰大肌及髂总动脉。当外侧腹膜与肌肉完全分离以避免穿孔时，引入5mm套管针。当最先2个Trocar正确安装后，立即用10mm Trocar代替手指。腹腔镜及操作器械分别放入Trocar中。

（2）当腹膜从腰大肌大量移动，直到左肾静脉（LRV）可见，以增加了操作空间后即可开始手术。腹膜连同左性腺血管和输尿管从左髂总动脉（CIA）和主动脉分叉处分离（图11-28）。逐渐暴露右侧髂总动脉以及左侧髂总静脉（CIV）。纤维脂肪淋巴组织从主动脉向左肾静脉逐渐分离。在途中，肠系膜下动脉（IMA）和左性腺动脉的起源已经确定（图11-29）。由于它的脆弱性，后者立即被分割开来。然后观察左肾静脉（图11-30），直到到达下腔静脉（图11-31）。两条大血管的前部现在都被释放，一直到主动脉－腔静脉分叉处。

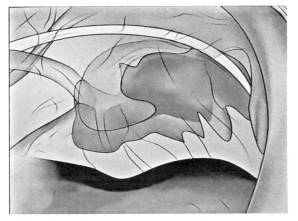

图 11-28　暴露左侧腹膜外间隙

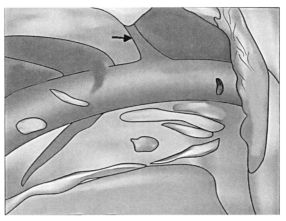

图 11-29　暴露肠系膜下动脉

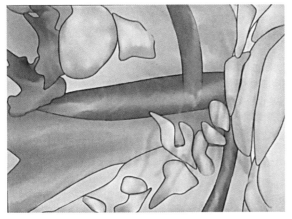

图 11-30　暴露左肾静脉

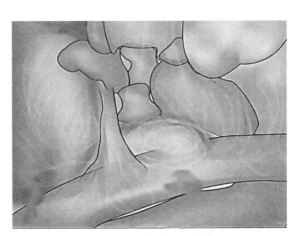

图 11-31　暴露下腔静脉

（3）位于腹主动脉旁的纤维脂肪淋巴组织可自交感神经和淋巴管上分离出来（图 11-32）。必须注意肾静脉下的奇静脉（它通常与左性腺静脉的末端方向相对）。血管前淋巴结很容易被切除，因为经分离后，它们只附着在后腹膜上。接下来，在找到右侧输尿管后，从右侧髂总动脉和腔静脉的侧面进行纤维淋巴组织切除（图 11-33）。

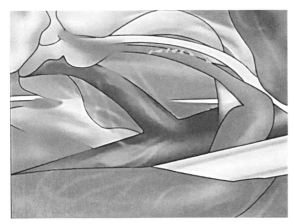

图 11-32　血管前分离

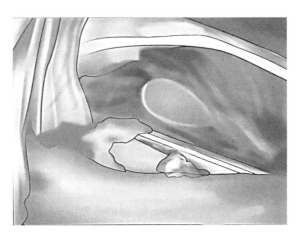

图 11-33　分离右髂总动脉

（4）切除主动脉下腔静脉间淋巴结（图 11-34 和图 11-35）。为了充分暴露主动脉，切除主动脉下腔静脉间深部淋巴结，常常需要将腰动脉分离出来。

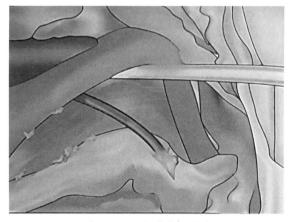 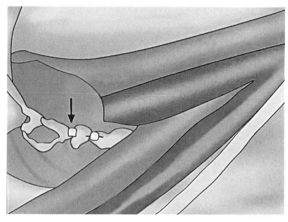

图 11-34　主动脉解剖图　　　　　　　　　　图 11-35　主动脉分叉

（5）用取物袋将切除的淋巴结自 Trocar 孔取出。再次探查手术部位，彻底止血。

（6）为预防腹膜外淋巴囊肿的发生，采用经腹腔腹腔镜对左结肠旁沟腹膜切开。从而腹腔外腔和腹腔腔之间相通，使腹膜外淋巴渗出物得以重新吸收（图 11-36）。

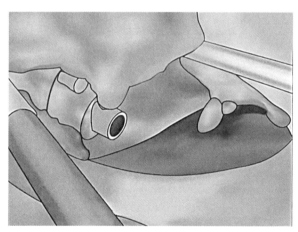

图 11-36　预防囊肿

腹膜外腹主动脉旁淋巴结切除安全（不与肠道接触）和准确（切除更多的淋巴结），使其成为首选方法。但手术者必须同时掌握腹腔内及腹膜外淋巴结切除的方法，以便能够在不同情况下，例如在出现肺气肿时，从腹膜外的方法切换到经腹膜的方法。

（李　蓁　王细文　冯　忻）

11.6　并发症

腹腔镜并发症发生率与医院等级有关；与手术难度及大小有关；与医师的经验有关。

1.腹腔镜手术常见损伤的原因

（1）没有建立上岗前完善的培训制度。

（2）盲目和任意扩大手术范围。

（3）病例选择不当或估计不足。

（4）对手术器械了解及掌握性能不够。

（5）手术部位解剖层次不清，特别是遇有大出血或粘连时，处理不当导致脏器损伤。

（6）对器械、仪器保养不够，如高频电发生器可产生意想不到严重损伤。

2. 腹腔镜手术常见损伤部位

（1）肠管损伤。常见部位为大肠和小肠，虽发病率不高但后果严重。Harkki 报道肠损伤率为0.5%，与经腹 0.3% 和经阴道 0.6% 发生率相似。损伤发生的原因为：①严重的盆、腹腔粘连，如盆腔炎、子宫内膜异位症、肿瘤、既往手术史者等，其中非手术所致粘连比手术致粘连更危险，粘连者产生损失的机会为非粘连者的 10 倍；②气腹针或套管针对脏器损伤，可使肠内容物外溢；③手术中分离粘连时器械损伤；④电灼伤肠管，此种肠损伤诊断困难，出现症状时间比直接损失时间晚，常在术后 3 ～ 10 天，有报道可达 40 天时才发生。肠坏死可导致腹膜炎，包裹性脓肿、直肠阴道瘘等，严重者导致败血症并危及生命。

（2）膀胱损伤。是泌尿系损伤中最常见部位，而主要损伤原因为：①膀胱充盈状态时或位置偏高，气腹针或套管针均可损伤；②膀胱因粘连而移位，穿刺较盲目；③腹腔镜下子宫切除时，分离膀胱、子宫与附件间粘连时发生，发生率为 1.8%，高于经腹切除子宫的损伤率 0.4%，对于剖宫产史，子宫内膜异位症者尤为重要。

（3）输尿管损伤。发生率为 1.2%，在行子宫切除或附件手术时，输尿管走行过程的各种危险段，都可发生，常见原因为：①输尿管走行异位，多由子宫内膜异位症、炎症或肌瘤挤压引起；②手术操作相邻器官时，电凝、器械和吻合器损伤。大多数输尿管损伤后，诊断被延误，电热损伤出现症状常在术后 10 ～ 14 天，术中不易发现，少数患者术后 4 ～ 5 天出现高血压，造影或 B 超发现肾已无功能时才予诊断。

（4）血管损伤。①腹部血管损伤：多由于穿刺孔选择不当造成。常见损伤为腹壁浅动脉或腹壁下动脉，后者更难发现，情况较严重。表现为沿套管鞘向腹腔内活动性出血；穿刺口局部血肿形成；腹膜外出血或腹壁广泛淤血。②腹膜后血管损伤：是腹腔镜最危险的并发症。损伤血管包括腹主动静脉、髂总动静脉、髂内外动静脉等损失后表现为血压迅速下降，休克，气腹针穿刺后回抽有新鲜血液，或在置入腹腔镜后见腹腔内有预料之外的游离新鲜血液，应高度怀疑有血管损伤。

（5）神经损伤。盆腔淋巴结切除术的患者可能会出现神经损伤。切除髂外淋巴结时可能会损伤生殖股神经，导致同侧阴阜、大阴唇以及覆盖股三角区的皮肤麻木。还可能发生闭孔神经损伤，导致大腿上内侧感觉丧失以及大腿内收肌功能减退。

（6）CO_2 栓塞、组织间 CO_2 气肿、淋巴囊肿等。

（王细文　江大琼　易跃雄）

参考文献

[1] 曲路芸，王彦，姜海洋，等 . 电外科设备 [M] // 王彦，姜学强 . 妇科微创手术操作与技巧 . 北京：人民卫生出版社，2011，048–053.

[2] 梁志清，史常旭 . 腹腔镜检查、手术与技巧 [M] // 史常旭 . 现代妇产科手术与技巧 . 北京：人民军医出版社，2004：410-461.

[3] 温泽清，汤春生 . 内视镜手术 [M] // 汤春生，李继俊 . 妇科肿瘤手术学 . 沈阳：辽宁教育出版社，1999：603-618.

[4] 王育华，刘新民 . 不孕症的输卵管显微手术 [M] // 刘新民 . 妇产科手术学 . 北京：人民卫生出版社，2003，1154.

[5] DONALD R OSTERGARD MD, MICHAEL L BERINAN MD, BILLYEE MD. 妇科手术图谱 [M]. 纪新强，译 . 北京：人民卫生出版社，2003，541-579.

[6] 关铮，冷金花 . 腹腔镜基本器械 [M] // 关铮 . 微创妇科学 . 北京：人民军医出版社，2004，34-35.

[7] NEZHAT F R，DENOBLE S M，LIU C S，et al. The safety and efficacy of laparoscopic surgical staging and debulking of apparent advanced stage ovarian，fallopian tube，and primary peritoneal cancers [J]. JSLS，2010，14（2）：155-168.